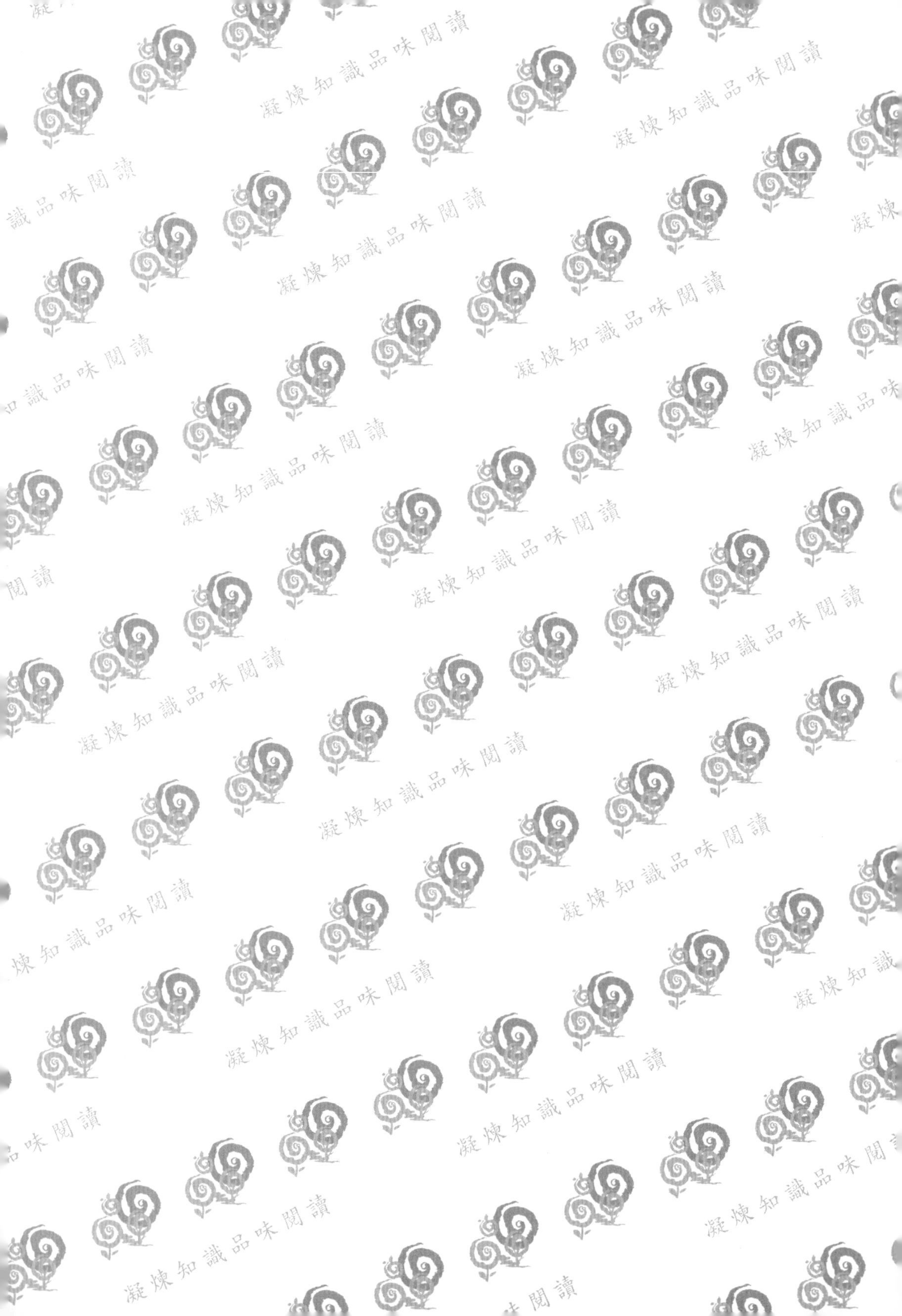

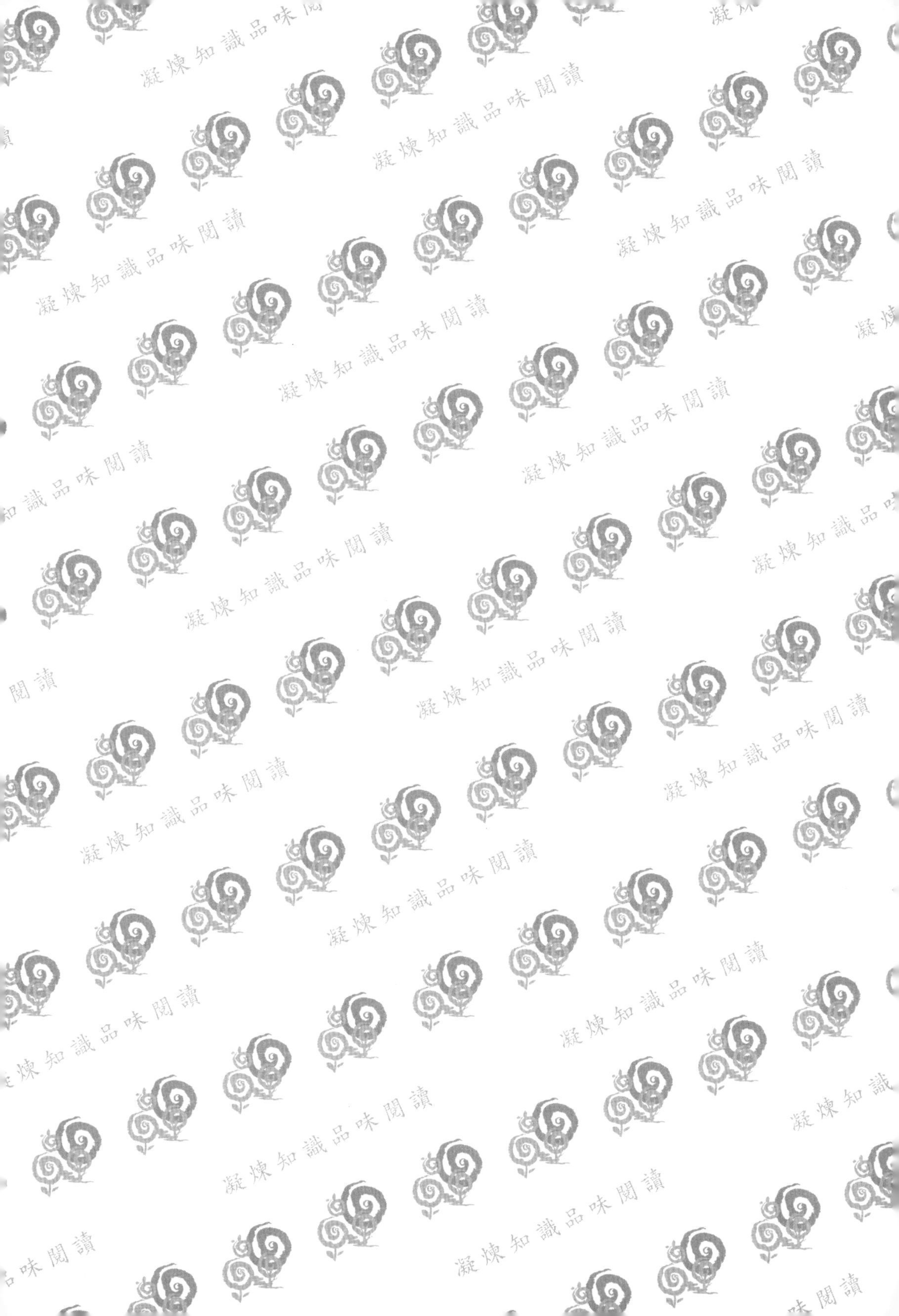
凝煉知識品味閱讀

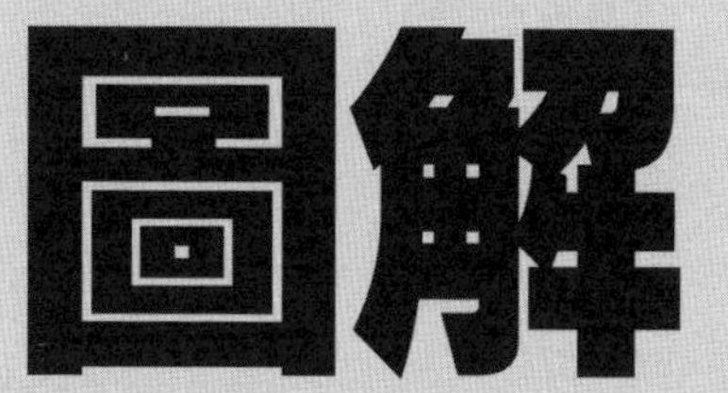

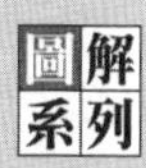

五南圖書出版公司 印行

公共衛生學

閱讀文字

理解內容

觀看圖表

圖解讓

公共衛生學

更簡單

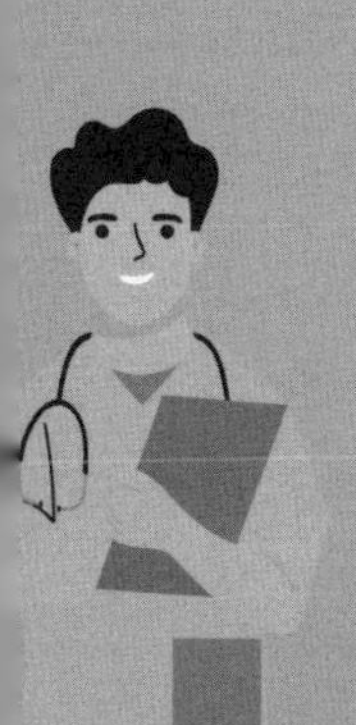

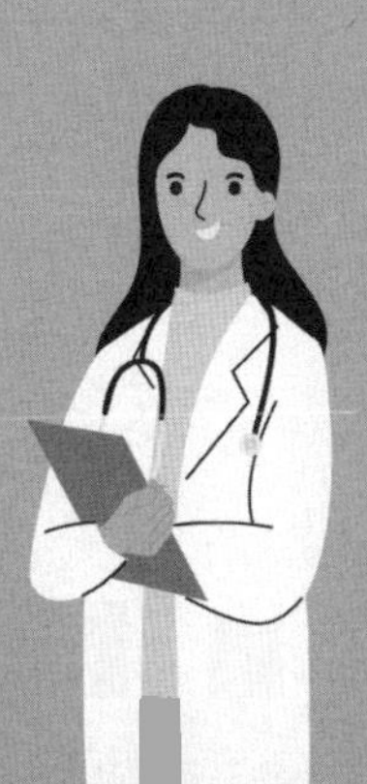

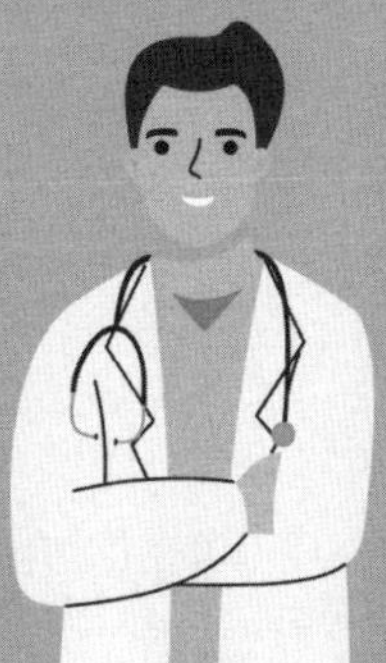

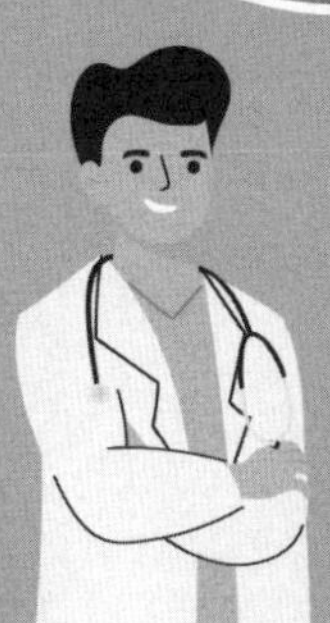

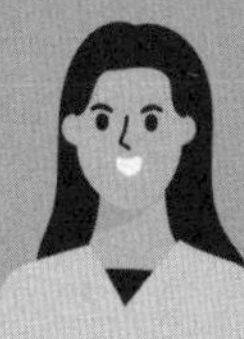

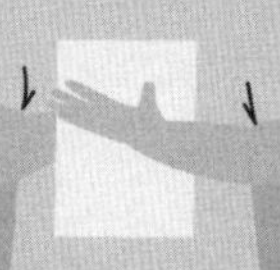

序

序

公共衛生領域廣泛，舉凡個人衛生、健康行為，到疾病預防及衛生政策都屬之。目前因面臨人口老化、少子化、疾病型態、醫療國際化及保險制度改革等的轉變，國民對醫療的需求和標準也隨之改變。無論慢性病防治、疾病篩檢、疫情調查、或健康促進等，皆有賴公共衛生專業知識及人力的全面搭配，公共衛生人力之需求與日遽增。而科技進步、消費意識高漲及全球化等亦使得醫療體系與公共衛生問題日益複雜。

2013 年圍繞在臺灣的大事件，無非是毒澱粉、香精麵包、假米、混充油品等食品重大安全事件、服貿協議對醫療產業的衝擊；在國外則有美國健保改革造成政府關門、極端氣候威脅日增，這些大事件皆屬公共衛生的範疇，即與健康有關，均屬公共衛生領域。

本書系統介紹公共衛生與健康的關系，全書依「公務人員高等考試三級考試暨普通考試技術類科命題大綱」編寫，共分公共衛生學發展沿革與未來趨勢、健康促進、醫療照護與保險、環境與職業衛生、疾病防治等五大部分，內容亦依命題大綱細分 21 章，主要內容包括國際公共衛生學新趨勢、健康指標、人口問題、社區營造、全民健保、食品衛生、環境衛生、慢性病、傳染病防制、災難醫療、公衛監測等。

INDEX 目錄

序

一、公共衛生學發展沿革與未來趨勢

第1章　臺灣公共衛生學發展史

第2章　衛生行政與組織

第3章　國際公共衛生學新趨勢

二、健康促進

第4章　健康指標

第5章 人口問題與政策

第6章 健康行為與風險評估

第7章 事故傷害防止

第8章　婦幼衛生與優生保健

第9章　健康社區營造

三、醫療照護與保險

第10章　全民健保的理論與實務

第11章　老人健康與長期照護

第12章　醫療機構管理

第13章　醫療衛生政策

四、環境與職業衛生

第14章　環境變遷與全球暖化

第15章　環境與職業衛生管理

第16章 環境與職業污染的防治

第17章 食品衛生與安全管理

五、疾病防制

第18章 慢性病防制

第19章 傳染病防制

第20章 災難醫療公共衛生

第21章 公衛監測與流行偵測

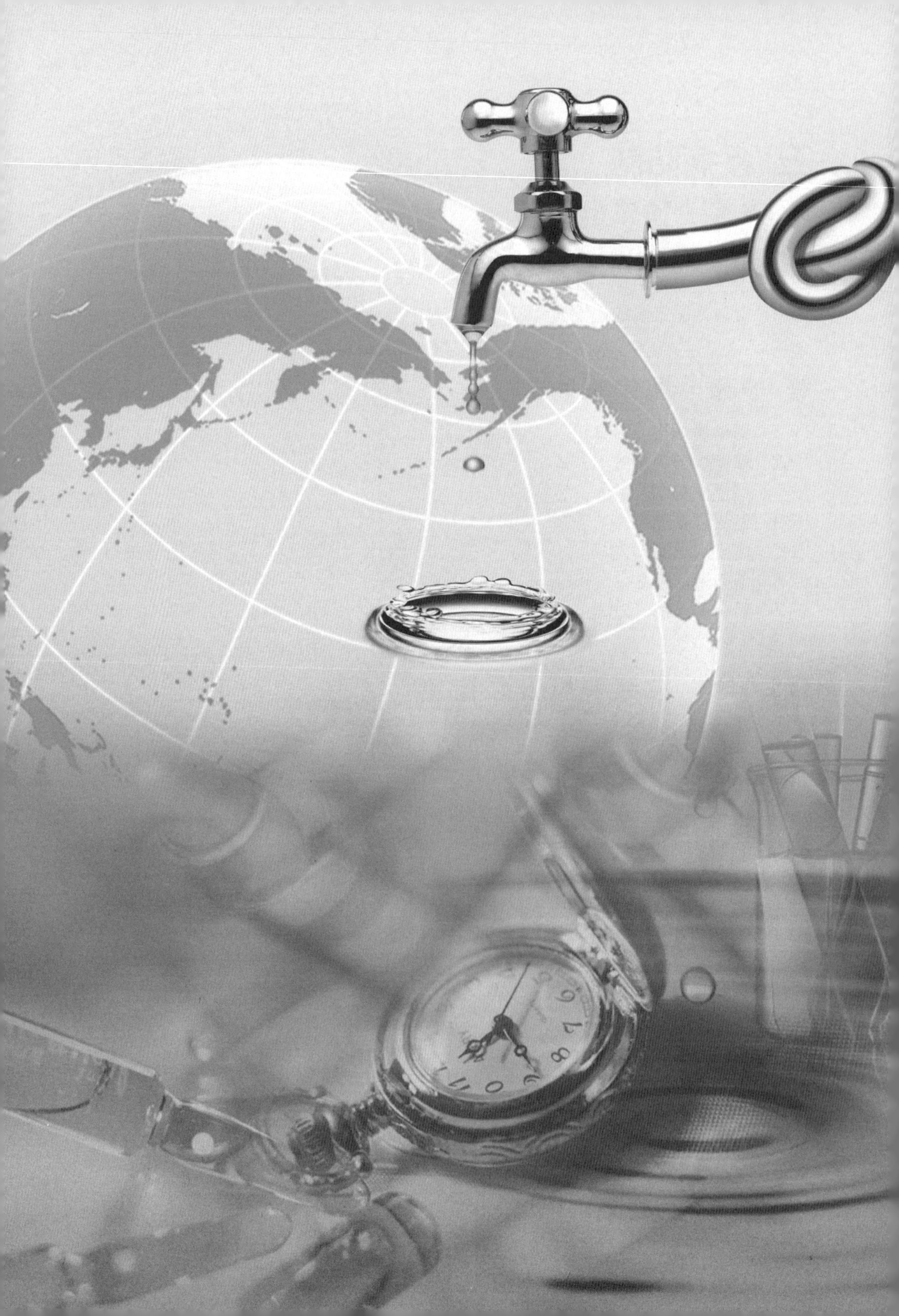

一、公共衛生學發展沿革與未來趨勢

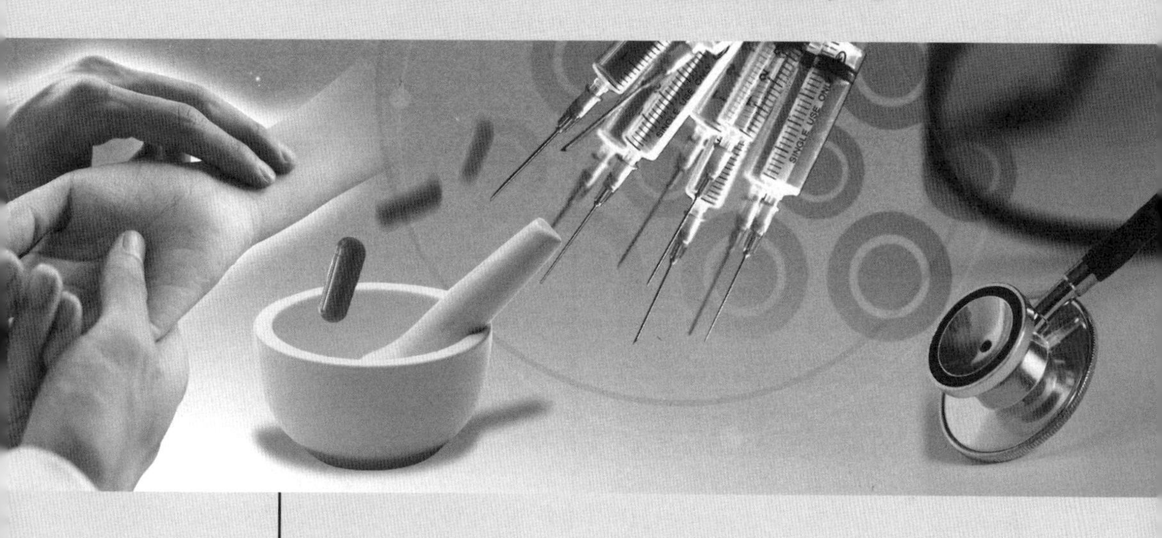

第1章　臺灣公共衛生學發展史

第2章　衛生行政與組織

第3章　國際公共衛生學新趨勢

1-1 公共衛生的定義與範圍

(一)健康(衛生)的定義

根據 1948 年世界衛生組織（WHO）宣示：「健康不僅是疾病或羸弱之消除，而是身體、精神與社會的完全健康狀態」，同時宣示健康權為基本人權。

身體（生理）健康是指身體各個器官和系統都能夠正常運作。

精神（心理）健康是指人能認識到自己的潛力、應付正常的生活壓力、有成效地從事工作，並對其社區作出貢獻，而不只是沒有精神障礙的意思。

社會（社交）健康是指人能夠與他人和諧共處，並與社會制度和道德觀念相融合。

(二)公共衛生的定義

公共衛生依據美國學者查理斯 ・ 文士樂（Charles Winslow）於 1923 年的定義：是透過組織社區資源，為公眾提供疾病預防和促進健康的一門科學與藝術，它使用於預防醫學、健康促進、環境衛生、社會科學等技術和手段。

此學門以其目的作定義，而不是以特定的知識或理論體系作界定；公共衛生屬於跨領域的學門，其學科重點與內容，會隨著科學知識與社會時空背景的轉變而變動；但人口學、生命統計學、流行病學則被視為是公共衛生學的基礎。

(三)公共衛生的範圍

在當代社會裡，公衛議題愈來愈切身，經常成為媒體關注的焦點。舉凡傳染病防治、疫苗接種、食品藥物安全、醫療行為、醫病關係、醫療照顧體系、環境污染防治、職業傷病的認定與補償、生育政策、健康行為的介入等等，無不屬公衛領域的議題。

從其他學科領域看來，公衛似乎無所不包，但也因如此，公衛的疆界與定位常備受質疑，例如預防醫學、生物統計學、環境工程學、心理與行為科學、社會福利政策、經濟與法律學等學科，皆與公衛有不少交集。

公共衛生的範圍可大致上區分為「健康服務」與「環境衛生」兩大業務以及與公共衛生有關的「輔助業務」。

1. 健康服務：包括衛生教育、早期診斷及預防治療，其中衛生教育最為重要。衛生教育是指透過學習的方式，使自己、家庭、社區、社會養成良好的衛生習慣，讓生活品質變得更好。它應該具備的特色為易取得性、品質確信、持續性及效率。

2. 環境衛生：包括環境衛生及傳染病管制，其中環境衛生最為重要。環境衛生的項目包括飲水衛生、污水處理、垃圾處理、病媒管制、房屋衛生、食品衛生及公害防治。

3. 輔助業務：輔助業務雖然不像前述兩大類直接或間接對人民服務，但由於輔助業務的成果對於公共衛生計畫的發展有密切關係和莫大助力，所以也應屬於公共衛生業務之內，像是衛生教育、醫療業務及生命統計都算是輔助業務的範圍。

公共衛生的特性

1.健康乃基本人權	1978 年「阿瑪阿塔宣言」目標是希望在西元 2000 年各國能達到「全民均健」的理想，提供「可接近」、「可接受」、「可利用」的保健服務為宗旨。
2.從人的出生到老死，各階段都需要的服務	包含身體、心理和社會及靈性的幸福與安寧，而促進健康，特殊保護需優先宣導（預防重於治療）。
3.服務對象從個人、家庭、社區、生活環境等	多元化、多目標、多功能的配合是未來的願景。

衛生與醫療所涵蓋的範圍和服務對象

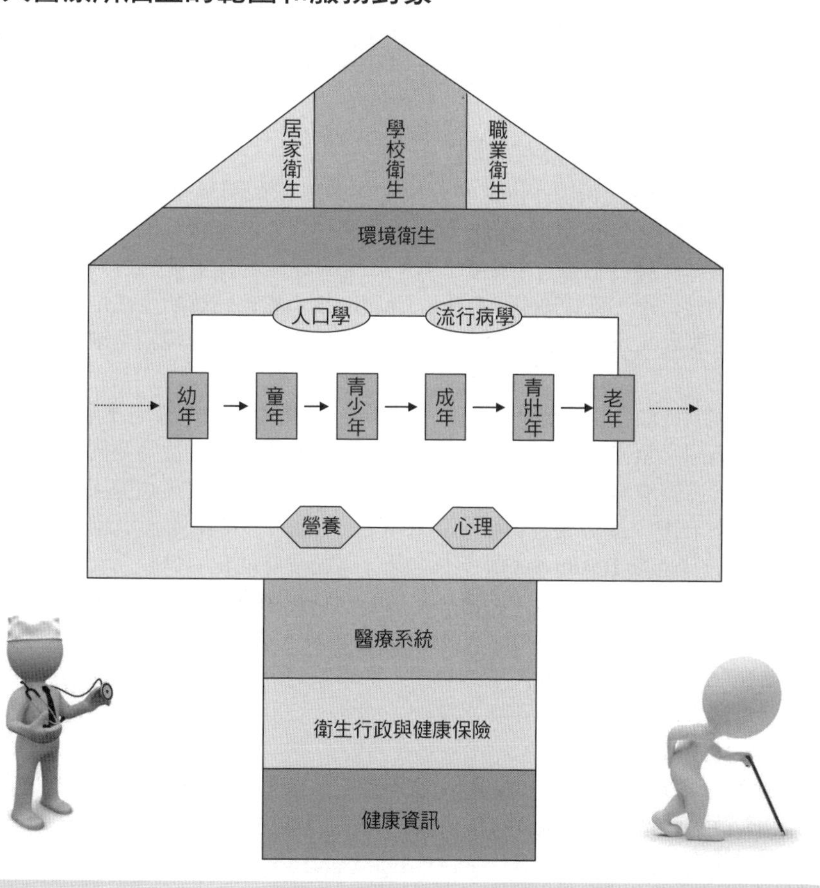

＋ 知識補充站

查理斯・文士樂對公共衛生的定義可歸納出公共衛生的多重面向，包括

1.目的：有預防疾病、延長壽命、促進身心健康和增進工作效能。

2.途徑：經由社會有組織的力量，組織醫護事業和發展社會機構。

3.範圍：包括環境衛生、傳染病管制和個人衛生教育。

4.最終目標：保證社會上每個人都有足以維持健康的生活水準，與實踐其健康、長壽的天賦權利。

1-2 公共衛生的歷史

(一) 工業革命以前的公共衛生

早期西方世界對於衛生之重視主要是基於宗教的理由。直到希臘時代，西方醫學才脫離宗教而獨立發展，其文明特色之一就是對個人衛生的空前重視。到了古羅馬時代，羅馬人接收了希臘的醫學以及與健康有關之概念，尤其是羅馬人最受人讚賞的就是衛生工程上的成就，因為羅馬人建造水道供水引入羅馬城。

中古時期，第 6 至 13 世紀有痲瘋病的蔓延，當時對病患採取隔離處置，14 世紀中葉鼠疫肆虐，除了繼續採取隔離管制外，歐洲各城市亦採取防檢疫措施，禁止受感染或疑似感染之船隻與旅客進入。在工業革命以前，歐洲的公共衛生活動主要是以傳染病的隔離與防檢疫事務為主。

(二) 工業革命之後的公共衛生

工業革命濫觴之地在英國，因此也促使公共衛生在英國萌芽。1601 年英國頒布了**《濟貧法案》**（Poor Law of 1601），規定窮人應由自己的親戚救濟，若無親戚可救濟者，其所屬的教區應該負責。**《濟貧法案》**制定的過程，其中被稱為現代公共衛生之父的倫敦律師愛德恩・查德維克（Edwin Chadwick）體認到貧窮往往是疾病所造成之結果，而環境髒亂又是疾病發生的主因，因此堅信必須改善環境衛生來解決疾病與貧窮問題。

因此查德維克提倡「公共衛生理念」，他認為疾病是由垃圾變質所產生的瘴氣所致，為了消除疾病則必須先建立衛生下水道，以排放廢水與垃圾，故需要國家衛生局、地方衛生局、地方醫療官等主管單位一同完成此目標，並寫成《英國勞工人口公共衛生調查總報告》一書，這份報告影響了英國國會，國會於 1842 年通過世界第一部**《公共衛生法案》**（Public Health Act），不久之後，英國政府就在中央設立「國家衛生局」。

英國進行公共衛生改革之後，美國、法國與德國等國家相繼跟進，並且調查自己國內城市和工廠的衛生問題，相繼設立公共衛生組織。雖然 19 世紀公共衛生仍以控制及預防疾病為主，但是隨著細菌學的發達，科學家已能研究出特定疾病的病原體，而且發現環境和人類都可能成為疾病之媒介，因此，公共衛生概念已轉換為包含環境衛生和個人健康兩個層面。

18 世紀初期，義大利醫師巴洛迪諾・洛馬茲尼（Bernardino Ramazzini）出版了《工人的疾病》（De Morbis Arti-ficum Diatriba）一書，詳細描述 52 種職業病的病因與症狀，被視為是職業醫學最早的經典著作，洛馬茲尼也因此被譽為職業醫學之父。

德國在俾斯麥（Otto von Bismarck）首相的主導下，於 1881 年頒布「社會保險大憲章」，首創世界第一個全面性包括疾病、殘廢、勞動災害的社會保險制度。

1872 年美國的民間社團組織結合地方衛生官員創立「美國公共衛生學會」，旨在推動疫病調查，此時也發展出「共同福祉」的概念，強調社會有責任保護民眾健康，並敦促政府成立中央衛生部門。

公共衛生的發展歷程

1830年前 健康保護	主要工作是加強個人健康行為的控制來保護個人和社區的健康。由統治菁英透過社會、宗教、政策、文化、檢疫來執行。
1840-1870年 沼氣控制	工業環境不乾淨容易對健康產生不良的影響，這也促使英國制訂公共衛生行動綱領。查德維克的報告詳細描述了英國環境狀況及衛生、死亡率和經濟狀態變項的相關數據，因此建立了現代傳染病和監測的基礎。
1880-1930年 傳染病控制	改善飲水及環境衛生、預防注射。霍亂病原的研究，刺激了都會區飲用水供應、水質過濾的改善；細菌學的進步更提供一個堅實的基礎來控制傳染病的流行，並為疫苗提供一個科學基礎。
1940-1960年 預防醫學	針對高危險群，強調醫療照護，並且提出疾病媒介的觀念。開始瞭解到並非所有微生物都是危險的，某些微生物反而是身體功能所必須的，也瞭解到缺乏營養會導致身體不健康的觀念。此時公共衛生的重點轉向高危險人口群的關注，像是學校孩童、懷孕婦女及老年人等。
1970-1980年 基層醫療保健	目標是全民均健、降低健康不平等。1978年阿瑪阿塔宣言（Alma Ata）： 1.全球合作和和平是重要的觀點。 2.瞭解到初級健康照護必須融入國家或社區特殊的情境。 3.瞭解到健康照護反映出更廣的社經發展。 4.初級健康照護是國家健康策略的骨架，強調健康促進和疾病預防。 5.達到健康的平等。 6.涵括所有健康促進部門。
1990年以後 健康促進	渥太華憲章五大行動綱領的實踐與推行健康城市、健康社區。

渥太華憲章五大行動綱領

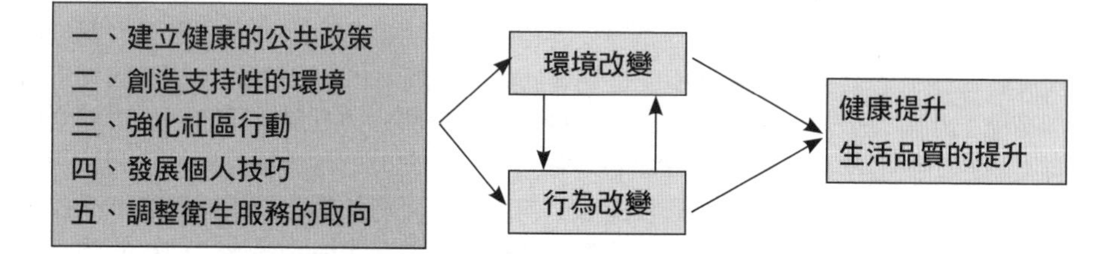

1-3 臺灣的公共衛生發展

(一)日據時代

日軍入臺時因疫病而死傷慘重，因此日本占領臺灣之後即著手推動公共衛生建設。與歐美國家的公衛發展歷程不同的是，日本在臺灣同步推動許多公衛改革，包括環境衛生改革、疫病調查、傳染病防治、衛生教育、興建醫院、培訓醫護人員等。

1899 年日本人在臺灣設置第一所醫事學校，即總督府醫學校。1936 年，臺北帝國大學增設醫學部，即後來的國立臺灣大學醫學院。

日本人在推動防疫工作上不遺餘力。首先在鼠疫防治方面，1896 年廣東和廈門傳出鼠疫，臺灣立即實施港口檢疫，不久之後，發現臺灣出現鼠疫患者，立即成立檢疫部，通令醫師遇有疑似病患應向警方報告，同時開設避病所，用來隔離與治療病人。日本政府開始積極滅鼠，獎勵民眾捕鼠及推動市街住宅改良，並將疫情嚴重的村莊全部燒毀，鼠疫因此在 1918 年之後就不曾出現於臺灣。

為了防治天花，日本政府於 1896 年即公布了臺灣種牛痘規則，規定兒童應在 1 歲前接種牛痘。由於執行確實，天花患者的人數急遽下降，除了 1920 年出現一次大流行外，每年都只有少數新病例。霍亂防治方面，日本政府非常積極推動霍亂防治工作，包括：車船檢疫、病患的隔離與治療，民眾衛生教育與預防接種，甚至還會封鎖疫病流行地區的交通與集會，並且實施驅蟲蠅計畫。自 1920 年後，雖仍出現零星個案，但臺灣已無霍亂的流行。瘧疾防治方面，日據初期，瘧疾仍是臺灣死亡原因的第一位，1906 年日本政府開始以奎寧治療瘧疾患者，並在 1913 年頒布瘧疾防遏規則，界定瘧疾防遏地區，一方面對防遏地區內的居民進行全面的血液檢查，強制帶原者服藥；另一方面整理地物、填平沼澤水窪、開設排水管等，以防止瘧蚊繁殖，瘧疾死亡率很快從每萬人口 30 名以上降到 7 名以下。

日本政府在臺灣推動公共衛生現代化成效斐然，臺灣居民的健康大幅提升，從 1906 至 1940 年間，臺籍男女的平均餘命分別由 29 歲和 30 歲延長到 42 歲和 47 歲。

(二)臺灣光復之後

臺灣光復之後，疾病防治工作更加積極推動，一些嚴重的傳染病，像是天花、霍亂、鼠疫、狂犬病等在光復後 15 年內逐一被撲滅，另外可預防的傳染病，像是麻疹、小兒麻痺、破傷風、白喉、百日咳等亦被妥善控制。早期疾病防治工作最艱辛的莫過於瘧疾與肺結核的防治工作。撲滅瘧疾是臺灣的傲視成就。1950 年左右，臺灣瘧疾患者每年高達 120 萬人，為十大死因之一。1948 年，政府特別成立瘧疾研究所，展開全面性有系統的防治工作。1965 年臺灣被世界衛生組織宣布為「瘧疾根除區」。結核病則是臺灣傳染病防治史中政府投注最多資源的疾病。在光復初期，結核病肆虐，死亡率高達每十萬人 300 名左右，占總死亡人數的 16.2%。經過漫長而艱辛的結核病防治歷程，終於在 1979 年將結核病排除至十大死因之外。

臺灣結核病防治重要里程碑

1950 年以前	日據時代成立松山及臺南結核病療養所。
1950 年	成立臺灣省立臺北結核病防治院，並逐步強化防癆體系。
1951 年	世界衛生組織支援下推動卡介苗接種工作。
1952 年	臺灣省防癆協會成立，（1958 改組為中華民國防癆協會）。
1954 年	成立 X- 光巡檢隊開始胸部 X- 光巡迴檢查。
1955 年	開始陸續於各縣市成立結核病防治所，開展榮民結核病防治工作。
1956 年	第一次教育人員胸部 X 光普查（每 2 年一次）
1957 年	結核病中心登記及免費藥物治療，開始第一次結核病盛行率調查。
1965 年	配合牛痘之接種，同時接種卡介苗。
1967 年	臺灣省防癆局成立，負全省防癆工作之全責。
1971 年	退出聯合國，世界衛生組織的支援中斷。
1972 年	成立衛生署，中央政府沒有結核專責主管。
1978 年	開始使用包含 Rifampin 的 10 個月免費初次短程治療。
1979 年 9 月	勞保開始提供結核病免費醫療，勞保結核病人的費用改由勞保負擔。
1984 年	開始使用電腦協助病人登記及管理。
1989 年	衛生所防癆工作開始納入基層綜合保健模式。
1989 年 3 月	結核病防治單位改名為慢性病防治局、院、所。
1990 年	開始使用 2HERZ/4HER 的 6 個月免費初次短程治療。
1995 年	全民健康保險開辦；結核病人治療費用由健保局給付，部分負擔費用由省市政府支付。開始「山地鄉病人住院治療補助計畫」 及「慢性開放性病人收容管理計畫」。
1997 年 3 月	山地鄉實施直接觀察治療法計畫。
1997 年 7 月	健保對未通報之活動性結核病個案不予給付抗結核病藥費用。
1997 年 10 月	健保給付結核病例發現診療費及完成治療費。
1999 年 7 月	精省，臺灣省慢性病防治局改名行政院衛生署慢性病防治局，隸屬中部辦公室。
2001 年 7 月	新結核病防治體系由疾病管制局主導正式運作。
2002 年 2 月	慢性病防治局改制為從事專科醫療、教學、研究的胸腔病院。

+ 知識補充站

臺灣光復後衛生行政發展史紀要：

民國34年：國民政府接收臺灣總督府警務局的衛生課，改制為衛生局直隸於行政長官公署民政處，臺灣開始有獨立負責衛生行政業務的機構，為日後基層衛生工作奠下基礎。

民國36年：臺灣省政府成立，衛生局晉升一級，成為衛生處，為當時最高的衛生決策單位。在各鄉鎮執行基層公共衛生建設，積極推動地方衛生業務。在美國和中國農村復興委員會的援助下，光復初期民國34年首創15家衛生所（民國49年增為300餘家衛生所、室）。民國36年，省衛生處除了衛生行政業務，亦掌管公害防治及環境衛生改善工作。

民國71年：衛生署擴大編制，環境衛生處改制為環境衛生局。

民國75年：環境衛生局升為環保署隸屬行政院。

1-4 臺灣公共衛生概況

中央之衛生主管機關為衛生福利部，為我國最高衛生行政機關，負責全國衛生行政事務，並對地方衛生機關負有業務指導、監督和協調的責任。地方衛生行政機關為直轄市及縣市政府衛生局，負責地方衛生行政事務。2011 年中央政府總預算為 1 兆 7698 億元，衛生署預算為 690 億元，約占中央政府總預算的 3.9%。

2010 年底，我國總戶籍登記人口共 2316 萬人，其中男性人口 1164 萬人，女性人口 1153 萬人，人口性比例為 101，人口年增率為 1.83 。就國人平均餘命整體變動觀之：我國國民兩性平均餘命由民國 89 年之 76.5 歲逐年提高為至民國 99 年為 79.0 歲，10 年來增加 2.5 歲。男性由 73.8 歲提高為 76.2 歲，增加 2.4 歲；女性由 79.6 歲提高為 82.7 歲，增加 3.1 歲，顯示女性平均餘命增幅高於男性。

2010 年國人死因係以國際疾病與死因分類進行統計，十大死因分別為：1. 惡性腫瘤；2. 心臟疾病；3. 腦血管疾病；4. 肺炎；5. 糖尿病；6. 事故傷害；7. 慢性下呼吸道疾病；8. 慢性肝病及肝硬化；9. 高血壓性疾病；10. 腎炎、腎徵候群及腎病變。

自民國 80 年起，我國平均每人國民醫療保健支出呈現穩定上升，且民國 84 年全民健保開辦後，國民醫療保健支出（NHE）占當年國內生產毛額（GDP）比隨即由民國 83 年之 4.9% 提升至民國 84 年 5.3%，至民國 98 年達 6.9%，顯示全民健康保險實施後國民就醫之可近性顯著提升。

目前我國正面臨高齡化、少子女化之衝擊，以及新移民之增加，面對人口結構的改變，必須及時整合長期照護服務、老年醫療保健及福利服務、兒童養育、婦女權益、社會保險與救助等相關醫療衛生與社會福利業務，將資源作更有效率之整體分配，並全盤考量擬定相關政策，以因應未來環境。

衛生保健之工作，必須仰賴中央與地方的通力合作，才能有效貫徹相關政策的執行，以確保國民健康。衛生福利部對地方衛生局之績效考評作業，主要目的在客觀衡量與展現地方衛生局的年度施政績效，引導地方機關提升為民服務品質及衛生行政效率。

自 2010 年起，衛生福利部因應組織調整，整併與簡化原來的評核作業，將原有的 9 項（醫政、長期照護、藥政、管制藥品、食品、檢驗、防疫、保健及衛生教育）評核項目，整合為醫政、長期照護、藥物食品、防疫、保健及衛生教育 6 大類，由衛生福利部相關局處負責考評後，再依據考評結果辦理獎勵事宜。

十大死因之變化

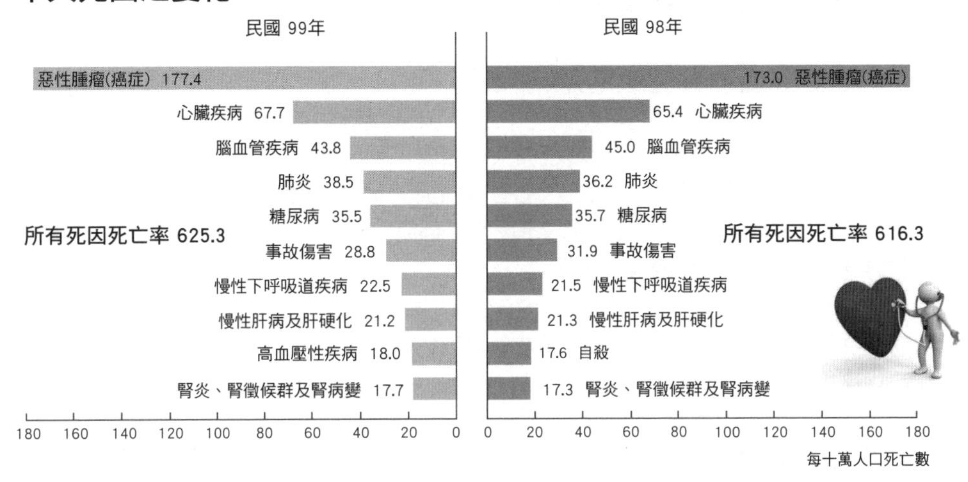

歷年人口結構與扶養比

年底別	總人口	人口結構			扶養比	
		15歲以下	15-64歲	65歲以上	扶幼比	扶老比
	千人	%	%	%	%	%
民國 69 年	17,805	32.09	63.63	4.28	50.44	6.73
民國 79 年	20,353	27.07	66.72	6.21	40.57	9.31
民國 89 年	22,277	21.11	70.26	8.62	30.05	12.27
民國 99 年	23,162	15.65	73.61	10.74	21.26	14.59

衛生行政組織架構圖

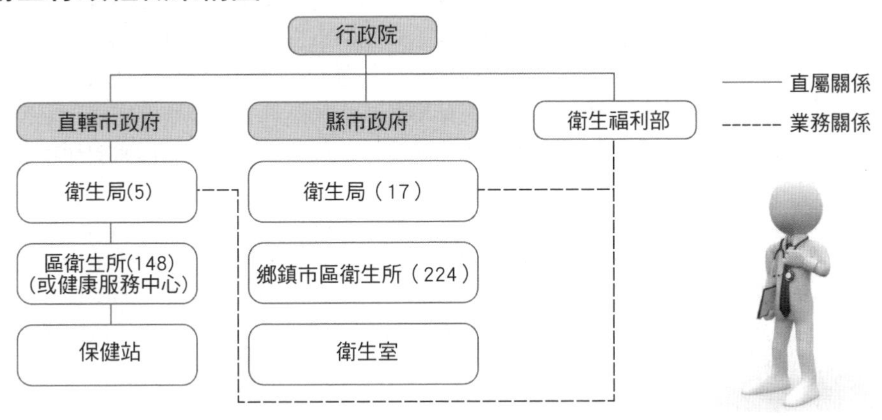

1-5 社會變遷與公共衛生

(一)社會變遷影響健康的架構模式

近代公共衛生學者在界定健康的時候，除了強調健康包括生理、心理與社會三個層面的完全與安寧外，也發現社會環境與人口因素深切影響健康行為。健康行為決定了個人所暴露之自然環境與致病因子，加上遺傳與健康照護體系的影響也會決定個人健康，進而以生態學的觀點強調良好的適應也是健康的要素之一。

(二)臺灣地區社會變遷概況

1. 生育率大幅下降：在人口數方面，近年來生育率大幅下降，甚至遠低於替代水準。生育率降低，人口結構由金字塔形逐漸轉變為紡錐形，亦即人口結構逐漸老化。臺灣人口從高出生、高死亡，轉變為低出生、低死亡，只花了三十多年就完成所謂的人口轉型，為已知國家中轉變最快速的。

2. 產業結構改變：由於產業的現代化與工業化，就業人口的產業別結構從以農業（初級產業）為主（1952 年時農業人口占 61.0%、工業及服務業各約占 20%）轉變成以工業及服務業（二級及三級產業）為主。近年則因自動化及產業外移加劇，工業成長趨緩，服務業不斷成長且首度超過 50%，因此有後工業化社會之態勢（在 1986 年時，服務業首次超過工業，為第一大產業，與已開發國家雷同）。2005 年，農業人口以降至 5.9% 左右，工業為 35.8%，服務業則為 58.3%。

3. 婦女勞動參與率大幅提高：婦女就業率大增是經濟繁榮的必然趨勢，這種改變同時也影響了家庭內每個成員的角色與功能，一方面增加婦女獨立的能力，另一方面降低了女性對幼年子女與老年人的照護能力，而增加家庭對社會機構與醫療院所的依賴，例如幼兒園、各級學校、療養院、日間照護、居家照護等。婦女就業率的提高及核心家庭逐漸減少、單身戶增加，使得以往家庭中所提供健康照護的功能式微，機構式照護的需求更加迫切。

4. 人口逐漸向都市集中：產業結構由以農業為主轉為以工商業為主，導致人口大量流動，為了追求教育與職業上的發展，人口逐漸向都市集中。臺北、高雄及臺中彰化都會區的人口占總人口數一半以上。在社會快速變遷之下，社會結構（如家庭組成、社區權力結構、醫療院所之組織）與社會功能（如家庭、學校或醫院之功能）都發生重大變化。人口大量往都市集中，人口流動率高，不易掌握，導致預防保健追蹤的工作困難倍增，由於快速都市化與工業化，空氣污染、噪音、污水、垃圾等環境污染問題日益惡化。

5. 經濟大幅成長、政治愈趨民主：由於經濟大幅成長的結果，平均國民所得必然提高，然而自 1980 年起，由於加入 WTO，進而造成傳統產業萎縮，加上政府某些錯誤的財稅政策，以致於金錢遊戲盛行，財富分配日漸 M 型化。2005 年的時候，家庭收入最高的 20% 者與最低 20% 者的收入差距已經高達 6.3 倍，而貧窮正是影響健康及就醫的主因，因此政府應該更加重視這種貧富差距擴大的現象，以免導致公共衛生問題愈來愈棘手。

影響及決定健康的架構模式

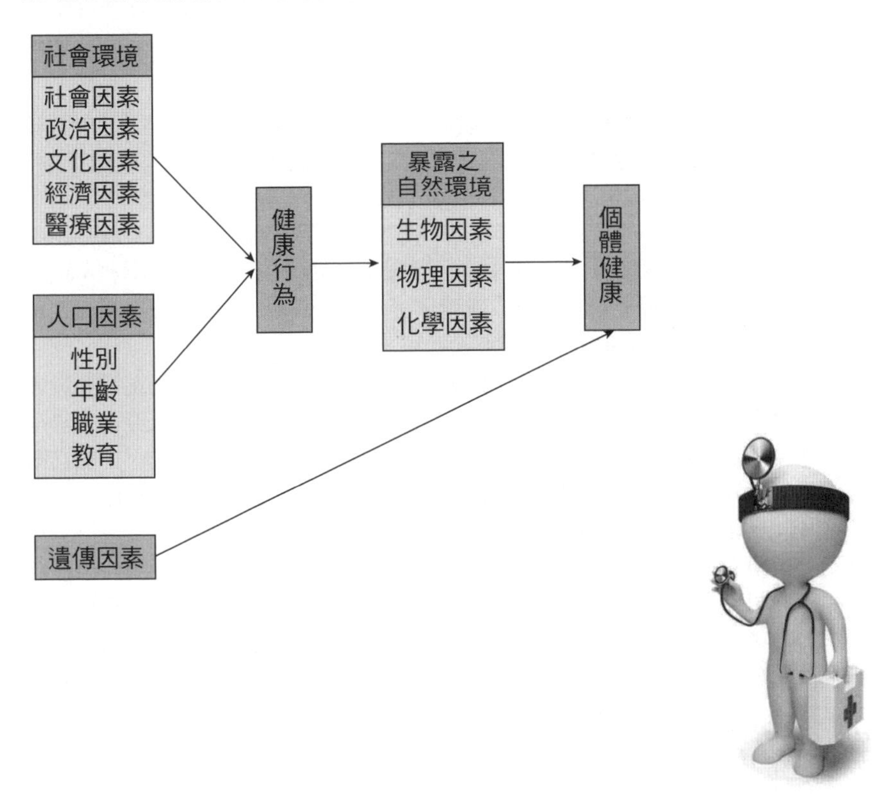

政府衛生組織功能的變遷

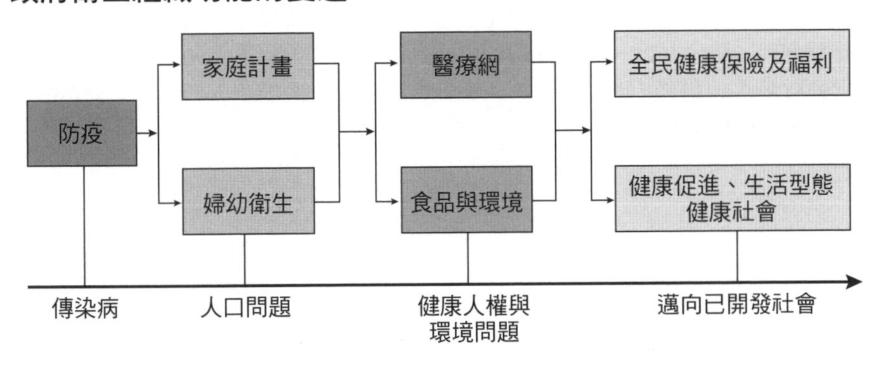

2-1 中央衛生主管機關

我國衛生行政組織原分為「中央、省、縣（市）」等三級，配合民國 88 年「地方制度法」公布施行，及政府完成「精簡臺灣省政府組織」作業後，衛生行政組織業已簡化為「中央、直轄市及縣（市）」二級。

我國現行最高衛生行政主管機關為衛生福利部，負責全國衛生行政事務，並對各級地方衛生機關負有業務指導、監督和協調的責任。我國中央衛生主管機關之組織型態，歷經政府北伐、抗戰、國民政府遷臺等政局動盪亦隨之迭有更動。

衛生福利部於成立之初設有醫政處、藥政處、防疫處、保健處、環境衛生處及企劃室（民國 86 年 4 月改為企劃處）等 5 處 1 室。民國 71 年擴大編制，內部業務單位增設食品衛生處，原「環境衛生處」改為「環境保護局」，民國 76 年環境保護局改制為行政院環境保護局，正式脫離衛生福利部管轄。

我國數十年來之經濟發展、人民生活及醫療保健水準，已與歐美日等先進已開發國家接近，對先進國家而言，國民的健康與福祉是受高度重視，甚至是國家競爭力之指標，掌管衛生保健及社會福利之政府組織位階往往甚高，如日本之厚生省、美國之衛生福利部。反觀我國自民國 60 年衛生署成立為我國最高衛生主管機關以來，至今近 40 年，其位階尚無法與交通、經濟、國防等部門相提並論。

衛生署主管業務與社會福利實攸戚相關，多所重疊，由衛生署工作重點屬大溫暖計畫中社會福利套案可見一斑。因此，衛生與社會福利部門是否應整併或提高層級以提供更有效率的服務，多年來討論與爭議不斷，行政院組織法修正草案歷年來對衛生與福利部門整併及名稱亦已有數次討論，初期規劃為「衛生福利部」，而後有「社會福利部」、「社會福利暨衛生部」、「厚生部」等名稱出現，現今已經定案為**衛生福利部**。

將衛生署現有業務，與內政部轄下之社會司、兒童局、國民年金監理會、家庭暴力與性侵害防治委員會等業務合併成立「衛生福利部」，統管公共衛生、醫療、社會福利之公共政策的規劃及評估，建構完善之衛生及社會福利體系，提供全人照護為導向之衛生福利服務。

衛生福利部主要業務包括醫療健康資源及服務、全民健康保險、疾病防治、藥物食品、中醫藥發展、社會扶助、家庭及婦幼、國民年金、老人照護、社會保險等。整合衛生保健與社會福利業務，改善目前衛生與社會福利「多頭馬車」的狀況，俾益國民福祉，以因應未來環境。

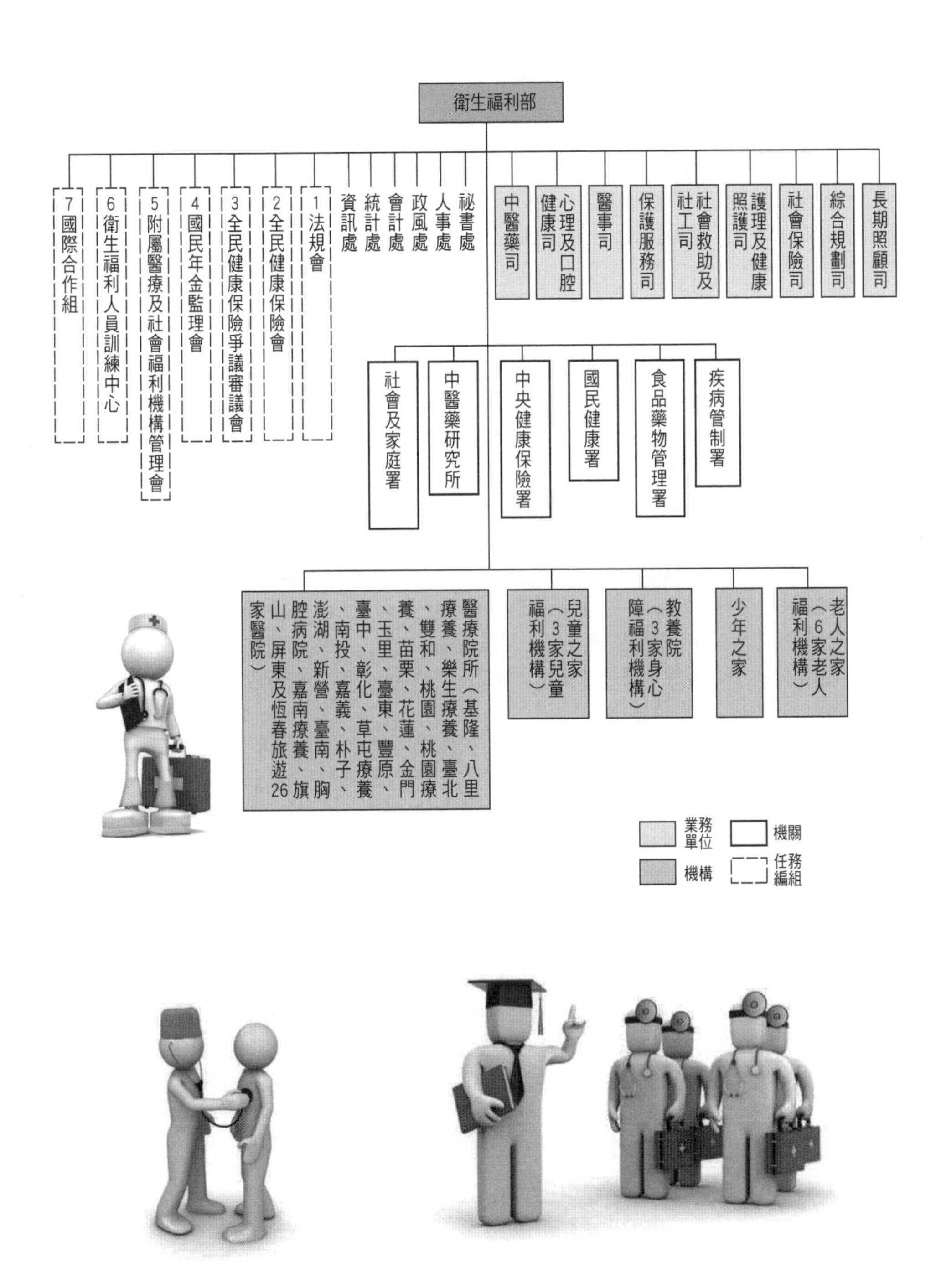
衛生福利部
7國際合作組
6衛生福利人員訓練中心
5附屬醫療及社會福利機構管理會
4國民年金監理會
3全民健康保險爭議審議會
2全民健康保險會
1法規會
資訊處
統計處
會計處
政風處
人事處
秘書處
中醫藥司
心理及口腔健康司
醫事司
保護服務司
社會救助及社工司
護理及健康照護司
社會保險司
綜合規劃司
長期照顧司
社會及家庭署
中醫藥研究所
中央健康保險署
國民健康署
食品藥物管理署
疾病管制署
醫療院所（基隆、八里療養、樂生療養、臺北、雙和、桃園、桃園療養、苗栗、花蓮、金門、玉里、臺東、豐原、臺中、彰化、草屯療養、南投、嘉義、朴子、澎湖、新營、臺南、胸腔病院、嘉南療養、旗山、屏東及恆春旅遊26家醫院）
兒童之家（3家兒童福利機構）
教養院（3家身心障福利機構）
少年之家
老人之家（6家老人福利機構）
業務單位
機關
機構
任務編組

2-2 中央衛生主管機關附屬機關

中央衛生主管機關附屬機關方面，依成立先後順序，計有管制藥品管理局（成立於民國 24 年，原稱「麻醉藥品管理處」）、預防醫學研究所（成立於民國 64 年 7 月）、藥物食品檢驗局（成立於民國 67 年 9 月）、檢疫總所（成立於民國 78 年 7 月）及中央健康保險局（成立於民國 84 年 1 月）、中醫藥委員會（成立於民國 84 年 11 月）、全民健康保險監理委員會（成立於民國 84 年 4 月）、全民健康保險爭議審議委員會（成立於民國 84 年 5 月）及全民健康保險醫療費用協定委員會（成立於民國 85 年 11 月）等。

為使衛生署組織保持活化，自民國 88 年起，便以「精簡組織，增加行政效率，建立活力政府」、「落實政策訂定及執行之分工」及「重整現有資源，落實事權統一」等原則，逐步進行組織調整，近年已完成之重要工作包括：整合防疫處、檢疫總所、預防醫學研究所等三個防疫單位，於民國 88 年 7 月成立「疾病管制局」。配合政府精簡臺灣省政府組織，收編「臺灣省政府衛生處」，改制為衛生署中部辦公室，原有省立醫院及療養院，改制為衛生署醫院；家庭計畫研究所、公共衛生研究所與婦幼衛生研究所，改隸為衛生署之附屬機關，於民國 88 年 7 月統一掛牌運作。

簡併四個國民保健體系，整合保健處、家庭計畫研究所、公共衛生研究所及婦幼衛生研究所，民國 90 年 7 月掛牌成立「國民健康局」。重建結核病防治體系，將公共衛生業務回歸防疫體系，將原來的「慢性病防治局」自民國 90 年 7 月，改制為「胸腔病院」，負責病患醫療照護。

配合後 SARS 重建，民國 93 年 7 月起，再度進行衛生署組織再造工程：

1. 將「醫政處」改名「醫事處」。
2. 成立「護理及健康照護處」，專責推動山地離島醫療及長期照護服務業務。
3. 「國際合作處」，專責國際衛生事務拓展業務。
4. 將「中部辦公室」轉型成立「醫院管理委員會」，專責 33 家衛生署所屬醫院及療養院之監督與管理。

近年來，因國際貿易頻繁，各類進口食品及藥物事件頻傳，中國大陸三聚氰胺污染奶粉、重金屬污染中藥材等事件，顯示食品藥物管理機制之重要性不容忽視，為統合相關單位的事權與執行量能，強化食品藥物衛生管理機制，同時配合整體生技製藥產業發展政策，因此比照美國政府，成立「**食品藥物管理局**」，將原衛生署食品衛生處、藥政處、藥物食品檢驗局、管制藥品管理局四個單位加以整併，成為事權統一的新機關。衛生署改制為衛生福利部後，食品藥物管理局、疾病管制局及國民健康局等也升格為食品藥物管理署，疾病管制署及國民健康署。

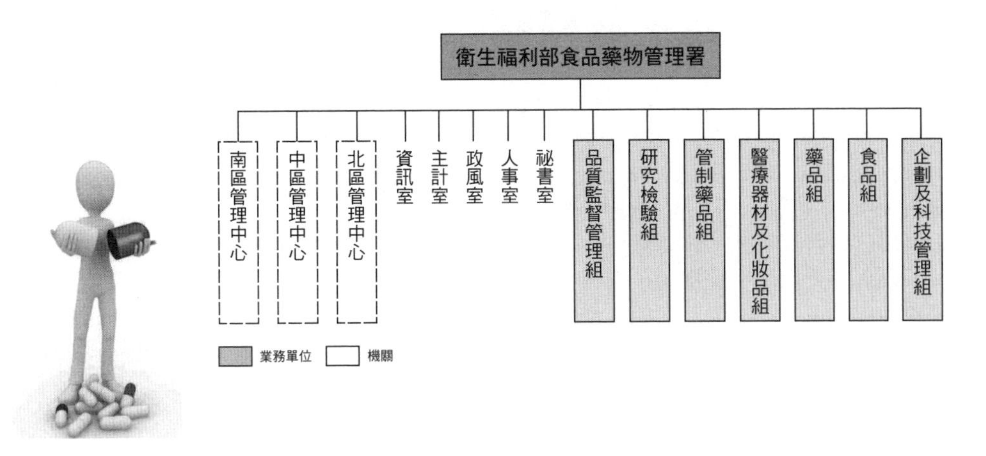
衛生福利部食品藥物管理署
南區管理中心
中區管理中心
北區管理中心
資訊室
主計室
政風室
人事室
祕書室
品質監督管理組
研究檢驗組
管制藥品組
醫療器材及化妝品組
藥品組
食品組
企劃及科技管理組
業務單位
機關

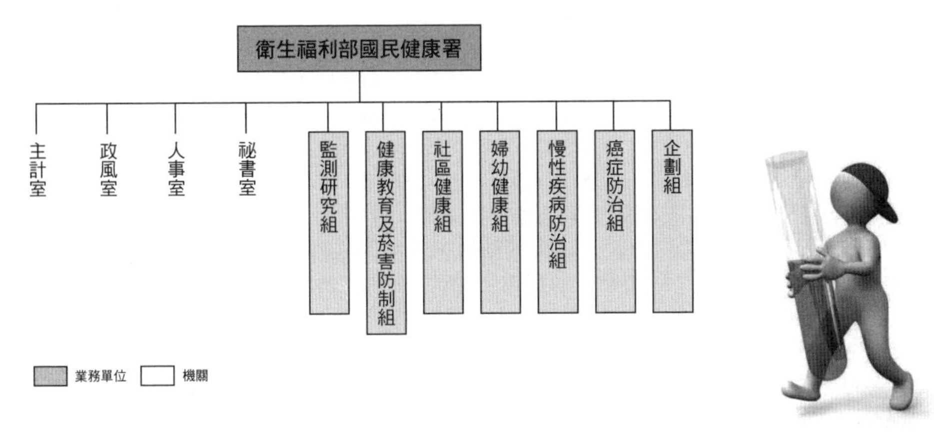
衛生福利部國民健康署
主計室
政風室
人事室
祕書室
監測研究組
健康教育及菸害防制組
社區健康組
婦幼健康組
慢性疾病防治組
癌症防治組
企劃組
業務單位
機關

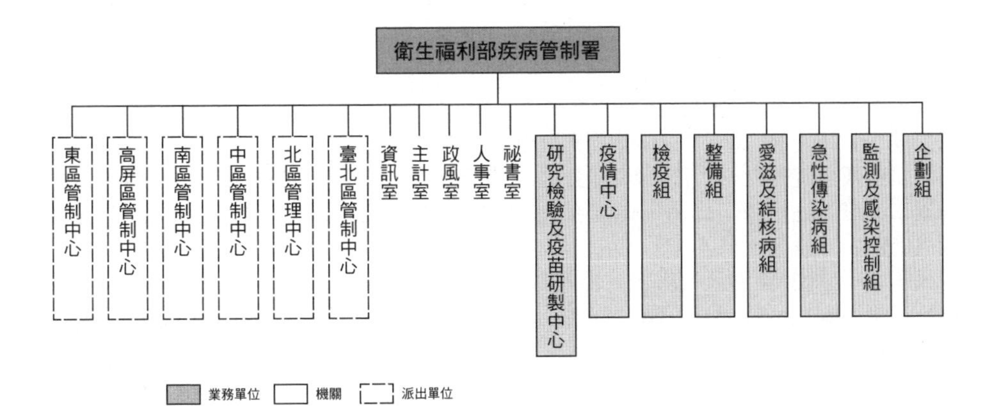
衛生福利部疾病管制署
東區管制中心
高屏區管制中心
南區管制中心
中區管制中心
北區管理中心
臺北區管制中心
資訊室
主計室
政風室
人事室
祕書室
研究檢驗及疫苗研製中心
疫情中心
檢疫組
整備組
愛滋及結核病組
急性傳染病組
監測及感染控制組
企劃組
業務單位
機關
派出單位

2-3 地方衛生主管機關

臺灣光復後，民國 34 年，將總督府警察局衛生科改為衛生局，使衛生行政業務自警察業務分開。民國 36 年衛生局改為省衛生處，直屬省政府。民國 40 年各縣市衛生院改制衛生局。目前全國直轄市及縣衛生局共 25 個；基層衛生工作單位方面，則是自民國 38 年起 5 年內建置完成每個鄉鎮市區都有衛生所，全國共計 372 個，臺北市政府現已將衛生所改為健康服務中心。山地、離島及較偏遠村落設有衛生室或保健站。

我國各地方衛生主管機關，自日據時代以來多所更迭，目前地方衛生主管機關之業務雖受中央衛生主管機關主導，但我國縣市衛生局並非直屬衛生福利部管轄，而屬業務關係，因此在地方自治的趨勢下，地方衛生機關的組織架構與業務重點可能隨當地健康問題，與地方首長之理念而有所不同。

目前有臺北市、新北市、臺中市、臺南市及高雄市等 5 個直轄市，以下介紹臺北市及高雄市政府衛生局之業務執掌：

(一) 臺北市政府衛生局

臺灣光復之初，臺北市警察局設「衛生課」，接辦日治時期之臺北市衛生課，民國 35 年由警察局劃出，成立「衛生院」，直屬於市政府，下設 4 股，分掌醫政、保健、防疫及總務，附設診療室、試驗室，附屬機構包括稻江傳染病醫院、火葬管理場、牲畜屠宰場、市立各科醫院以及清潔聯合社。民國 56 年臺北市改制為直轄市隸屬行政院，臺北市政府衛生局當時之組織為 6 科 4 室。

94 年修編後設 5 個局內處：疾病管制處、藥物食品管理處、醫護管理處、健康管理處、企劃處；7 個室：秘書室、檢驗室、資訊室、會計室、統計室、人事室、政風室。

106 年修編後，內部一級業務單位名稱由原設「處」改設「科」；派出單位聯合稽查隊改設「衛生稽查科」；增設「長期照護科」及「心理衛生科」。共計局內 9 科 6 室。

健康管理處：掌理健康管理及保健業務之推展、監督、規劃、考核事項。

另有附屬機關為臺北市立聯合醫院，計有中興、仁愛、和平婦幼、陽明、忠孝、松德、昆明（防治中心）、林森昆明（中醫）等 8 個院區，及萬芳、關渡兩家委託經營醫院和 12 區健康服務中心（原衛生所）。

(二) 高雄市政府衛生局

臺灣光復為高雄市政府民政科，轄設衛生股。民國 36 年成立「高雄市衛生院」，隸屬高雄市政府，內設第 1 股掌理醫政，第 2 股掌理防疫；第 3 股掌理總務。民國 50 年高雄市衛生院改制為「高雄市衛生局」，隸屬高雄市政府，設 6 課 1 室。民國 68 年高雄市改制為院轄市，改稱「高雄市政府衛生局」直接隸屬高雄市政府，並受行政院衛生署監督，設有 5 科 4 室。

民國 97 年增設疾病管制處後，目前高雄市衛生局共設有 13 個科處室。另有附屬機關為民生、聯合、凱旋、中醫、小港、旗津、岡山、鳳山及大同等 9 家市立醫院及 38 個區衛生所。

衛生機關的功能

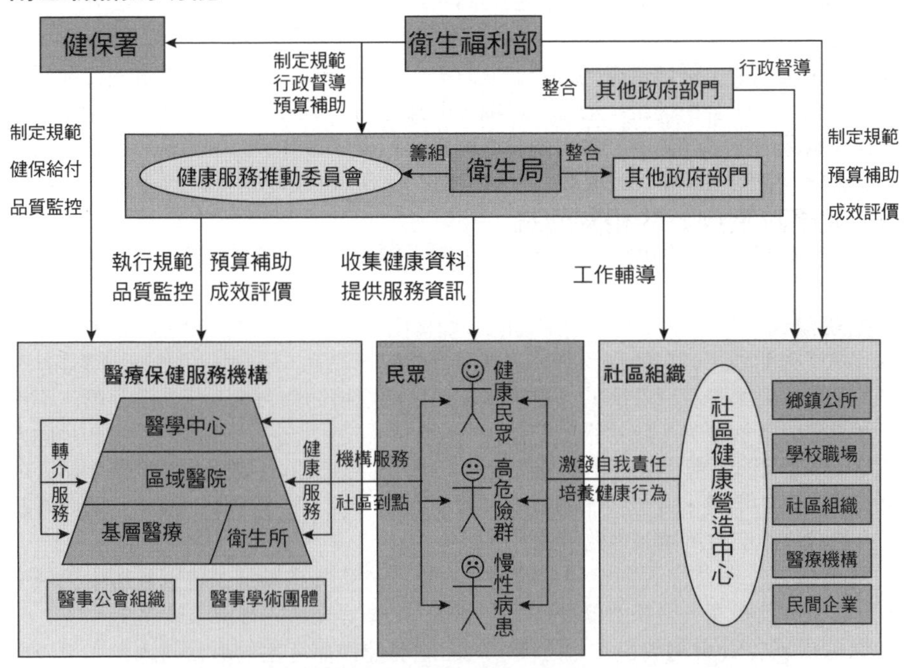

高雄市政府衛生局與公衛有關之編制（民國 100 年 4 月 25 日）

單位	掌理事項
疾病管制處	急性、慢性、蟲媒及新興傳染病之防治等事項
醫政事務科	醫事機構及醫事人員管理、緊急醫療救護、山地醫療保健、市立醫院及衛生所業務管理等事項
藥政科	藥事人員、藥事機構、藥物及化粧品管理與稽查等事項
食品衛生科	食品、食品業及餐飲業之衛生管理等事項
健康管理科	婦幼健康、中老年病防治、癌症防治、菸害防制、健康促進、營業衛生、職業衛生及外籍勞工健康檢查審核等事項
長期照護科	長期照護業務之規劃、推展、監督、考核及失能個案照顧管理等事項
檢驗科	食品、藥物、水質及公共衛生檢驗等事項
社區心衛中心	心理健康促進諮商重建、自殺防治、物質濫用防制、毒癮減害、精神衛生醫療復健及家性暴加害人處遇之精神心理防治等事項
企劃室	研究發展、管制考核、國際衛生事務、衛生志工、學生實習及資訊管理等事項

2-4 健康政策目標與策略

衛生政策是以衛生保健為主的政府公共政策，主要係衛生主管機關為解決公共衛生與健康問題、達成全民健康、增進社會福祉所採行的一切政策作為。在公共衛生工作中，健康政策的推展是影響公共衛生發展的重要關鍵。瞭解健康政策時，對執行政策的政府組織，特別是衛生行政組織其組織架構、職責分工都應該加以認識。

(一) 健康政策制訂的相關理論

民主國家政策的制定過程常有多種不同模式，例如：系統模式、菁英模式、團體模式等。

1. 系統模式：公共政策為政治系統的一種輸出，系統概念的內涵是社會中一套可認明的制度與活動，其功能在於將需求轉換為權威的決定，這種決定需要全體社會的支持。系統的要素是相互關聯的，會不斷反映系統環境的壓力，系統為了存續，不得不因應環境的各種變遷。政治系統的輸入有兩類：需求與支持。需求的產生乃是個人或團體反映實際或想像的環境條件後，所為影響公共政策的行為；支持則表示個人或團體接受選舉的結果，遵守法律的規定，繳納各種徵稅，順應政策的決定。因此系統模式是最容易說明政策複雜性的模式。

2. 菁英模式：菁英模式則是民主國家中常見的政策制定模式，特別是衛生領域由於涉及較多專業知識，需要由專業團體或醫藥、公衛專家率先提出政策建議。

3. 團體模式：社會趨於民主化之後，經由團體運作而產生的新公共政策亦是一種常見的模式。政策形成是社會中各團體（利益和壓力團體）相互競爭的結果。公共政策視各團體相對競爭的結果，是各團體相對影響力的均衡點。團體理論的政策制定模式重點是，一個團體是指一群具有共同利益取向的個人所組成，為了維護或達成其目的，不斷向其他團體競爭。

(二) 健康政策的目標與策略

健康政策的內容及結果往往涉及資源的分配，因而健康政策的施行目標在考量資源配置的優先順序時，便會考慮健康政策的目標是否反映公平、效率及品質的合理分配。

健康政策所重視的公平，非一般所認為的個人公平，而是指社會的公平。政策在施行過程中，個人接受該政策內容的機會均相同。健康政策的目標需重視效率。行政院衛生署以「許給全民健康安全的人生」為願景，朝「全方位健康照護，確保全民健康」為施政目標，並以下列六項為策略目標：

1. 改造全民健康照護體系、提昇照護品質。
2. 營造健康生活，提高自主管理。
3. 強化防疫體系，免除疫病威脅。
4. 強化藥物食品管理，保障民眾安全。
5. 發展醫藥科技，推動生技與健康資訊產業。
6. 推展國際衛生事務，加入世界衛生組織。

簡言之，當前衛生署的健康政策方向，係以「全民健康的提升者、健康人生的教育者、生醫產業的推動者、國際衛生的參與者」自詡。

系統模式政策制定

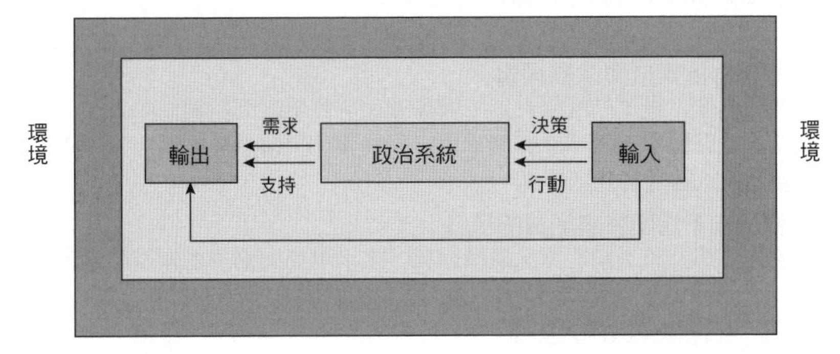

菁英模式政策制定

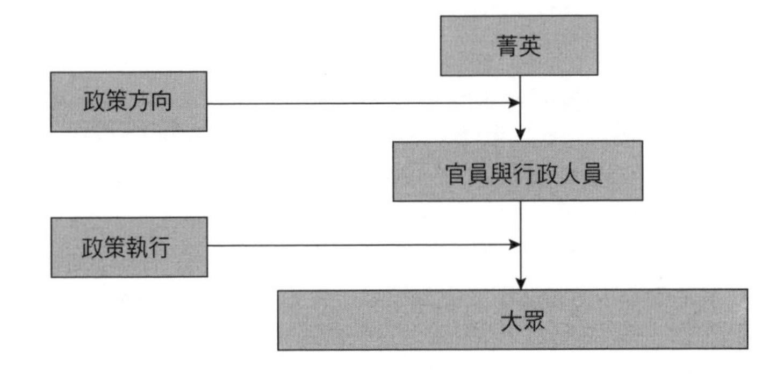

團體模式制定政策

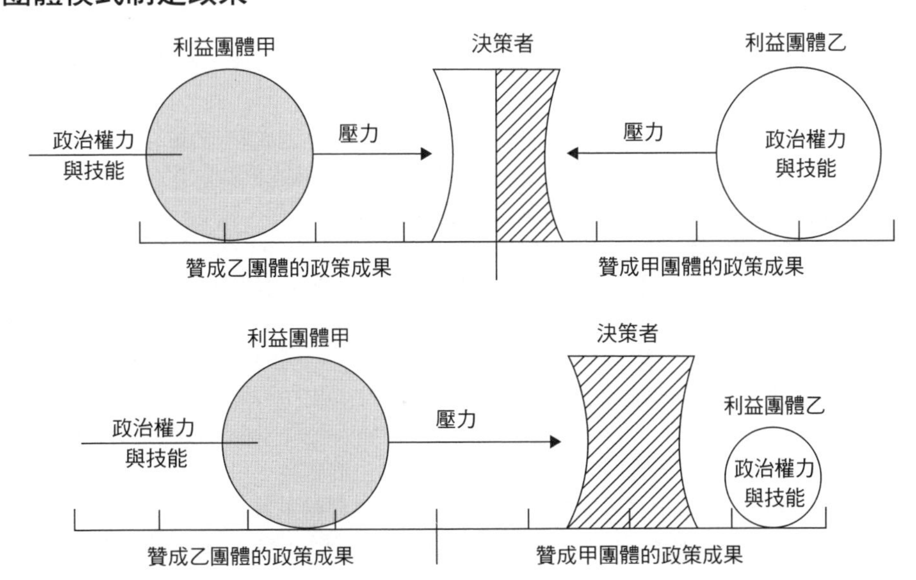

2-5 衛生施政面臨的挑戰

1. 全民健康保險的定位與永續經營

醫療資源與制度、民眾的就醫行為、醫療費用成長幅度高於健保收入、民眾過度使用醫療服務、健保醫療支付標準的適宜性、門診與住員醫療失衡與部分專科發展不均等問題，使健保永續經營受到質疑。

2. 醫療資源分布不均與醫療品質的提升

城鄉間醫療資源分布不均的情況繼續存在，尤以離島與偏遠地區醫療資源不足的情況嚴重。

3. 醫療專業、醫病關係與病人安全

醫療次專業意識到醫療內部分工的變化，各醫事人員要求專業自主權的呼聲愈來愈高。病患權益與病人自主權的興起，使醫療服務面臨極大的挑戰。醫師必須重新審視自己的專業能力，並且要更尊重病患權益與醫療自主選擇權。

4. 高齡化社會之因應

2036 年，臺灣每 3 個青壯年就要撫養 1 個老人，人口結構呈現快速老化現象。衛生設施需重新檢視老人權益、老人照護居家化與社區化、扶植老人產業的發展以及政府角色的多元化，才能建構 21 世紀臺灣高齡化社會的醫療照護與福祉。

5. 衛生所功能之改造

透過衛生所組織與功能之改造，建立社區健康管理機制。社區健康管理工作之內涵包括：策劃社區健康營造、健康促進之專業指導、界定高危險群級強調預防之個人健康管理計畫、家庭評估。衛生所公共衛生護士扮演居家照護的重要角色。公共衛生護士透過對個案家庭危險因子與健康促進因子的家庭瞭解，進而協助家庭健康的維護與促進。

6. 全球化趨勢下臺灣公共衛生的挑戰與轉機

影響公共衛生全球化趨勢的因素有下列幾項：

（1）由於科技與經濟的依存關係愈來愈密切，縮短了區域間之距離，也提供了疾病全球性快速蔓延的管道。

（2）全球化市場的發展，不但強化經濟競爭，也增加公共衛生預算。

（3）公共衛生計畫透過世界衛生組織與相關非政府組織走向全球化。

7. 增加醫療保健支出，完備醫療產業發展基礎

2005 年我國醫療保健支出占國內生產毛額的比率為 6.0%，和 OECD 國家的平均水準有 2.9 個百分點的落差，和鄰近日本的差異也有 2.2 個百分點，顯見我國的醫療保健支出有向上調整的空間。檢視現行醫療保健支出的配置，我們會發現政府透過全民健保的支出，雖然持續增加，然而透過公共衛生的直接投入，卻在減少。「預防勝於治療」的概念，完全未在醫療資源配置中落實。因此我國衛生施政單位應該投入重大疾病的疫苗開發，推廣更多預防醫學（包括風險評估）與公共衛生，鼓勵生技產品與新藥的研發及個人化醫療，以更加完整建構醫學與民眾教育體制，才能健全國民衛生的福祉。目前政府部門在健康預算的投資主要在公共衛生及醫療服務兩個面向，但是忽略了醫事人員與民眾教育問題才是健保成功與永續經營的關鍵所在，因此有賴日後衛教工作的不斷精進，才是上策。

2006 年我國衛生保健資源收入分布概況

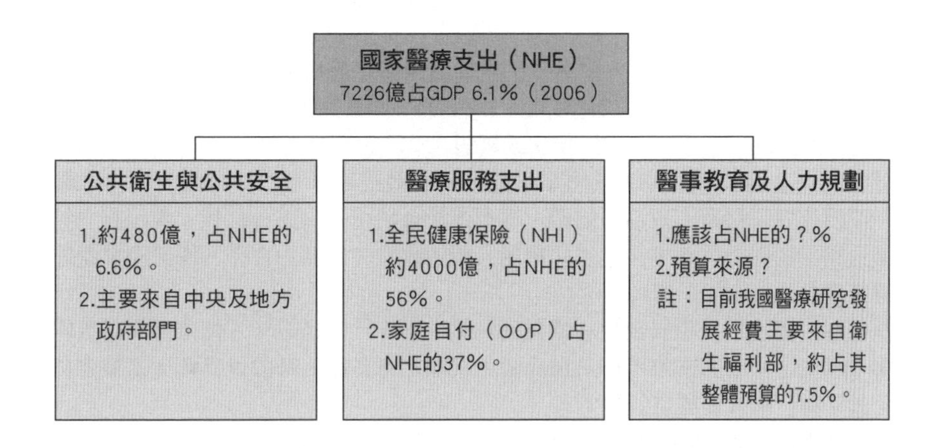

臺灣地區未來氣候變遷下之健康衝擊的推測

衝擊類別	健康衝擊推測	發生可能
持續暖化	●氣候相關蟲媒傳染性疾病（登革熱、恙蟲病、日本腦炎等）發生的時間拉長及發生空間擴散	極可能發生
	●夏季傳染性疾病發生時間拉長	極可能發生
	●冬季心血管疾病與呼吸道疾病死亡率下降	非常可能的
	●東南亞地區氣候相關傳染性疾病或病媒移入導致境外傳染病本土化（如：瘧疾、屈公熱）	可能的
	●增加食物中毒與營養不良的可能性	可能的
極端高溫持續日數增加	●增加夏季心血管疾病與呼吸道疾病死亡率	非常可能的
極端降雨	●高溫季節伴隨強降雨後（尤其水患發生），相關傳染性疾病（鉤端螺旋體、類鼻疽、桿菌性痢疾）爆發	非常可能的
	●長期乾旱（50 日以上）使相關傳染性疾病發生機會增加（恙蟲病、桿菌性痢疾、A 型肝炎、登革熱）	可能的

2-6 世界衛生組織

世界衛生組織（WHO）是聯合國的專門機構，主要職責在於協調國際公共衛生，總部設於瑞士的日內瓦。

世界衛生組織之宗旨為：「**在求各民族達到健康之最高可能水準。**」倡導促進人民衛生為政府之職責，為了完成此職責，只有實行適當之衛生與社會之措施。世界衛生組織認為所謂的「健康」不僅為疾病或羸弱之消除，而是身體（生理）、精神（心理）與社會的完全健康狀態，並指出享受最高而能獲致健康標準為每個人的基本權利之一，不因種族、宗教、政治、信仰、經濟或社會情境各異而分軒輊。各民族之健康，為獲致和平與安全之基本，必須仰賴個人間與國家間之通力合作。任何國家促進及保護健康之成就，全人類實賴利之。

根據聯合國憲章，世界衛生組織雖列為聯合國專門機構之一，但依世界衛生組織憲章第 3 條規定，所有國家均得為世界衛生組織之會員國，是故世界衛生組織會員國不一定具有聯合國會員國之資格。

(一) 世界衛生組織之主要機構

1. **世界衛生大會（WHA）：**係該組織之最高權力機關，由全體會員國各派代表若干人組成。議事表決採一國一票制。大會每年舉行年會一次。

2. **執行委員會：**由大會選出 31 個會員國所指派之合格衛生技術人員組成，每年至少集會二次。當選之委員國委員任期三年，連選得連任。

3. **祕書處：**設祕書長一人，由執行委員會提請大會任命之，係該組織技術兼行政首長。

(二) 世界衛生組織與公共衛生

目前世界衛生組織所處理之廣泛公共衛生議題中，涵蓋了從流行病控制、香菸控制到婦女與兒童之健康、基本藥品、食品安全、環境衛生、環境污染、風險評估等議題；雖然世界衛生組織所提倡之公共衛生計畫多半係以全球或區域間國際衛生政策之形式為之，而由世界衛生組織所推動之公共衛生政策，如食品標準、基本藥品與醫療政策（EDM 政策）和飲用水指導原則等。通常以決議而非以條約之形式做成，然而世界衛生組織透過其憲章，有權通過經其會員所簽署之條約、協定或規章，創造具有法律拘束力之國際法，如 1950 年代的《國際公共衛生規章》（International Sanitary Regulations），並於 1969 年更名為《國際衛生規章》（International Health Regulations，IHR）。

世界衛生組織發展國際法的起點，應是《國際衛生規章》（IHR）之修正與《國際菸草控制架構公約》（FCTC）之通過，這兩項重要的計畫是世界衛生組織所面臨到最大的全球衛生問題，而近幾年世界衛生大會則是承擔了這份長期性修法和立法工作。

小博士解說

中華民國退出聯合國後，曾12次申請參加世界衛生大會，其中2003年到2008年6次申請成為世界衛生大會觀察員，2009年終於申請成功，以中華臺北的名義成為世界衛生大會觀察員。

世界衛生組織之基本職業衛生服務策略

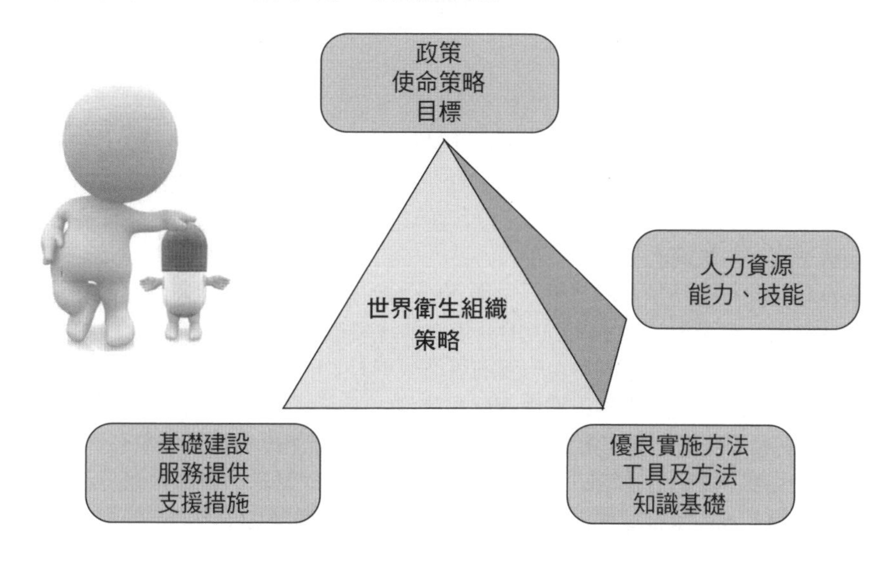

世界衛生組織（WHO）的主要議題及機制

議題	機制
國際衛生條例（IHR）	International Health Regulations（IHR）
食品安全（Food Safety）	International Food Safety Authorities Network（INFOSAN）
流感（Influenza）	Global Outbreak Alert and Response Network（GOARN）
肺結核（TB）	Stop TB partnership
菸草控制框架公約（FCTC）	Protocol on Illicit Trade in Tobacco Products
偽藥防制	International Medical products AntiCounterfeiting Taskforce（IMPACT）

WHO、WHA、IHR 的會員權益及我國加入時間

	世界衛生組織（WHO）	世界衛生大會（WHA）	世界衛生條例（IHR）
會員數	會員國 193 名、另有副會員波多黎各及托克勞	除 WHO 會員，另有 7 名觀察員	190 多個國家
我國加入時間	尚未	2009 年 5 月 18 日	2009 年 1 月 13 日
會員權益	投票、發言及答辯權、參選 WHO 要職	可參與 WHO 最高機構 WHA 大會及委員會議，預計討論 IHR 執行情況與新流感防治等。	建立跟 WHO 直接溝通管道、即時取得國際間緊急公衛事件資訊、獲 WHO 專家協助等。

資料來源：衛生署

2-7 醫療保健服務市場

醫療產業廣義來說，泛指身體及心理健康與疾病之預防、檢查、治療、復健、護理、照顧等相關之行業機構，大致上包括醫療器材產品之製造與供應業者、各類藥品製造者、藥房藥局業者、醫院診所、檢驗所、護理之家等各類醫療機構。

醫療產業的主要功能為治療及預防疾病，此外也包括健康之鑑定或診斷疾病、鑑定健康狀況、癒後之判定；隔離病人，以控制疾病傳染；照護以幫助抵禦疾病，並且教育及輔導病人日常活動等。

臺灣在國民所得持續增加及人口結構不斷老化的趨勢下，國民醫療保健需求成長迅速，依經濟合作暨發展組織（OECD）國家的經驗顯示，國民醫療保健最終支出與國內生產毛額的比例應在一成左右，我國目前只有 6%。

伴隨社會進步、生活型態改變與衛生醫療科技進步，一般人罹患慢性疾病的情形愈來愈多，對醫療照護之需求增加，且需求的型態也由「治療」轉為「治療與照護並重」。

醫療保健服務業在主計處之行業標準分類為第 M 大類之「醫療保健及社會福利服務業」，指「凡從事醫療保健及社會福利服務之行業均屬之」，其中醫療保健服務業之行業包括醫院、診所、醫學檢驗服務等行業。

醫療保健服務業雖屬於服務業，但是擁有其獨特的行業特性：

1. 醫療保健服務範圍具有地區性，無法像商品銷售至各地。各醫療機構提供當地居民診療與預防保健服務，唯有知名或大規模的醫院才會吸引外地居民就醫。

2. 醫療保健市場進入障礙高，存在高人力與成本密集的特性，除了購買昂貴儀器設備與專業操作技術外，更需要大量人才投入，醫事人力需要長期教育訓練與培養，不但專業醫療人員執業資格上要求嚴格，而且成立醫療服務機構的規定也相當嚴謹。

醫療產業是內需型產業，受經濟景氣變動的影響不明顯，而且也不會受到產業外移的影響。近年來國內逐漸朝向高齡少子化的趨勢發展，因應高齡化社會的來臨，國人對於醫療照護的需求逐漸增加，2009 年行政院將健康照護產業列為六大新興產業，注重於醫療、長期照護服務及健康觀禮、預防保健等生活照護服務，並由衛生署推動「健康照護升值白金方案」，以全面推動「醫療照護體系」、「長期照護體系」、「健康促進產業」、「智慧醫療服務」、「國際兩岸醫療」、「國家衛生安全」等建設，規劃長期照護保險，提供高品質的公共衛生、疾病防治、預防保健與醫療照護等服務，建構完整的衛生服務品質，也帶動相關產業的創新發展。

醫療保健服務業 SWOT 分析

優勢（Strength）	劣勢（Weakness）
•集團化，專業分工 •臺灣醫事人員素質高 •政府經費支援研究 •臺灣臨床試驗環境備受國際肯定	•健保制度限制
機會（Opportunities）	**威脅（Threats）**
•推動高級醫療服務、觀光醫療 •中國大陸市場商機	•大者恆大，中小型醫院無空間

醫療保健服務業排名分析表

排名	2009年	2010年	2011年	2012年	2013年
1	長庚醫院	長庚醫院	長庚醫院	長庚醫院	長庚醫院
2	台大醫院	台大醫院	台大醫院	台大醫院	台大醫院
3	台北榮總	台北榮總	台北榮總	台北榮總	台北榮總
4	馬偕醫院	馬偕醫院	馬偕醫院	馬偕醫院	馬偕醫院
5	慈濟醫院	慈濟醫院	慈濟醫院	慈濟醫院	聯合醫院
6	聯合醫院	聯合醫院	聯合醫院	彰化基督教醫院	彰化基督教醫院
7	彰化基督教醫院	彰化基督教醫院	彰化基督教醫院	高醫大附設中和紀念醫院	高醫大附設中和紀念醫院
8	高醫大附設中和紀念醫院	高醫大附設中和紀念醫院	高醫大附設中和紀念醫院	國泰醫院	國泰醫院
9	國泰醫院	國泰醫院	國泰醫院	亞東醫院	亞東醫院
10	亞東紀念	亞東紀念	亞東紀念	新光紀念	新光紀念

新健康保險市場架構圖

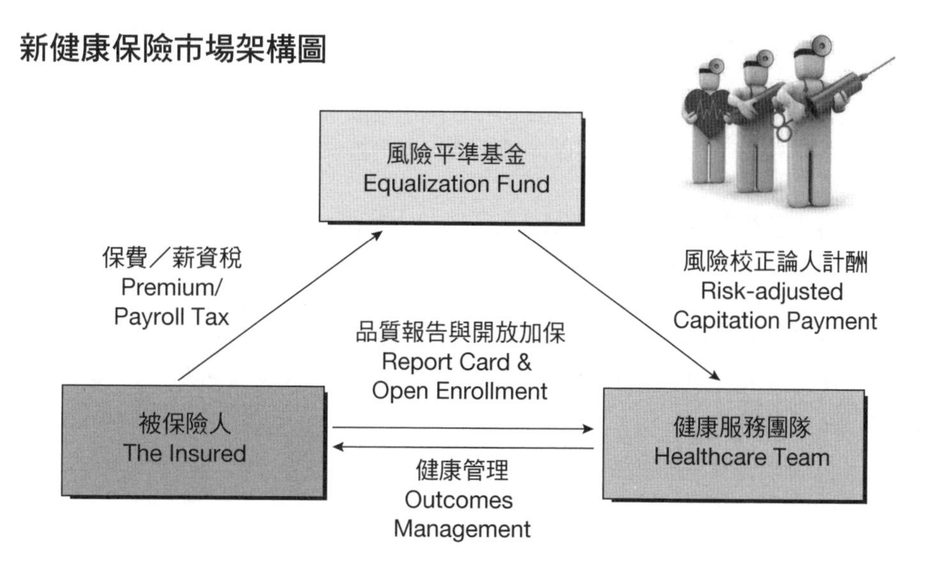

3-1 菸草控制框架公約

菸草的廣泛流行是一個對公共衛生有嚴重影響的全球性問題，所有國家應以有效、適宜和綜合的國際應對措施，展開廣泛的國際合作，尤其是要留意關於菸草消費和接觸二手菸對全世界健康、社會、經濟和環境造成的破壞性後果。

《菸草控制框架公約》（FCTC）於 2005 年 2 月 17 日生效，為全球第一個公共衛生公約，截至 2009 年計有 166 個國家完成批准與加入該公約。

《菸草控制框架公約》的十大重點：1. 重視並實施提升菸品價格和稅收策略。2. 讓人民免於二手菸害及提供戒菸治療服務。3. 菸品成分與排放物之檢測、管制及申報。4. 加強菸害教育、宣導、訓練及公共認知。5. 菸品包裝、標示及菸害警示圖文之規範。6. 禁止菸品廣告、促銷及贊助行為。7. 跨國合作管制非法走私菸品貿易。8. 銷售菸品予未成年人及對弱勢族群的保護。9. 研議並追究菸商之法律責任。10. 國際間之科學和技術合作與資訊通報等措施。

(一) 重要條款

第三條：本公約及其議定書的目標是提供一個由各締約方在國家、區域和全球各級實施菸草控制措施的框架，以便使菸草使用和接觸二手菸持續大幅下降，從而保護當代和後代免受菸草消費和接觸二手菸，以致對健康、社會、環境和經濟造成的破壞性影響。

批准《菸草控制框架公約》的國家，必須在公約對該國生效之後的 3 至 5 年內，根據各國法律採取有效行動，以遏阻菸草的危害：1. 以提高價格或稅率等措施來減少菸草製品的需求。2. 全面禁止或嚴格管制菸草製品的廣告、活動贊助與促銷。3. 強化菸草製品包裝上的健康警語標示。4. 保護大眾不受二手菸的危害。5. 禁絕菸草製品的非法製造、交易與走私。

第六條：1. 各締約方承認價格和稅收措施是減少各階層人群，特別是青少年菸草消費的有效和重要手段。2. 在不損害各締約方決定和制定其稅收政策的主權時，每一締約方宜考慮其有關菸草控制的國家衛生目標，並酌情採取或維持可包括以下的措施：（1）對菸草製品實施稅收政策並在適宜時實施價格政策，以促進旨在減少菸草消費的衛生目標；（2）酌情禁止或限制向國際旅行者銷售或由其進口免除國內稅和關稅的菸草製品。

第十一條：菸草製品的包裝和標籤：每一締約方應在本公約對該締約方生效後 3 年內，根據其國家法律採取和實行有效措施以確保菸草製品包裝和標籤不得以任何虛假、誤導、欺騙或可能對其特性、健康影響、危害或釋放物產生錯誤印象的手段推銷一種菸草製品，包括直接或間接產生某一菸草製品比其他菸草製品危害小的虛假印象之任何詞語、描述、商標、圖形或任何其他標誌，包括「低焦油」、「淡味」、「超淡味」或「柔和」等詞語。

我國的菸害防制歷程

- **1987年**
  - 洋菸開放進口
  - 不吸菸運動推廣3年計畫
- **1990年**
  - 臺灣地區菸害防制5年計畫
- **1997年**
  - 3月菸害防制法通過
  - 9月菸害防制法實施
- **2000年**
  - 菸害防制法修正草案
  - 菸酒稅法立法
  - 菸酒管理法立法
- **2001年**
  - 菸害防制方案建議書
- **2002年**
  - 臺灣加入WTO
  - 開徵菸品健康福利捐5元
- **2005年**
  - 全國菸害防制策略會議
  - 批准加入FCTC
- **2006年**
  - 調整菸品健康福利捐10元
- **2007年**
  - 菸害防制法修正通過

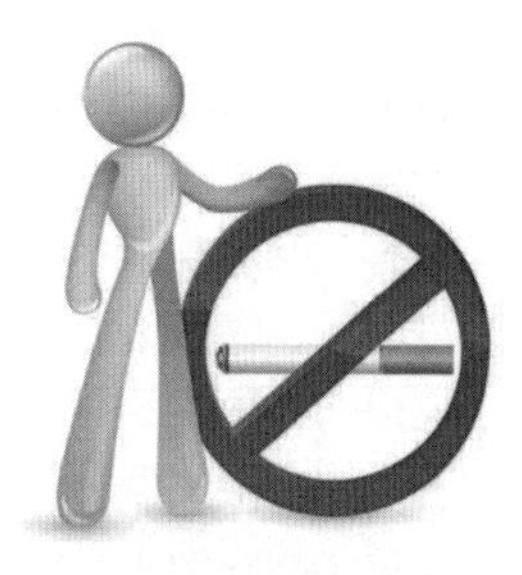

國際間可歸因於吸菸之成本整理表

計算年代	國家	疾病種類	可歸因於吸菸之成本（Billion $US）				折現率（%）	直接成本占醫療照護費用（%）
			總計	直接成本	間接成本（生產力損失）			
				醫療費用	與罹病相關	與死亡相關		
1976	美國	癌症、心血管系統、呼吸系統	27.30	8.20	6.20	12.90	4	6.3
1984	美國	腫瘤、心血管系統、呼吸系統、消化系統疾病	53.70	23.30	9.30	21.10	4	6.9
1999	美國（加州）	腫瘤、心血管系統、呼吸系統	15.80	8.60	1.50	5.70	3	-
2001	臺灣	腫瘤、糖尿病、心血管系統、呼吸系統、消化系統、腎臟相關疾病事故傷害	1.79	0.40	-	1.39	3	6.8
2000	中國	腫瘤、心血管系統、呼吸系統	5.00	1.70	0.40	2.90	3	3.1
1998	香港	慢性阻塞性肺病（COPD）、肺癌、缺血性心臟病、中風	9.40	0.46	0.23	8.80	3	7
1998-2007	臺灣	腫瘤、心血管疾病、呼吸系統、消化系統疾病、糖尿病、腎臟相關疾病	2.4-3.3	0.45-0.93	0.06-0.08	1.88-2.30		8.4-10.2

3-2 國際衛生條例

《國際衛生條例》（IHR2005）是世界衛生組織（WHO）會員國在體認傳染病的無疆界性與嚴重性之後，為建構符合時代意義全球防疫體系而制訂的國際協定。

(一) 從 ISR 到 IHR2005

為處理跨國傳染病問題，世界衛生大會（WHA）基於《世界衛生組織憲章》第 21 條賦予的立法權限，於 1950 年通過了《國際公共衛生規章》（ISR），成為聯合國體系下第一個以國際法律控制傳染病傳播的規定。

世界衛生大會在 1969 年制訂《國際衛生條例》（IHR1969），承襲了《國際公共衛生規章》的宗旨，以防止傳染病在國際間擴散為前提，謀求人類的最大安全。

《國際衛生條例》（IHR2005）的宗旨為：「針對公共衛生危害，以避免對國際交通和貿易造成不必要干擾的適當方式，預防、抵禦和控制疾病的國際傳播，並提供公共衛生應對措施」。在這個宗旨之下，《國際衛生條例》沿襲了《國際公共衛生規章》，希望同時達到兩個目標，或是一體兩面的目標，也就是在對於國際交通等個別利益干擾最小的情況下，達到預防、抵禦與控制疾病在國際傳播的最大集體利益。為達此一目的，《國際衛生條例》除了強調充分尊重人的尊嚴、人權和基本自由，與尊重締約國根據其衛生政策立法和實施法規的主權權利的基本原則外，更引入普世原則，以確保《國際衛生條例》能被廣泛運用，以使世界上所有人都能普受其惠。

根據國際衛生條例第一條定義的說明，「國際關切的公共衛生緊急事件」包括：

1. 因疾病的國際傳播而對其他國家的公共衛生造成危害。
2. 可能需要採取協調一致的國際應對措施。

因透過全球之共識而成立的《國際衛生條例》，條例可增強對多種多變之公共衛生風險之集體防禦，尤其在全球化的世界中，疾病可以透過國際旅行和貿易而造成遠距離和大範圍的傳播。

《國際衛生條例》之成立提供了一套規範，用於支撐流感網絡和全球預警系統，並且要求各國改善公共衛生事件之國際監測及申報機制，也要求各國增強國內之監測單位及應對能力。成為本條例締約國的國家將以 2 年時間來評估本國的能力，並制訂國家行動計畫，然後用 3 年時間來達到本條例有關國家監測和應對體系的要求，以及對指定機場、港口和某些陸地過境點的要求。

小博士解說

《國際衛生條例》的制度設計

- 擴大規範範圍，並引入「國際關切的公共衛生緊急事件」的概念
- 要求締約國設置「國家對口單位」
- 監控與通報義務的具體化
- 國家核心能力的建設與確認
- 制訂制式公共衛生措施與較具彈性的額外措施
- 提出爭端解決的模式

評估和通報有可能構成有關國際公共衛生的緊急事件之決策文件

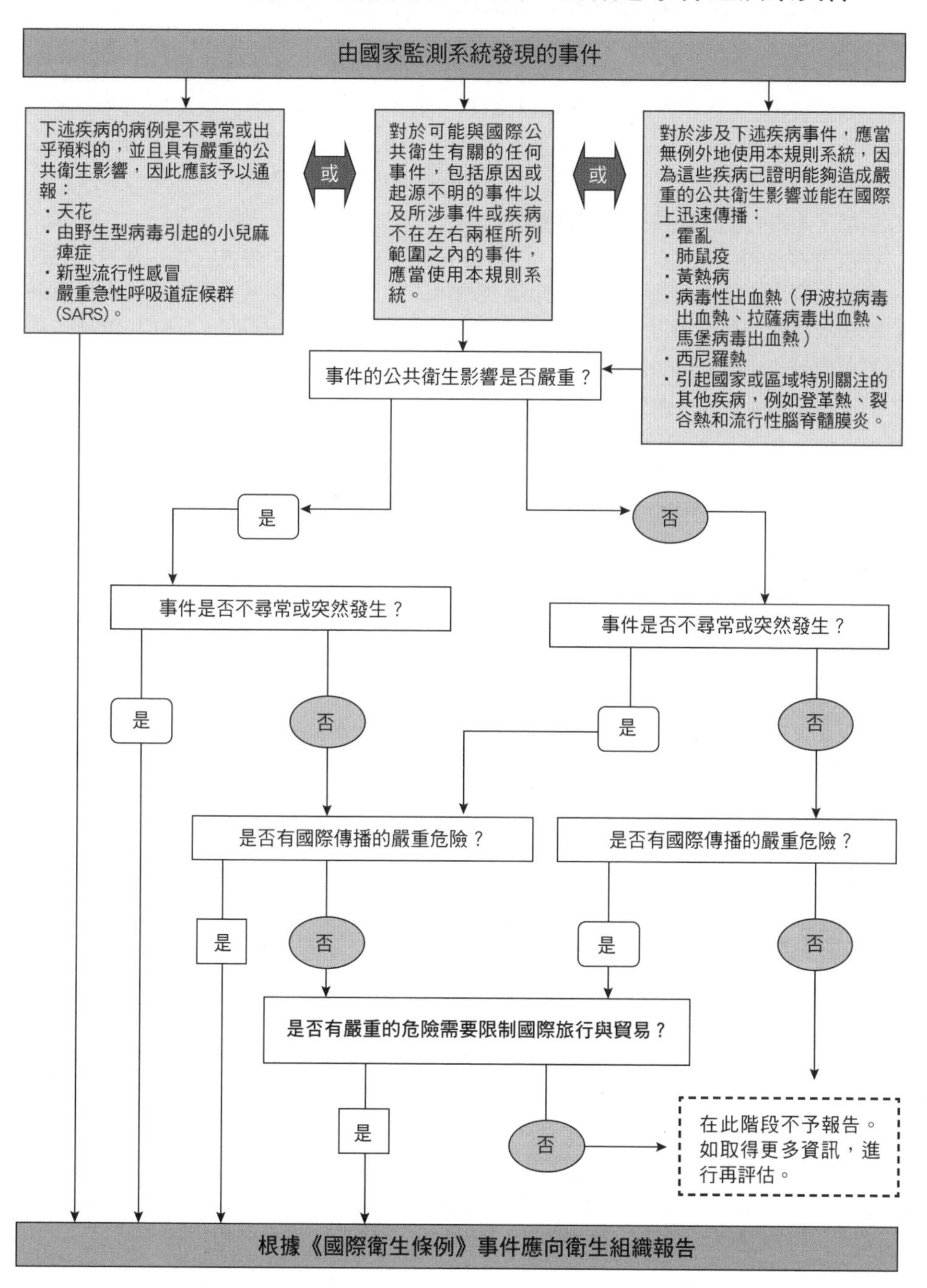

3-3 世界貿易組織之公衛相關議題

世界貿易組織（WTO）體制有很多涉及公共衛生議題之多邊貿易協定，在協定方面，關係較密切者包括 GATT 1994、GATS、TBT 協定、SPS 協定以及 TRIPS 協定；公共衛生議題之種類則包括了傳染性疾病控制、食品安全、菸草控制、環境、藥品取得、健康服務、食物保全、生物科技、資訊科技以及傳統知識等。

1. GATT 1994 涉及公共衛生之議題

關稅暨貿易總協定（GATT 1994）容許會員採用或實施為了維護人類、動物或植物生命或健康所必要之措施，但該等措施在適用方式上則不得對條件相同之各世界貿易組織會員構成恣意或無理由之歧視，或對國際貿易構成隱藏性限制。GATT 1994 與環境有可能發生爭議之處，應該是在於與多邊環境公約（MEAs）之關係。

2. SPS 協定涉及公共衛生之議題

食品安全檢驗與動物植物防疫檢疫措施協定（SPS）本身一方面是以為了保護人類或動植物之生命或健康為目的，但另一方面則是為了防止會員濫用對食品或動植物之進出口檢驗或防疫檢疫措施所設置之規範，其所涉及之公共衛生議題包括：傳染性疾病之控制、食品安全、環境問題以及生物科技等相關議題。

3. TBT 協定涉及公共衛生之議題

在技術性貿易障礙協定（TBT）下，會員為了追求某些合法目的，有可能會限制到貿易的技術性法規權利，而這些合法目的，包括人類健康或安全之保護、動物或植物生命或健康之保護、環境之保護、國家安全利益之維護以及欺騙行為之防止；換句話說，就是 TBT 協定允許會員為了合法之衛生及健康理由實施會阻礙貿易之措施。

4. GATS 涉及公共衛生之議題

服務貿易總協定（GATS）中與公共衛生有關的規範係屬於「一般義務與規範」之一般例外，其規定不得禁止會員為了保護人類、動物或植物生命或健康所必要之目的而採取或執行的相關措施，惟該等措施之適用方式不得對相同條件下的各世界貿易組織會員，形成恣意或不合理之歧視待遇，或對服務貿易構成隱藏性限制。

5. TRIPS 協定涉及公共衛生之議題

在與貿易有關之智慧財產權協定（TRIPS）下所涉及公共衛生之議題，包括菸草控制、藥品取得、生物科技等議題；在菸草控制方面，可能會發生爭議的是商標權保護，與製造商認為應予以保密之產品資訊揭露問題；在生物科技方面，主要係生物科技創新之可專利性與人類基因序列是否能夠取得專利權等問題。

在 TRIPS 協定下，由於藥品受到專利權保障，然而對於那些正面臨國內重大傳染病蔓延危險之開發中國家及低度開發國家之世界貿易組織會員而言，為了治療如愛滋病、結核病及瘧疾等重大傳染病而購買昂貴藥品，使其國家財政負擔過重，其衛生及健康保險制度更因此面臨崩潰危機。

世界貿易組織與公共衛生相關之規範

世界貿易組織規範健康議題	農產品	SPS	TBT	TRIPS	GATS	GATT	其他
傳染病防治		✓	✓			✓	
食品安全		✓					
菸害防治	✓		✓	✓	✓	✓	
環境保護		✓	✓			✓	
藥物與疫苗之可近性				✓			
健康照護服務					✓		✓
營養與食品保證	✓	✓				✓	
新興議題							
--- 生物科技	✓	✓	✓	✓			
--- 資訊科技				✓	✓		
--- 傳統知識				✓			

智慧財產權協定（TRIPS）所引起之衝突

國家	事件起源	結果
南非	由於愛滋病傳染情形嚴重，該國政府於1997年將進口仿冒愛滋病藥品行為合法化。為維護醫藥專利權不受侵犯，39家國際醫藥公司向南非最高法院申請停止進口愛滋病仿冒藥品合法化之措施。	原告決定無條件撤銷告訴而落幕。
巴西	1.為治療愛滋病患，巴西政府在與Roche降價協商失敗後，宣布針對Roche所擁有的nelfinavir在國內進行強制授權生產。 2.美國擬向WTO提出告訴，要求制裁巴西國內自行生產許多抗愛滋專利藥物的行為。	1.Roche以降價40%回應，並與巴西政府達成共識 2.美國撤回告訴。
美國	911事件後，由於對恐怖份子可能以炭疽熱病毒作為武器進行攻擊的恐慌，美國對炭疽熱病毒特效藥Cipro需求孔殷，由於數量不足且定價不低，美國考量對德國Bayer所擁有的專利權做出「取消保護」之措施。	Bayer以降價回應與美國達成協議。

公共衛生、產業經濟與國家利益的天平

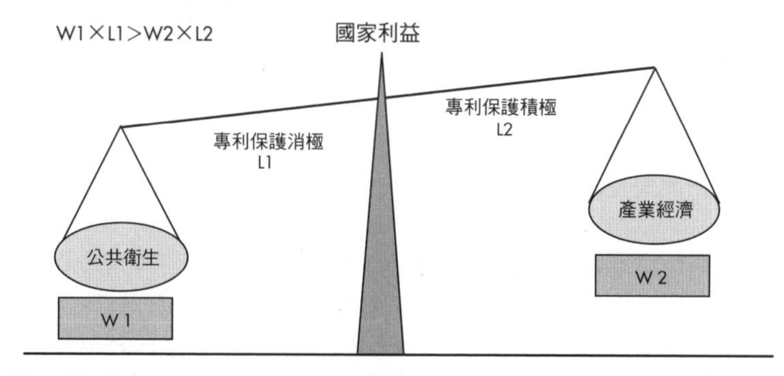

＋ 知識補充站

藥物政策天平向公共衛生傾斜的國家。代表國家：印度、巴西、南非、泰國

特徵分析：

一、國家經濟發展處於剛起步或發展，狀況不佳，國民所得偏低，對外貿易集中度高。

二、有大規模傳染病威脅。

三、大都缺乏本國製藥產業或能力不高，例外狀況如印度。

四、健康照護財源多由私人支出，同時來自國際輿論的支持是藥品政策能否堅持的重要原因。

3-4 婦女健康問題與發展

1995 年聯合國第四屆婦女大會，提出了「性別主流化（gender mainstreaming）」的原則及 12 項行動綱領，要求各國政府或社會不論是政策發展、研究、立法、資源分配、方案的設計、執行及監測， 應該要有性別的觀點及性別平等的概念。其後，世界衛生組織的「21 世紀全民健康計畫」中提到「健康公平性」，將性別、種族及貧窮等議題並列。在 2002 年，更通過了性別健康政策，並成立性別暨婦女健康部。

聯合國所提出的性別主流化婦女健康政策架構為：釐清觀念、改善健康服務中存在的性別偏差、將性別平等問題納入健康研究之主流、將性別分析與性別平等納入健康服務與照護體系主流、跨部門整合的性別平等與健康。

(一) 我國婦女健康政策

我國新版婦女健康政策為呼應聯合國的性別主流化及世界衛生組織重視之健康平等理念，秉持「婦女健康政策綱領」之原則與「渥太華憲章」健康促進五大行動綱領，政策制訂指導原則為：「切合婦女的需要、婦女與社區的參與及充權、強調男性的責任與參與、初級照護優先、健康公平性、跨部門的整合性策略等」，積極消除過去健康服務中以父權觀點看待女性健康問題、重治療輕預防及性別偏差等現象，並將性別分析與性別平等議題納入提供健康服務與照護體系的主流；除此之外，也重視暴力、隔離、忽視與偏見在婦女身心所造成的健康問題，以期能弭平傳統社會對婦女的性別歧視與性別偏差所造成的健康不平等，並落實兩性平等參與及共治共決的基本理念。

(二) 婦女健康與醫療之政策內涵

1. 制定具性別意識之健康政策，建立有性別意識的醫學倫理與醫學教育。
2. 強化性教育，加強女性身體及性自主體的意識，避免性病及非自主之懷孕。
3. 健康決策機制中應考量性別的平衡性。
4. 落實對婦女友善的醫療環境，並充分尊重女性的就醫權益及其自主性。
5. 全民健康保險制度之決策及資源分配，應力求地區、階級、族群及性別的平衡。
6. 從事具性別意識的女性健康及疾病研究。
7. 檢視並改善女性健康過度醫療化的現象。
8. 肯定女性對促進及維護健康之貢獻，對家庭及職場的女性照顧者提供充分的資源及報酬。

婦女健康與醫療之政策旨在建構健康的生活環境、提升並維護女性心理健康、促進女性健康體能、促進飲食健康、建立兩性健康正確體型意識等與健康促進有關。另促進女性性健康、促進經期健康、維護女性生育健康權益則與生殖健康相關；此外，促進女性照顧者的身心健康、維護女性的職場健康權益、降低重要慢性疾病對女性健康的威脅、降低癌症對女性健康的威脅、消弭暴力對於女性身心的威脅則屬疾病及照護議題。

婦女健康與照護之問題及對策

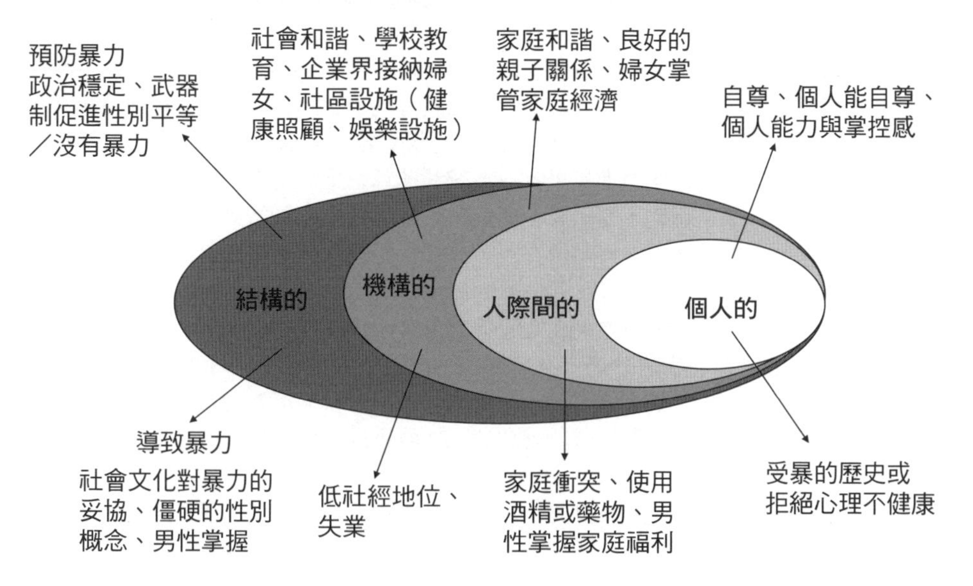

社會與健康問題交互影響模式

惡化情況

高失業率、貧窮、工作壓力、低教育、性別歧視

社會病理

藥物濫用、暴　力、受虐婦女、愛滋兒童

健康問題

心臟病、憂鬱、壓力問題、行為與慢性病

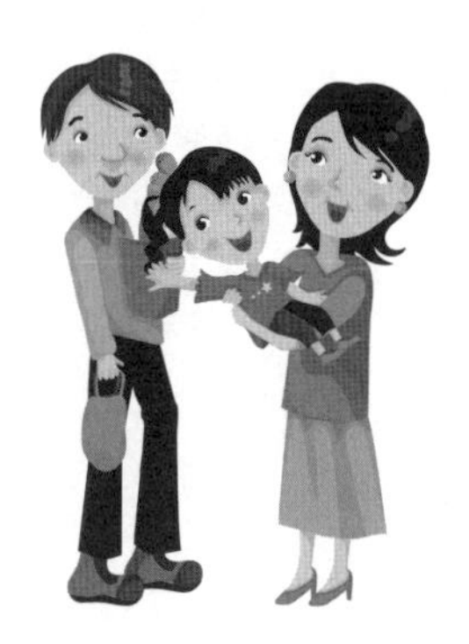

3-5 公共衛生地圖與地理資訊系統

地球環境透過地理資訊系統（GIS）能夠真實描述其地形特徵、水文過程等空間現象，並利用電腦科技建立各種地理資料庫間之關聯性；因此，早期發展地理資訊系統的應用領域主要為土地利用監測、自然資源管理及環境資源保育等。

近幾年因為電腦技術的快速進步以及資料處理運算系統的精進，再加上各項硬體設備不斷推陳出新且價格便宜，間接使地理資訊系統之應用更為廣泛，因此將真實世界中各種重要的現象與事件轉換為數值資料，並結合相關數位圖資後進行空間分析與評估，已成為當今社會經濟與衛生政策決策所必備的工具之一。

1993 年，世界衛生組織與聯合國兒童基金會（UNICEF）利用地理資訊系統共同發展出公共衛生地圖及相關計畫方案，以加強根絕在偏僻窮困地區流行的龍絲蟲病（guinea worm disease）。該計畫是利用電腦直接觀察到疾病群聚的狀態，監測新發生的傳染個案以及再度被感染的村落、確認危險族群，以及協助執行設定特定目標及具成本效益的介入策略。

公共衛生地圖與地理資訊系統計畫，係世界衛生組織為了發展地理資訊系統及電腦繪圖的技術，用來強化在地區、國家及全球等各種不同空間管理層次的衛生當局，協助提升其對傳染病防治及執行公共衛生方案的能力。

該計畫之目的主要在於致力發展免費且易學易用的地理資訊系統應用軟體來進行空間資料收集、管理及地圖繪製等，強化區域或國家對於疾病監測及防治策略的規劃與執行，並且發展網路版的電腦繪圖系統，以快速的電子化監測系統來強化管理、分析及監測全球性重要的傳染病疫情。

目前該計畫已經結合世界衛生組織的區域及國家辦公室、會員國以及聯合國及雙邊互惠的夥伴、研究機構及世衛組織所轄之合作中心及私部門間形成一全球夥伴的關係。其合作的模式不僅包括國家層次，也包括區域性及全球性層次。

應用地理資訊系統在全球傳染病疫情監測與防治。可以了解有效的疫情防治應從「時間與地點」兩觀點同時切入，從疾病的不同嚴重程度之臨床表徵，掌握時間與空間型態上之相互關聯，才有可能進一步掌握疫情爆發前之跡象，並能即時進行早期預警，爭取更多的應變時間。

疫情防治有了這些新興科技與工具，在未來對於不同介入策略的擬定，從資料分析評估各種傳染病防治成效與有效性、侷限性與防疫死角所在，均能尋找出最有效的防疫之道，能以地理資訊系統配合空間統計與電腦模擬，協助全球的防疫單位建立更健全的防疫網絡。

地理資訊系統架構

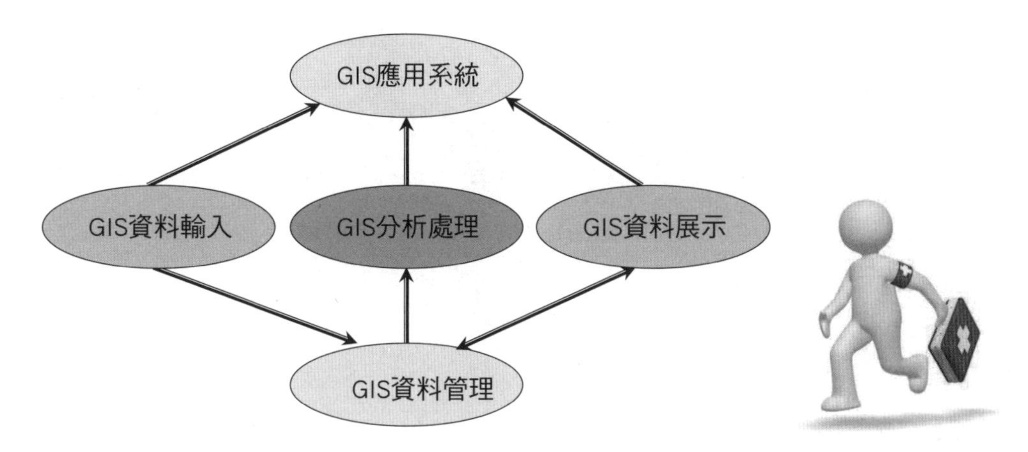

地理資訊系統的建立概念

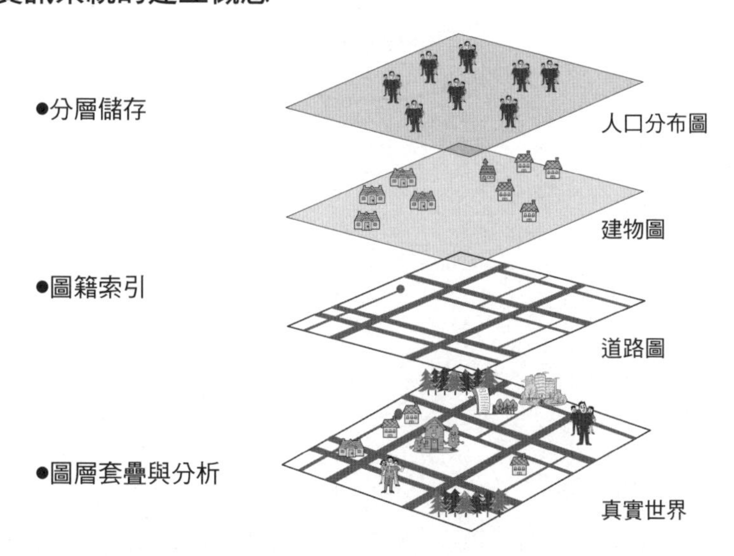

＋ 知識補充站

公共衛生地圖與地理資訊系統計畫發展的成果

1.空間製圖工具：衛生製圖軟體、全球衛生地圖集、遠距現地資料收集。

2.傳染病疫情防治的應用實例：龍絲蟲病、愛滋病、淋巴絲蟲病、全球疫情預警與反應、瘧疾。

3.衛生地圖計畫在各國的應用實例：印尼：海嘯後的疫情監測；東非國家：整合性疾病的監測；阿富汗：戰後重建工作的推動與進行；尼日共和國：建立衛生資訊系統；衣索匹亞：瘧疾的風險評估。

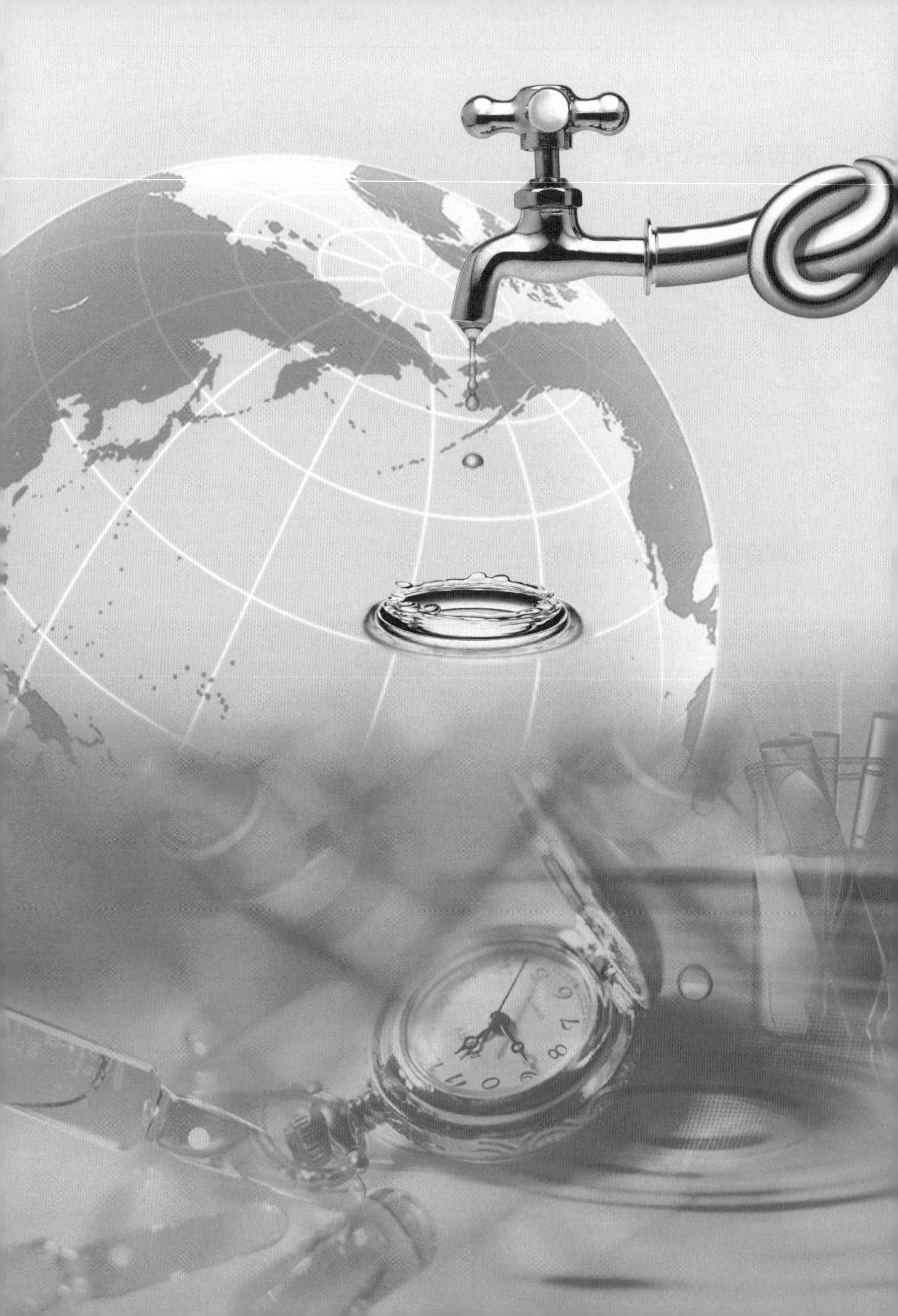

二、健康促進

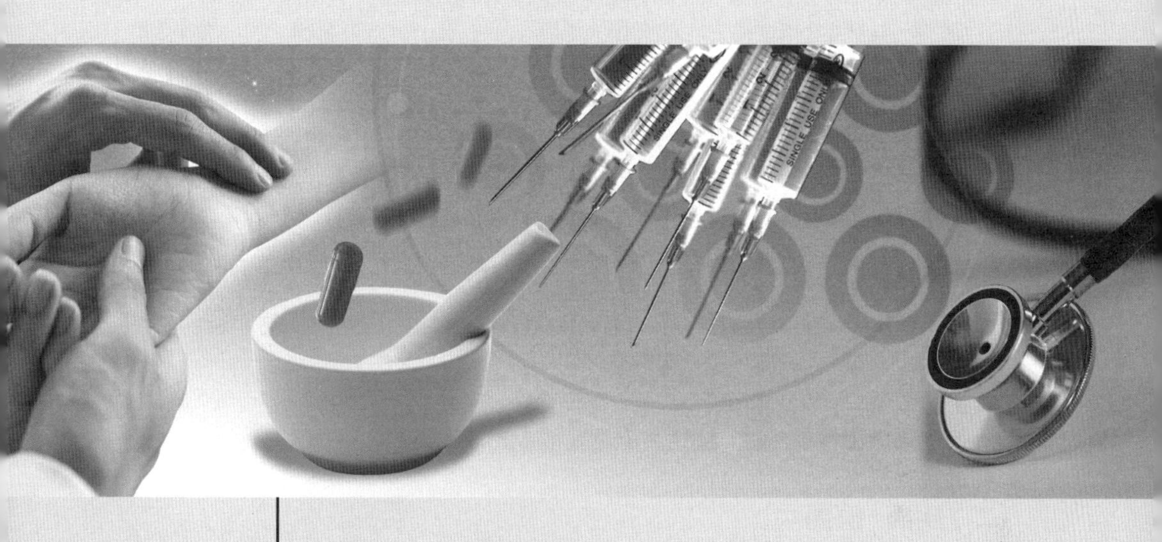

4-1 健康的概念

(一) 健康的概念

健康（health）源自古英語字「痊癒（hael）」，意謂全部，表示健康注重全人及其完整性。一代代間傳遞的健康常識是共同文化傳承的一部分，稱為非專業的健康概念，每個人經由社會化可以獲得一些有益健康的常識。

健康是每個人追求的目標。然而什麼是健康？如何才是正確的健康內涵呢？長期以來，人們受傳統觀念和世俗文化的影響，認為「不生病」、「不虛弱」、「身體強壯」就是健康。隨著科技發展和生活水準的提高，人類對健康內涵的認識不斷深化。健康狀況不單取決於有否患病。從廣義解說，人的健康包括身體、心理和社交方面的康泰，具有人人平等的概念和社會歸屬感，以及公平享有優質醫療衛生和社會服務的權利。理想的公共衛生政策，可以讓我們透徹了解決定健康狀況的潛在因素是很重要的，影響健康的四個主要因素：

1. **環境：**包括微生物和寄生蟲這些病原生物作用下致病的生物因素。人們生活和工作環境中接觸到的各種物理條件，如氣溫、濕度、氣壓、噪音、振動、輻射等超過限度時，就成為影響人體健康的物理因素；天然或合成的化學物質導致中毒的化學因素；此外還有社會、經濟、文化等因素。
2. **生活習慣：**包括飲食、風俗習慣、不良嗜好、交通事故、運動不當、精神緊張等。
3. **衛生醫療條件：**指社會衛生醫療設施和制度的完善狀況。
4. **遺傳因素。**

(二) 疾病、病痛

疾病最常應用的定義是「對人體正常形態與功能的偏離」。現代醫學對人體的各種生物參數（包括智慧）進行了測量，其數值大體上服從統計學中的常態分布規律，即可以計算出一個均值和 95% 健康個體的所在範圍。習慣上稱這個範圍為「正常」，超出這個範圍，過高或過低，便是「不正常」，疾病便屬於不正常的範圍。

疾病代表不良健康的客觀狀態，可由被接受的檢驗標準來證實。疾病可能導因於外在因素（在身體外部，如病毒感染）或內在因素（在身體內部，如甲狀腺功能失調），健康代表一個生物體的功能正常。病痛是喪失健康的主觀經驗，也可稱為症狀，如有痛苦或疼痛，或喪失功能。病痛的意義是經由敘述建構一個人如何得病，進而了解病痛代表的意義。病痛和疾病雖然有很大的共同性，但並不相同，如某人雖然沒有任何症狀，經由篩檢卻被診斷罹患癌症。當某人有症狀，進一步檢查，比方說驗血，從而證實疾病過程，因此病痛和疾病這兩個概念是共存的。

健康的面向

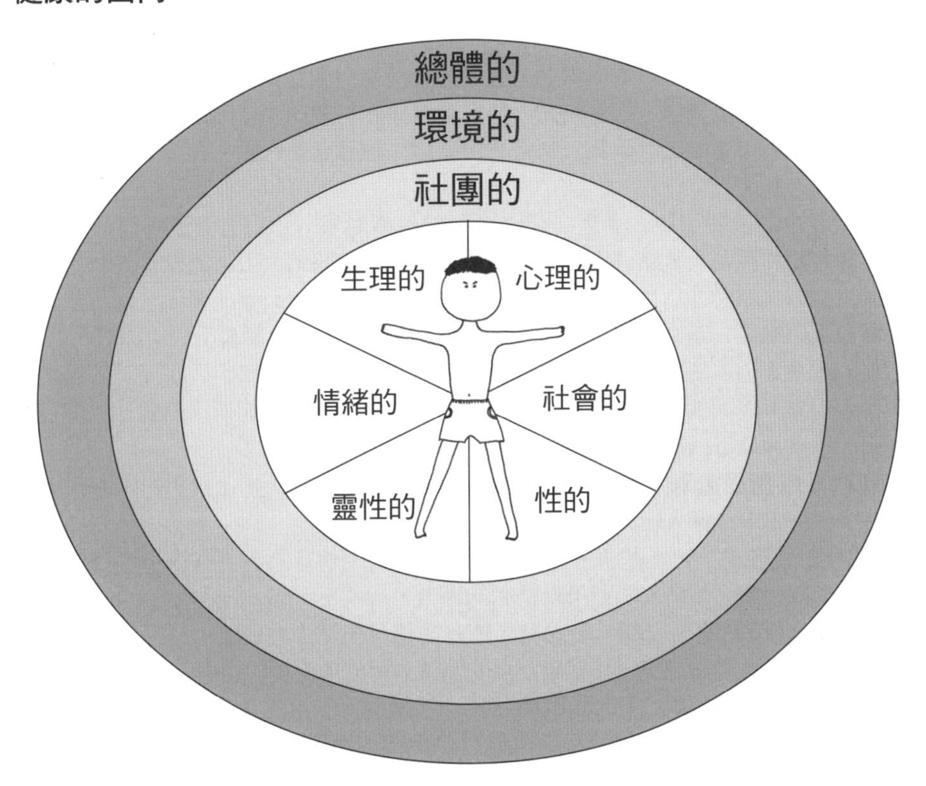

疾病和病痛之間的關係

疾病的客觀診斷 ＼ 病痛的主觀經驗		
	感覺病痛、有疾病（不良健康）	感覺病痛、無疾病（裝病）
	感覺安好、有疾病（篩檢）	感覺安好、無疾病（健康）

4-2 影響健康的因素

有鑑於健康受到許多因素的影響，有效的公共衛生措施必須建基於《渥太華健康促進憲章》的五大行動綱領，透過幫助人們控制健康和相關的決定因素來改善健康。這些行動包括制訂健康的公共政策、創造支援環境、加強社區行動、發展個人技能和調整衛生服務方向。

個人或社會的健康經驗，受到多種因素和條件所影響。那些對健康影響最大的因素，不論好壞均稱為「健康決定因素」。這些健康決定因素大致上涵蓋了人們的基因特質、生活方式和其他行為因素，另外人們與家庭、朋友和社會的關係，以及整體社會經濟和人們學習、娛樂、工作、生活所處的文化環境等都有影響。

這些不同決定因素的綜合效應，影響整體人口及個人的健康和疾病狀況。雖然某些健康決定因素，例如個人的基因結構和人口的種族成分等，不能予以改變，但許多影響健康的因素卻是可以避免和預防的。主要決定因素：

1. **年齡、性別及遺傳因素：**這些先天的因素很大程度上決定了我們的壽命和患上某些疾病的機會，是個人能力難以控制和改變的。

2. **個人生活方式：**包括飲食、運動、吸菸、飲酒和性行為等，選擇和實踐健康的生活方式以改善健康是個人能力可以控制的因素。

3. **社交和社區網絡：**家庭、朋友和社區的支持可促進身心健康。良好的社交關係能幫助我們面對挑戰和逆境，在健康出現問題時，可發揮支援的作用。

4. **一般的社會、經濟、文化和環境狀況：**這個層面包括許多因素，這些因素往往互相影響，而且大都是個人力量不能控制的。這類因素需要綜合和多元化的公共衛生措施作干預才能為健康帶來正面的影響。

5. **收入和社會地位：**健康狀況隨着收入和社會地位提升而改善。收入和地位較高的人通常有較多自主控制權。收入影響我們的生活狀況，因為收入穩定就有能力選擇安全的居住環境和購買足夠營養的食物。

6. **教育：**教育有助我們改善健康，而教育程度往往與個人的社會經濟地位有緊密的關係。教育不單能改善就業機會，保障收入，還能提高我們獲取健康資訊的能力，幫助我們保持健康。

7. **生活環境：**安全的飲用水、清新的空氣、健康的工作場所、安全的居所、良好的社區規劃和運輸系統均是促進健康的要素。

8. **就業和工作環境：**在職者的健康狀況通常比失業者較好，尤其是那些擁有較多工作控制權的在職者。工作場所的組織架構，管理方式和人事關係均會影響我們的健康。

9. **衛生服務：**「衛生服務的可及性」影響我們接受和使用預防和治療疾病的機會。

10. **文化：**家庭與社會的傳統習俗和信仰均影響健康。

宏觀的健康決定因素

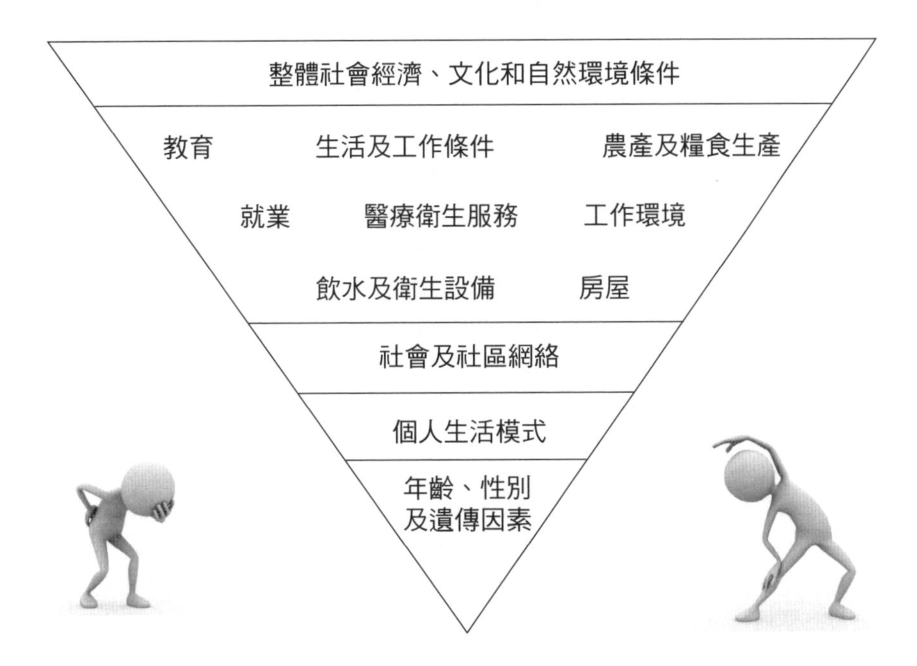

影響冠狀動脈心臟病（CHD）發展的因素

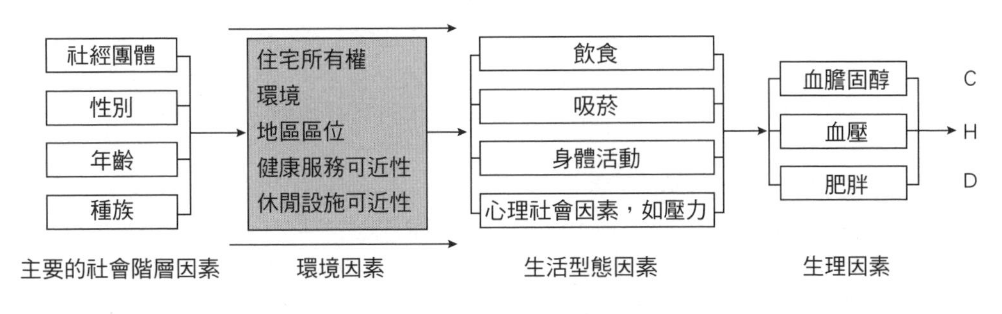

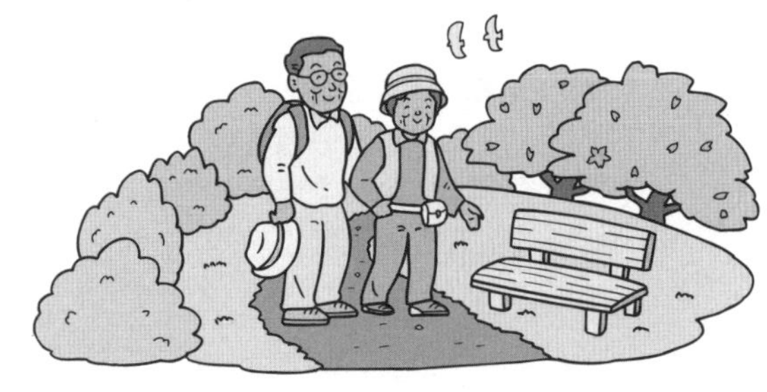

4-3 測量健康的方法

測量健康的方法主要依據所持有的健康觀點，若健康基本上是有關於身體功能，測量體適能是適當的方法；若健康的定義是沒有疾病，測量疾病程度可以作為（反向）健康的測量方法。然而，若健康的定義包括社會和心理層面，不只是沒有生病而已，則需要發展特殊的健康測量方法。

使用流行病學證據來確定健康問題、高危險群和預防措施的有效性。評估人口健康最常見的方法是用死亡率和罹病率，這是反映健康的簡化模式，將健康視為病痛或沒有病痛的簡單事情，死亡和病痛資料常作為測量健康的代用品。

由公共衛生及臨床醫學的觀點來看，死亡率可以視為疾病嚴重程度的指標。如果疾病的致死率很高，而且存活時間很短，那麼死亡率可以視為發生率的替代指標。死亡率常用來比較不同團體間或同一團體不同時間的差異，以說明社區的健康狀況變化的情形。

統計疾病率或死亡率，都必須考慮資料收集時間的長短。如 2000 年 8 月 12 日登革熱的病人總數除以全人口數，則可稱為登革熱之點疾病率，但是如果是屬於收集了一段時間的資料，如 2000 年登革熱的病人總數除以全人口數，則稱為期疾病率。研究者可以採用這一段時間內族群單位時間的健康狀況之平均變化，即單位時間人口數，推某一段時間內得病的人數除以某一段時間內可能得病的估出單位時間的平均疾病變化。為了避免長期的研究，因為研究對象漏失或是加入新的研究對象，都會導致每一名研究對象的觀察時間有所差異。

(一) 發生率與盛行率的應用

發生率主要是估算單位時間內罹患疾病的可能性有多少，因此常可藉由比較不同團體間的發生率和危險因子的分布狀況，來推論該危險因子是否會影響疾病的發生率。

盛行率並不適用於探討疾病的病因，因為盛行率主要是統計現存病例。影響盛行率的大小，除了致病因子外，尚包括患病時間的長短，因此較適合用來規劃醫療設備、人力的配置以及醫療衛生政策的評價指標。

(二) 客觀屬性的測量方法

健康行為指標：行為的測量愈來愈常作為健康的測量方法，如吸菸、喝酒、使用毒品、規律運動、健康飲食、從事安全性行為或計畫生育的人數均可用於描述不同人口，作為相對健康狀態的比較。這種資訊是定期收集，如年輕人的吸菸盛行率，或是從委託調查獲得。

1. **環境指標**：相同的方法可應用於物質和社會環境，物質環境的測量包括空氣和水的品質，以及住宅型態與密度。

2. **社經指標**：社經地位包括教育程度、職業狀態和收入，在已開發國家與健康有關，較高社經地位者與較佳健康有關。

全世界重要的健康指標（2005）

國家	平均餘命（年）		成人死亡率（15至60歲的死亡機率）（每千人）		嬰兒死亡率（每千名活產）
	男	女	男	女	
比利時	M76	F82	M120	F64	4
加拿大	M78	F83	M90	F56	5
英　國	M77	F81	M101	F62	5
美　國	M75	F80	M137	F81	7
辛巴威	M43	F42	M771	F789	60
中　國	M71	F74	M155	F98	23
阿根廷	M72	F78	M162	F86	14
瑞　典	M79	F83	M78	F50	3
印　度	M62	F64	M280	F207	56
澳　洲	M79	F84	M84	F47	5

致病率常用的統計指標

發病率（罹病率）	$\frac{\text{（某地區某期間）發病人數}}{\text{（該地區該年之）人口}} \times 100000$
盛行率	$\frac{\text{（某時間地點有關之）罹病患者數}}{\text{（該時間地點有關之群體之）人口}} \times 1000$
侵襲率	$\frac{\text{（某地區某期間之）發病人數}}{\text{（該地區該期間之）感受性人數}} \times 100$（或1000）
（感染者）發病率	$\frac{\text{（某地區某期間）發病人數}}{\text{（該地區該時間之）感染人數}} \times 100$
平均發病次數	$\frac{\text{（某期間之）發病數}}{\text{（該集團之）人口數}} \times 100$（或1000）
平均罹病日數	$\frac{\text{（某期間之）罹病總日數}}{\text{（該集團之）人口數}}$
平均治療日數	$\frac{\text{（某期間之）罹病總日數}}{\text{（該期間之）發病數}}$

4-4 健康促進的定義

1979 年美國衛生教育與福利部在「2000 年全民健康」的全球策略中，要求各國能修正健康政策及健康服務方向，促使人們擁有「正向積極的健康」，而不再只是預防死亡或疾病的發生而已。從此在國際間興起健康促進的概念，並引起各國對健康促進的興趣及推展各項健康促進的活動。

健康促進是預防醫學的初級預防，著重於正面積極的健康，即一個人對自己有信心，同時體力充沛又富有朝氣，所強調的是增進幸福安寧和生命的品質，而不只是壽命的長短。健康促進開始於人們基本上還是很健康時，即設法尋求能協助人們採行有助於維護和增進健康生活方式的社區發展和個人策略。

一般來說，健康促進包含了衛生教育，而且融入政治、組織、法律、經濟和環境等因素於一體的整合性策略。醫療科技和健康服務的投資，不再是促進健康的最佳途徑，取而代之的應是各類促進健康、預防疾病的策略和活動。因此，健康促進可說是第二次公共衛生革命的產物，健康促進也是使人們能夠增加對於本身健康的控制與促進其健康之過程。健康促進也是目前公共衛生所要追求的一個理想，更是一種新的策略、新的工作方法。

(一) 健康促進與疾病預防的比較

1. **健康促進：**教育民眾為了過更健康的生活而從事有益健康的活動，所以健康促進包括衛生教育、政策、環境。對象是健康的人，採取的是有益健康的行為，比較積極。

2. **疾病預防：**因為疾病開始於某項危險因子，疾病預防是去除危險因子或行為，比較消極。疾病預防分三段：（1）防止疾病發生。（2）早期診斷健康的問題。（3）殘障的限制及復健。

(二) 衛生教育

衛生教育是一種過程，它縮短了衛生知識與衛生習慣間的差異。衛生教育是整個衛生照護體系的一環，其目標是整個國家衛生的改善，降低那些可預防的疾病、殘障、死亡的發生率，改變影響行為的各種因素。主要的目的是教育大眾衛生的知識、技能、態度，並藉由影響態度以改變人的行為，讓大眾自主地去採行促進健康的行為。衛生教育有七個層面：

1. 健康與衛生教育是和整個人有關，包含生理、心理、情緒、社會、心靈及社會結構的各個觀點。
2. 衛生教育是從生到死的終生過程，幫助人們去改變和適應所有階段。
3. 衛生教育可針對個人、家庭、團體和整個社區同時實施。
4. 衛生教育與人們各時期的健康與疾病有關，與處於完全的健康狀態和慢性病殘障也有關，衛生教育可以使每個人都能發揮潛力，過健康的生活。
5. 衛生教育可協助人們幫助自己，並促使大眾為每一個人都創造更健康的生活環境，讓「做健康的選擇成為很容易的選擇」。
6. 衛生教育的介入可運用一系列的方法，做正式和非正式的教與學。
7. 衛生教育與一系列的目標有關，包含給予資訊、態度改變、行為改變和社會改變。

健康促進的主要內容、場所

健康促進的主要內容	●營養 ●菸 ●酒及藥物 ●家庭計畫 ●體能活動與體適能 ●心理健康與心理失調 ●暴力性與虐待性行為 ●教育性與社區組織性劃
健康促進的場所	●個人健康促進職場健康促進：學校、醫院、公司 ●社區健康營造

健康促進行動綱領

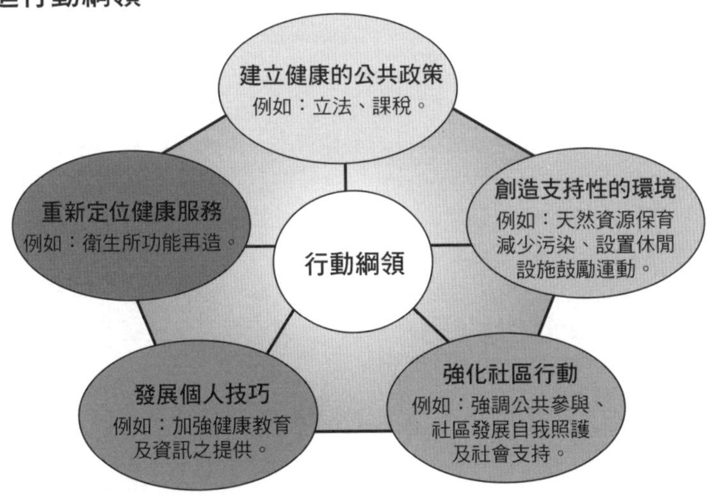

疾病的三段預防

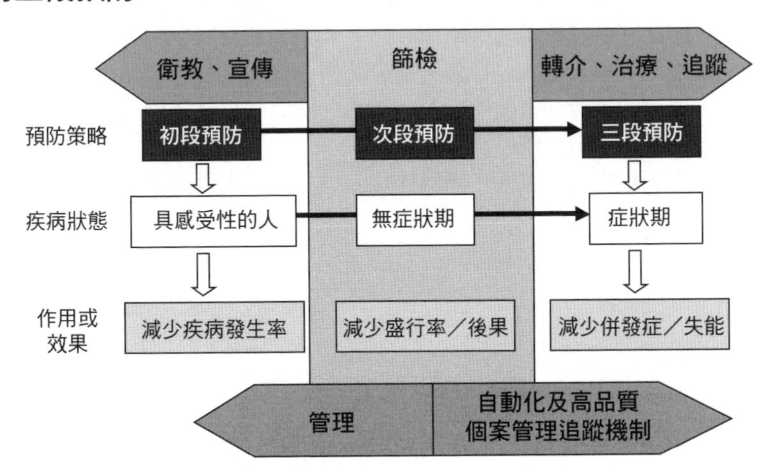

4-5 健康促進的模式與取向

健康促進的模式有助於概念化或繪製健康促進的範疇、質問與分析現行的方式、規劃與計畫措施的可能性。使用模式如比堤（Beattie）氏健康促進模式，包含兩個向度：介入的形式（專家權威、可協調的）和介入的層面（團體、個人），分為四個面向：

1. **健康說服**：知識、技術的灌輸與習慣養成。
2. **個人諮詢**：體驗式學習、情境分析、價值澄清、自主學習等。
3. **推動立法、政策**：班規、校規、菸害防治法等。
4. **組織發展**：社區、社團等正式非正式組織發展。

格林（Green）等提出健康促進的生態模式，將健康視為個人與生態次系統（如家庭、社區、文化、物質與社會環境）相互影響的結果。為促進健康，生態系統必須提供有利於健康及生活型態的經濟及社會條件，也必須提供訊息及生活技能使個人有能力作決定及採取維護健康的行為。

史托克爾（Stokols）將健康促進的方法分為三大類：行為、環境及社會生態。行為方法是著重在與健康有關的行為改變，如潔牙習慣、飲食、吸菸、運動等；環境方法的介入目標在改善環境品質，且通常只針對物質或社會其中一個層面（如潔牙使用洗手臺和鏡子、工作組織的社會氣氛）。行為方法強調主動介入，環境方法強調被動介入；社會生態學方法強調個人與環境的互動，是多科學門方法的整合。

唐納希爾（Tannahill）認為健康促進透過衛生教育、預防及健康保護三個層面的努力，來增強正向健康與預防負面的健康。所以，健康教育是健康促進的方法之一，是公共衛生、學校衛生所要追求的一個理想。

健康促進生活型態（Promoting Health）是個人為達成維護或提升健康層次、安寧程度、自我實現、自我滿足及個人成就的一種自發性的多層面之自我創始行為與知覺，包含自我實現、發展社會支持系統（人際支持）、健康責任、壓力處理、運動休閒及適當營養等方面。

健康科學是研究醫療、生理的一個主要概念，然而不同領域的學者對健康的定義卻沒有一致性，因此時常導致混淆與衝突，研究及知識的發展也因為文獻中對健康的定義不一致而常受到阻礙。個人、社會對健康的概念也可能會影響健康介入的成效，加上時代變遷，健康的定義亦會隨時間有所變動，因此有必要了解人們對健康的概念及看法，以作為健康介入的基礎。

早期健康概念著重在生理層面，慢慢才加入了心理層次以至多元健康概念，並發展出健康概念模式。

健康促進專業工作新模式：複合式創意衛教策略

專業權威（由上而下）
Authoritative/for the public good

健康說服 Health Persuasion 面對面的教育	**健康政策與支持性的健康環境** Legal/Policy Action 公共政策、公共關係 立法、媒體鼓吹 健康訊息傳播、行銷
健康諮詢 Health Consultant 量身訂做 人性化的服務 全方為的健康服務	**組織發展／形成共識／擴大參與面** Organizational Development 參與、充能、社區營造

個人層面
Individual/
Respect Autonomy

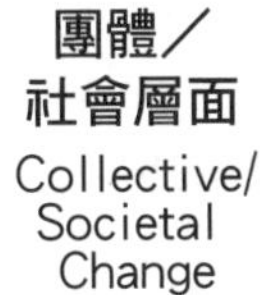

團體／社會層面
Collective/
Societal
Change

可協調的（由下而上）
negotiated/promote empowerment

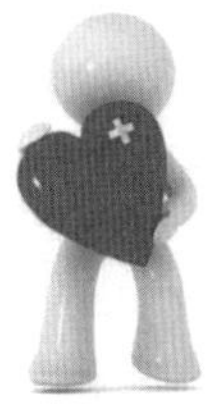

健康促進樹

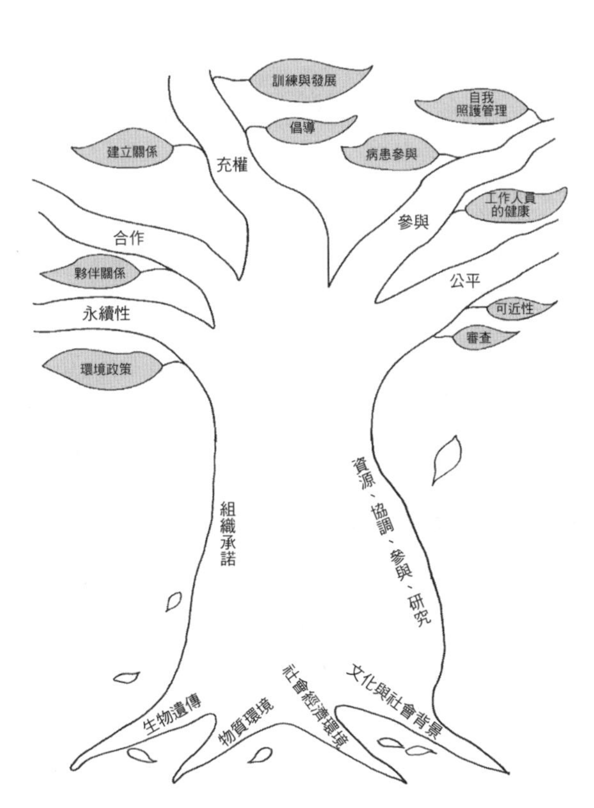

4-6 健康促進的實施

1986 年渥太華憲章確認了健康促進的策略主要有三種：

1. **倡導**（advocacy）：倡導創造有利健康的上述條件。
2. **促使**（enabling）：促使每個人達到最佳的健康潛能。
3. **調合**（mediating）：調合不同的利益團體，共同追求最佳的健康狀態。

這三個策略，主要透過下列五個基本行動來達到健康促進的目的。在渥太華憲章中的行動方針包括：

1. **建立健康的公共政策**：將健康納入政策議程，從制度面促使民眾獲得健康資源的權力相等，消除因社會、經濟的不同所造成的健康不平等現象。
2. **創造健康的支持性環境**：民眾與環境構成基本的社會生態，兩者關係密不可分，健康促進應以創造安全、健康的居住與工作環境為方向。
3. **強化健康的社區行動**：透過社區具體且有效的健康促進計畫的執行，強化社區內成員提高自助與互助的精神。
4. **增強個人健康技能**：透過對民眾實施衛生教育與提供資訊，提高民眾控制健康的能力及對環境的控制。
5. **重新定位健康服務體系**：衛生部門應從健康促進之預防保健的觀點重新定位健康服務的工作內容與方向，並且與健康服務體系內成員共同合作完成健康促進工作。

1997 年雅加達宣言更確認了上述策略及行動為有價值的投資，目前已有明確證據來證明下列四項策略為健康促進的核心要素：綜合性的策略對發展健康是最有效的，五種策略綜合運用遠比單一策略的運用有效；場所性的健康促進活動能提供綜合性策略的實際執行機會；民眾的參與及決策是健康促進成功的要素；需透過健康教育促進參與。因此雅加達宣言闡明在健康促進邁入 21 世紀應該考量下列五項重要工作：

1. **宣導健康的社會責任**：決策者必須明確承諾社會責任，政府與私人部門必須透過政策和實行健康促進。
2. **增加健康發展的投資**：投資必須能反應不同群體，如婦女、小孩、老人、窮人和弱視族群的需要。
3. **拓展健康促進的夥伴關係**：夥伴關係是透過彼此分享專業知識、技能與資源而達成。
4. **增加社區能力及個人的權力增長**：健康促進是透過民眾與民眾共同實行，而非由上而下或為民眾而工作。
5. **穩固健康促進的基礎建設**：地方、國家、全球必須建立健康促進的基金新機制，發展具鼓勵的機制以確保政府、非政府組織、教育機構和私人部門以最大的資源動員來實踐健康促進行動，而「健康的場所」為健康促進基礎建設的組織基層單位。

健康三角形

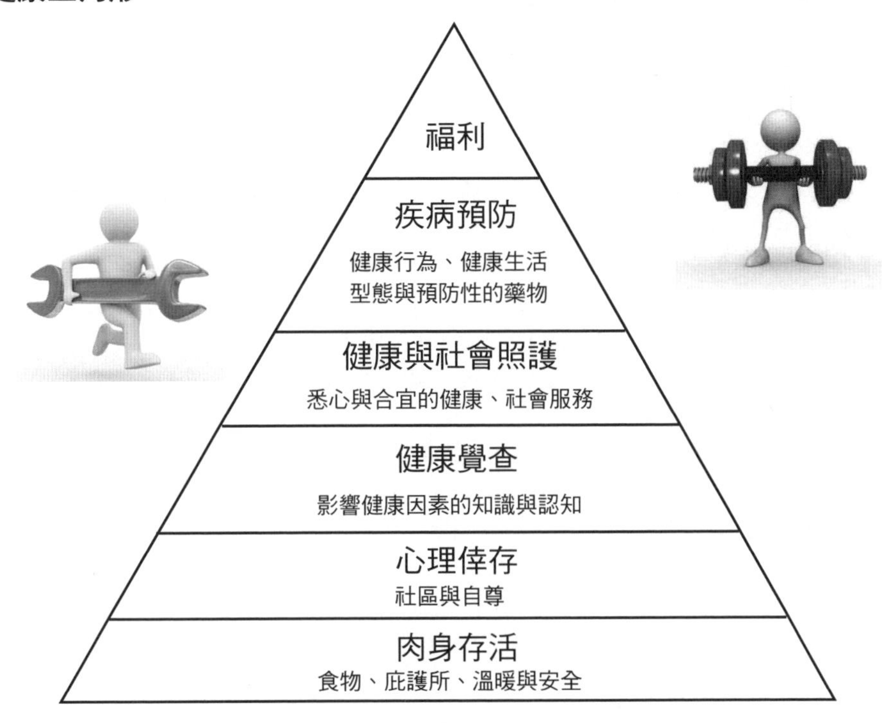

+ 知識補充站

制定一個意義深遠的在地健康行動計畫需要一個清楚的必要行動類型圖，在此將這個概念化架構稱為健康三角形。

健康促進的生態觀（Health Ecology）

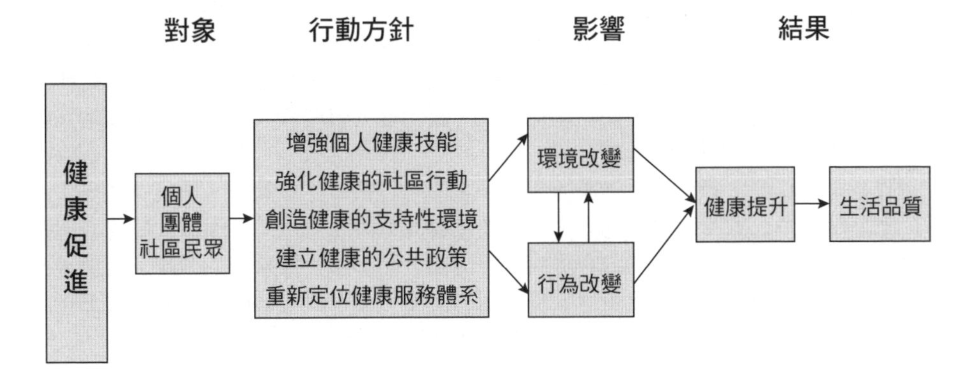

4-7 健康促進的場域

(一) 健康促進職場

「渥太華憲章」強調場所性健康發展的重要性，直到 1997 年「雅加達宣言」明確表示場所性健康促進是健康促進的核心策略，而且「健康的場所」已被證實為有效執行健康促進的基層單位。場所能提供生活於場所內之目標群體執行特殊需求健康促進計畫有一個平等機會的角色。

職場為社區的另一形態，在職場推動職場員工健康促進，落實職業安全衛生好處多多，不僅使員工免於職業傷病的威脅，幫助員工達到最適當的健康狀態。員工減少傷病增進健康，可使公司降低醫療保險花費（包括職業傷病保險和補償），同時鼓舞員工的工作士氣，增加向心力促進勞資和諧，減少請假離職，進而增進生產力，確保品質，提高企業形象而創造雙贏。

職場健康促進實施的步驟：爭取雇主和高階主管的支持、成立推動小組、進行需求評估、設定優先次序、擬定計畫據以執行、計畫成效評估。

(二) 健康促進學校

世界衛生組織對健康促進學校的定義是：「學校社區的全體成員共同合作，為學生提供整體性與積極性的經驗和組織，以促進並維護學生的健康。」健康促進學校包含六大範疇，即學校衛生政策、健康服務、健康教育課程與活動、學校物質環境、學校精神環境、社區關係為主要藍本。

健康促進學校的對象主要是學生，因為學生是人類的未來和希望，透過全球健康促進學校的推動，促進全世界的年輕人的健康狀態，並提供有效的健康環境，讓新世代的人們分享並確保永恆的健康與幸福。

健康促進學校的策略：學校內學生、教師、家長等人之具體健康狀況的維護；健康行為與生活型態之具體成效；學校內環境因素之健康改善與配合；學校行政與政策上配合規劃與改變；學校核心團隊人力對健康促進學校之態度、參與、價值觀之改變程度。

(三) 健康促進醫院

健康促進醫院的起始，主要在醫院的環境中整合健康促進的原則與策略，其目的乃是在維護及促進員工、病患或家屬以及社區居民的健康，進而提高醫療服務體系的品質，建立一個健康的組織，這個概念提供醫院主動落實維護和增進健康以及預防疾病的挑戰；因此，健康促進醫院是一個綜合性、整合性的醫院介入方式，並積極地與醫院的目標及任務呼應的一種策略。

世界各國體認到影響個人的健康因素是多重的，包括有生活型態、環境及社經狀況等，光是降低個人的罹病率和死亡率對增進健康的效果是有限的，而渥太華宣言中提到醫療服務系統應該將服務的內容導向健康促進，而不僅止於疾病的診斷及治療，再者因醫療費用急速上升，為了減低醫療費用的支出，應鼓勵發展社區性的健康照護計畫，然而以顧客為導向的市場因素為最主要激勵醫院提供健康促進服務。

健康促進學校

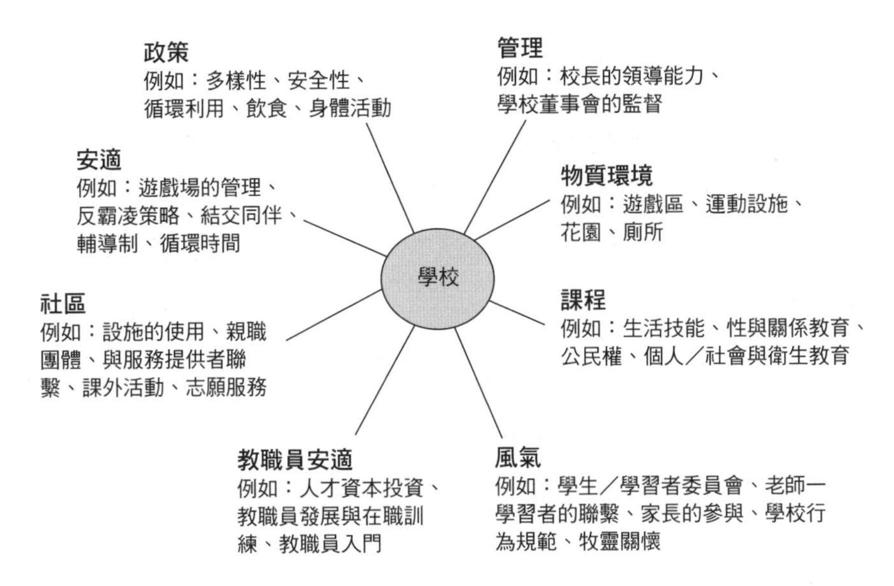

職場健康與生產力之間的關係

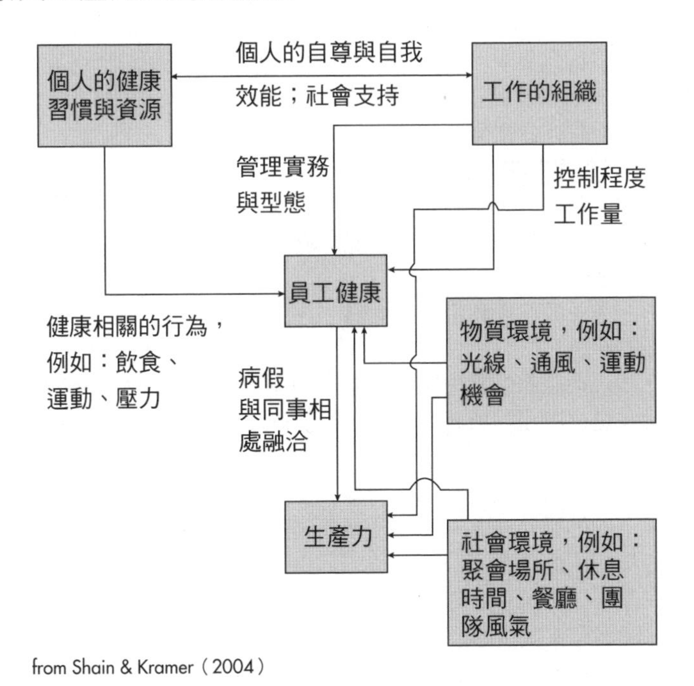

from Shain & Kramer（2004）

4-8 健康不平等

不平等意謂著缺乏一致性或差異，在健康和健康照護的領域內，不平等主要是經由社經因素（包括收入、工作、住宅或居住位置）產生差異。

(一)財富未必是健康的決定因素

對許多國家而言，經濟成長增加了國家及人民的財富，但增加國家的財富未必增進國家的健康。沒有公平的利益分配，經濟成長反而可能更增加其不公平性。

近年來，全球的財富、工業技術及生活水準有明顯的提升，關鍵問題在於它如何應用於服務及基礎建設的公平分配，尤其在那些低收入的國家。財富並不是決定國家健康的唯一因素。一些低收入國家如古巴、哥斯大黎加、中國、印度的喀拉拉省和斯里蘭卡等低收入國家，相對來說有較佳的健康狀態。然而，財富可以被明智的應用。北歐國家遵循了這樣的政策，鼓勵利益及服務的公平性，充分就業，男女平等，減少社會排斥。

(二)健康層面以外的解決方案

很多補救健康不平等的解決方案是來自於健康以外的層面。經水傳播的疾病並非肇因於抗生素的不足，而是因政治、社會和經濟的力量未能提供乾淨的用水；心臟疾病並非肇因於心臟專科病房的缺乏，而是生活環境形塑了人民的生活型態；肥胖並非肇因於精神道德上的缺失，而是高脂高糖食品的過量供應。全球及國家層級的健康部門，應集中注意力於改善健康不平等的根本原因。

(三)資源的分配

目標在於確保公平的財務、企業社會責任、兩性平等及較佳的管理。這些包含了用健康的均等當作政府施政表現及社會發展的指標，廣泛的使用健康均等作為影響力的評估，確保富有國家會依承諾提供國民生產總值的 0.7% 作為援助，以加強立法杜絕性別的歧視及改善所有社會團體參予立法的能力。

(四)健康不平等的改善建議

1. 改善日常生活的條件，包括出生、成長、生活、工作及老化的環境。

2. 對付權力、金錢及資源的分配不均，處理這些情況的結構性來源，包括全球性的、國家級的或是地域性的。

3. 量測及了解問題並評估行動帶來的衝擊。

4. 對日常生活的建議。

改善日常生活狀況從生命的誕生開始。確保幼兒發展的所有相關部門皆能有效率的合作及協調，旨在提供服務給所有的幼兒。投資於幼兒發展是減低健康不平等最佳的方式。

有些人在缺乏適當住所及乾淨的用水狀況下生活，住在城市貧民窟的人數有逐漸增加的現象，對城市的健康管理帶來衝擊。因此確保居民水電、衛生環境的重要，就如同對付慢性病流行一樣重要。

醫療體系亦扮演重要的角色。雖然醫療部門無法減少健康的不平等，但透過醫療體系提供全面的保障與確保健康的公平性，仍是重要的步驟。

超過 10 億人因支付醫療費用而成為赤貧，是健康不平等的關鍵因素。醫療體系應基於公平原則，以基層醫療來全面推廣疾病預防和健康促進。

健康梯度

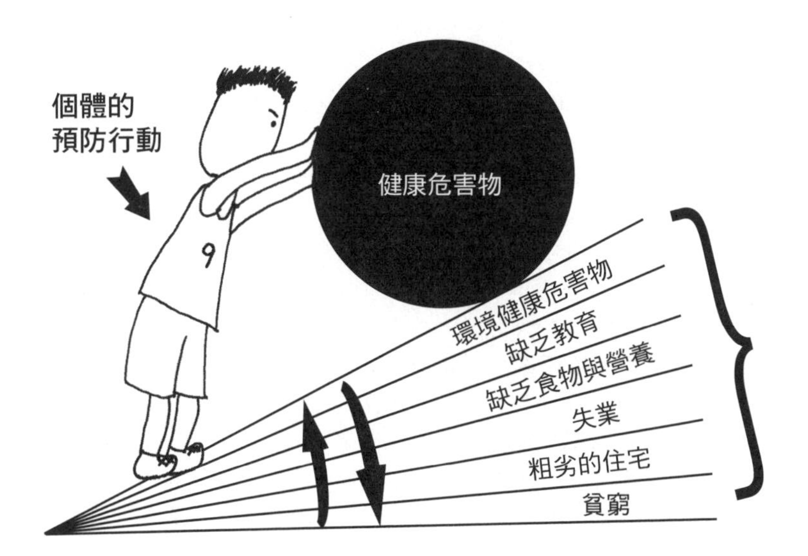

＋ 知識補充站

健康梯度是描述因素階層的結果，這些因素能強烈影響一個個體實現健康的能力，而且特別的是這些因素都是聯合作用。這個梯度的陡峭程度隨社會的不同部門而異。傳統上只鼓勵個體改變他們的行為促進健康模型，無法緩和貧困人為反抗整個階層結構而奮鬥的負擔。

＋ 知識補充站

健康不平等之案例

- 澳洲土著男性比其他澳洲男性的預期壽命少17年。
- 印尼最貧窮族群的周產期死亡率是富者的3-4倍。英國成人死亡率在最富和最窮的社區相差2.5倍以上。
- 奈洛比貧民窟的兒童死亡率比城裡其他地區高2.5倍。玻利維亞的嬰孩，若母親為文盲，死亡率高達10%，若母親受過中等教育，死亡率只有0.4%。
- 在烏干達，在前20%的富裕家庭5歲以下孩童的死亡率是106人/1000活產數，但在後20%的貧窮家庭卻是192人/1000活產數——也就是在最貧窮的家庭誕生的小孩，有將近20%的孩子活不到他們5歲的生日。比較高所得的國家5歲以下孩童的平均死亡率只有7‰。

4-9 衛生統計

廣義的衛生統計泛指與衛生相關的統計，包含一般衛生行政、醫療保健、環境衛生、職業傷病、人口與生命統計。

(一) 基本概念

1. 比例、比率、組成比例：比例是兩數相除所得的比值，它是一個通稱，分子與分母可以互斥，也就是分子的個案可以不包含在分母內，最常用的指標就是性比例、勝算比，可以計算有害物質暴露組與非暴露組的罹病勝算比。比率其分子的個案包含在分母內，如死亡率、出生率等。比率所採的單位通常會依據是間發生機率的多寡，決定以百分率（%）、千分率（‰）或十萬分率為單位。組成比例指分子部分占整體的百分比值，如十大死因死亡百分比，即是計算各種疾病死因死亡數占總死亡人數百分組成後，選出最高的十種死因。

2. 粗率或稱觀察率、校正後（或標準化）的比率與特定別的比率：一般提到死亡率或出生率係指粗死亡率、粗出生率，也就是未經過校正的比率，最常用的校正是性別、年齡別的校正。比較兩個人口群的死亡率，因為兩個人口群的年齡組成不同，則較年輕的人口群的粗死亡率會較低，因此兩個人口群比較的時候，不宜使用粗率做比較，必須先做年齡的校正再作比較。特定別的比率係指某個次人口群的比率，最常見特定別死亡率有新生兒死亡率、嬰兒死亡率、年齡別死亡率、疾病別死亡率等。

3. 發生率與盛行率：發生率指一段時間裡（通常指一年）發生某種疾病的新個案人數；發生率是一個相對的概念，指發生新個案的人數除以有此風險的人口數，通常用千分率表示。盛行率指的是組成比例，通常係指百分比。在流行病學裡，統計一個人口群中疾病的盛行，指的是一段時間裡人口群中所有罹病個案總數，或者是一段時間裡一個人口群中所有罹病個案總數除以其人口數，一段時間通常指一年。

4. 當代率與世代率：當代率僅用某一段有限的時間（通常是一年）觀察到的資料去推算。世代率則是由某種經驗的發生，開始觀察一段時間發生的情形，如出生世代、婚姻世代等的追蹤觀察。

(二) 衛生統計報告與資料庫

我國因為有完備的戶籍登記制度，人口資料庫具有高度的完整性及正確性。1971 年衛生署成立後，開始發行「衛生統計」，近年來因資訊科技的發展，統計資料已改由電子格式呈現。

(三) 疾病與死因的分類

疾病與死因編碼的資訊對公共衛生而言，是評估及改善國民健康的重要基礎和依據，其所採用的分類方式、資料的完整性及正確性，將影響評估結果。疾病及死因的編碼需由取得疾病分類技術人員證照之專業人員，依照編碼原則處理。

常用衛生統計指標

粗死亡率	$\frac{\text{一年內總死亡數}}{\text{年中人口數}} \times 1000$（‰）
粗出生率	$\frac{\text{一年內活產總數}}{\text{年中總人口數}} \times 1000$（‰）
自然增加率	$\frac{\text{一年內之活產總數} - \text{一年內之死亡總數}}{\text{年中總人口數}} \times 1000$（‰）
一般生育率	$\frac{\text{一年內之活產總數}}{\text{15-49歲育齡婦女之年中人口數}} \times 1000$（‰）
總生育率	$5 \times \sum_{15-49}^{45-49} \frac{\text{一年內某5歲年齡組婦女之活產數}}{\text{該5歲年齡組婦女年中人口數}} \times 1000$（‰）
新生兒死亡率	$\frac{\text{一年內未滿4週之嬰兒死亡數}}{\text{一年內之活產總數}} \times 1000$（‰）
標準化死亡率	$\frac{\Sigma\text{（各組死亡率} \times \text{標準人口該組人口數）}}{\text{標準人口總人口數}} \times 100000$

國內衛生統計報告及資料庫

衛生福利部統計室	生命統計（含死因統計）、醫療院所現況與服務統計、國民醫療保健支出統計（含國民醫療會計帳）、全民健保醫療統計（含疾病統計）、全民健康保險統計（含承保財務醫療給付等）、衛生福利部醫院營運統計、衛生統計指標、衛生福利部及所屬公務統計、國際衛生統計指標之蒐集與比較等。
國民健康署	國民健康訪問調查
國家衛生研究院	全民健康保險研究資料庫、國民健康訪問調查資訊系統
疾病管制署	臺灣地區傳染病統計暨監視年報、疫情報導及防疫速訊
內政部	戶籍人口統計年報
行政院經濟建設委員會（經建會）	人力運用與規劃（未來 45 年人口推估，包括高、中及低推估各年度的性別、年齡別人口數）
行政院環境保護署	環保資訊

＋ 知識補充站

國際相關重要網站

世界衛生組織（WHO）	衛生資訊、研究工具、世衛組織國際分類家族、地理資訊工具（公共衛生地理資訊系統）
世界銀行	HNP Stats（衛生、營養和人口指標所建立的單一資料平臺）
國際經濟發展合作組織（OECD）	每年發行的出版品及公布的指標、統計數據
國家健康統計中心（NCHS）	以大眾群體為對象，透過面訪、理學檢查及實驗室檢驗方式；依靠紀錄，如病歷、出生死亡登記等，其中有些資料為每年週期性蒐集。

4-10 衛生資訊

為改善醫療服務體系，提升醫療品質、促進病人安全、降低醫療成本、改善醫療服務之可近性、公平性與效率，世界各國都積極投入健康資訊科技（Health IT）之發展。以美國政府為例，除投入大量經費外，並於 2004 年設置一個國家健康資訊協調辦公室（The Office of the National Coordinator for Health Information Technology，簡稱 ONC），直屬美國衛生部，以利「Health IT」之統整與推動。臺灣「Health IT」的主責政府單位是衛生署資訊中心。

在公共衛生的資訊系統發展，先後有全國醫療資訊網計畫及全國醫療資訊網計畫二代之推動。基層衛生行政機關包括衛生局、衛生所、衛生室，這些單位是公共衛生工作最前線，有了資訊科技的協助，基層衛生行政機關更能落實公共衛生的工作。整個公共衛生資訊系統涵蓋了子宮到墳墓的範疇。

(一) 健康資料加值應用協作中心

臺灣已陸續建置許多完備的健康資料庫，並據以制訂健康政策，期能從過去累積的經驗與資料庫的整合，找到更多具實證基礎的健康加值資訊。協作中心成立的主要目的為建立完備、安全的健康資訊整合加值系統，提供政府單位、研究學者有效的加值健康資訊或協助分析，並在合作的基礎下，建立與國際接軌的機制。

(二) 醫療體系之電子化

臺灣醫療院所的電子化與全民健保的開辦，有密不可分的關係。其中電子化的申報系統是許多醫療院所開始電子化的第一步，由於健保局的推動，在全民健保開辦第 6 年（2000 年）電子申報即達到 100%。由於電子申報的催化，許多醫療院所也積極投入其他功能構面的數位化。

雲端運算是指在網路上提供各種應用的服務，也指在資料中心提供這些服務的硬體和軟體，這些軟體硬體則被統稱為「雲」。雲端運算本質上是一種分散式運算的運用，基本概念是透過網際網路將龐大的運算處理程序，自動分拆成較小的程序，交由多部伺服器所組成的系統，透過搜尋與運算分析之後，再將處理結果回傳給使用者端。透過這項技術，網路服務提供者可以在短時間內處理巨量資訊。雲端運算服務可協助企業降低成本、減少 IT 人力、加速導入與建置，讓企業可更專注於本業發展，發想更具創新的服務與應用。

(三) 電子病歷

電子病歷的推動是目前健康資訊科技發展的重要工作。臺灣醫療保險為單一保險人制度，醫院已具備相當程度的資訊化，目前臺灣有許多醫院的醫師在門診與住院服務都完全使用電腦醫令（CPOE）。

健康雲

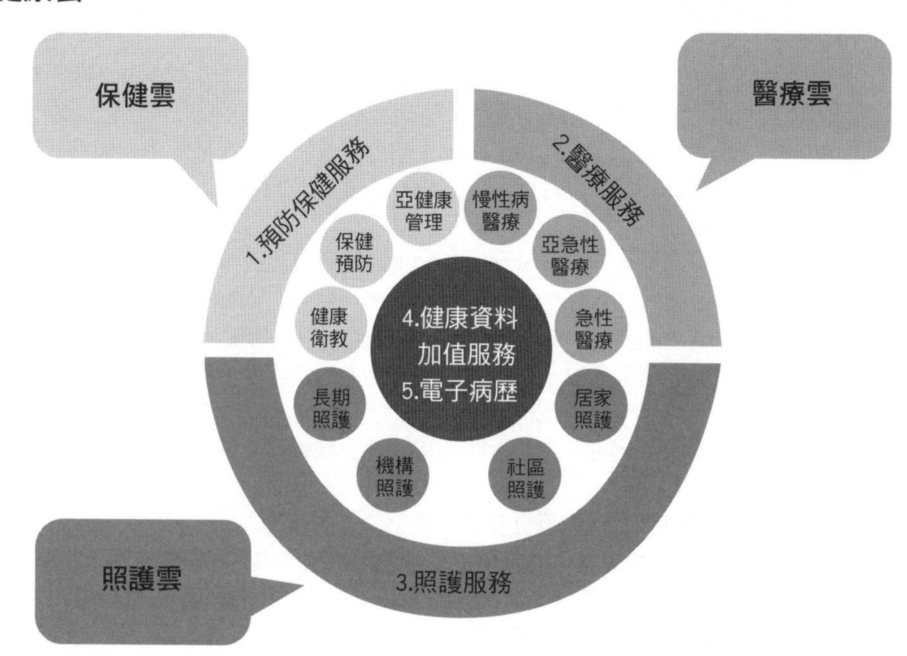

全國醫療影像交換中心

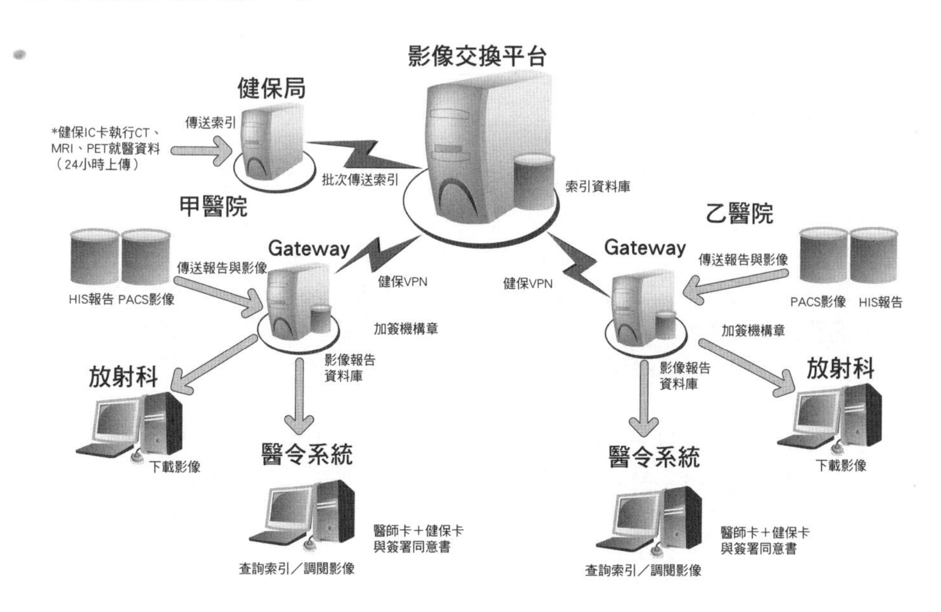

4-11 替代醫學

以生物醫學為主的西方醫學是現今健康照顧的主流，但仍有很多疾病是西方醫學所面臨的挑戰。西方醫學無法滿足各類病人的需求，而且民眾對於疾病的態度也由消極治療的觀念逐漸轉變為積極的養生保健，使得流傳於世界各地的輔助與替代醫療（complementary and alternative medicine，CAM），逐漸受到重視。這樣的情況已經造成對主流醫學的衝擊。

美國國家輔助與替代醫療中心（NCCAM）則對輔助與替代醫療定義為在目前不被認為是正統醫學。依據 NCCAM 的定義，輔助與替代醫療有兩類。一為輔助醫療：與正統西方醫學一起使用的療法，不取代正規的西方醫療，主要的目的是在緩解病人的症狀，提升病人的生活品質。二為替代醫學：完全取代正規西方醫學的療法，例如使用特殊食療來治療癌症，而不用正規治療癌症的手術、化學療法或放射線治療。同時 NCCAM 也將主流醫療及一些已在安全性及有效性上經過高品質科學實證的輔助與替代醫療結合成為整合醫學。

美國 NCCAM 將輔助與替代醫療分為五大類：

1. **替代醫療系統**：包括傳統中國醫學、世界各國傳統療法、同類療法及自然療法。
2. **身心介入療法**：強調心理層面對健康的影響，著重情緒壓力與疾病的相關性。
3. **生物基礎療法**：利用天然的物質來作疾病的治療與健康促進。
4. **徒手操作及以身體為基礎的療法**：運用各種方式的徒手按壓或推拿，藉由操作移動身體特定一處或多處部位的方法來作為治療。
5. **能量療法**：運用能量場來診斷或治療疾病。

雖然輔助與替代醫療在各地風行，但並不完全被西方主流醫學人士所接受。醫療人員常因缺乏這類資訊而一概否認。有些醫師甚至不喜歡照顧兼用不同療法的病人。當我們批評這些輔助與替代醫療的提供者時，其實很多病人卻在接受各類合法或不合法的其他治療。

臺灣地區民眾是多元的求醫型態，經常中、西醫及民俗療法混合使用。根據一項針對 2000 個家庭求醫行為的研究發現，近一半的鄉村家庭與將近 60%的家庭都使用過這三種療法，合併使用中、西醫兩類醫療的比例更高達九成。

輔助與替代醫療多屬於「經驗醫療」，多由醫療執業人員之臨床經驗累積、師徒傳授、或典籍記載而獲得知識經驗，相較於西方醫學而言，輔助與替代醫療之實證基礎較欠缺。另一方面，已有臨床研究顯示，西藥與草藥併用，可能會有交互作用，因而對病人有不良反應。

在全球現況下，站在以民眾健康照護的立場來看，西方醫學與輔助替代醫療兩陣營之執業人員，除了提升本身的專業能力外，如何增加彼此之對話與瞭解，以提供病患最好的照護，是一項嚴肅的課題與挑戰。

舊醫學與新健康範型的差異

舊醫學範型	新健康範型
1. 治療症狀。	1. 治療症狀外，還尋找病因。
2. 專科化，只注意器官。	2. 整合化，關切全人。
3. 注重效率。	3. 注重人性價值。
4. 醫師感情必須中立。	4. 醫師的關心是治療的成分之一。
5. 痛與疾病都是不好的。	5. 痛與疾病是衝突、失調的信息。
6. 以藥物和手術為主的治療手段。	6. 以中庸技術作最小程度的治療，以充分無侵略性的技術（如心理療法、營養療法、能量療法等）來完成。
7. 身體是一部機器，也許修得好，也許修不好。	7. 身體是一個動態的系統與脈絡，是能場中的能場。
8. 疾病和無能是「事物」，是「實體」。	8. 疾病和無能是過程。
9. 重點在於消除症狀、疾病。	9. 重點在於達到 peaceful 的最高點 meta-health。
10. 病人必須依賴他人。	10. 病人應該是自治的。
11. 醫生是權威。	11. 醫生是治病的夥伴。
12. 身與心是分離的，身心症是精神病，應由心理分析醫生治療。	12. 身心合一觀點，身心症是一切保健業的領域。
13. 心是器官疾病的第二重因素。	13. 心是一切疾病主要或同樣重要的因素。
14. 安慰劑效應表示的是暗示的力量。	14. 安慰劑效應表示的是，心在疾病與治療過程當中扮演的角色。
15. 主要依賴量化資訊如照片、圖表、檢查數據來進行。	15. 主要依賴「質」的資訊來進行，包括病人的主觀報告、醫師的直覺。量化資訊只是輔助資料。
16.「預防」大致上從外在著手：維生素、休息、運動、疫苗注射、戒菸。	16.「預防」與「整體」是同義詞：工作、關係、目標、身心精神。

東方自然醫學現代重點發展方向

天然產品	(1) 傳統草藥、植物藥，此兩種是東方數千年來的強項，如《本草綱目》。 (2) 分子矯正醫學、大劑量維他命治療、維生素礦物質及補充品，這是傳統草藥走出被認為不科學的困境，運用現代生物科技方法來萃取符合定性定量要求的治療級營養品。 (3) 營養生物療法，類似傳統的食補，但必須符合現代生物科技品質要求。
心身醫學	(1) 針灸，這是世界公認的中國療法強項，也必須有系統地整合並發揚。 (2) 冥想、瑜伽，西方愈來愈能接受的東方傳統心靈科學治療項目，然而操作者門派太多，必須有系統地去蕪存菁。 (3) 靈性治療，屬於心靈層次。
以身體為基礎的操控療法	(1) 按摩，這是東西方傳統的自然療法。 (2) 整脊、整骨、足療，已經是相當普遍的手動操作療法。
能量醫學	(1) 氣功，這是中國數千年來的獨特性功夫，必須有系統地整合並發揚。 (2) 靈氣、觸療，屬於心靈層次，下文詳細討論。 (3) 磁療，即西方近年提倡的能量醫學，可以整合經絡、穴道、按摩做系統化整合。
全醫療系統	(1) 傳統中國醫學，以《黃帝內經》為基礎，建立理論系統。 (2) 西藏醫學，以《四部醫典》為基礎，建立理論系統。 (3) 印度醫學，以《阿育吠陀》為基礎，建立理論系統。 (4) 全人醫學，將上述三種古代醫典做 Holistic 整理，整合成一部東方自然醫學理論。

＋ 知識補充站

CAM 療法分類如下：

- **東方傳統醫學類**

Traditional Chinese Medicine傳統中國醫學、Tibetan Medicine西藏醫學、Ayurvedic Medicine 阿育吠陀醫學（印度古代醫學）、Qi-Gong 氣功、Acupuncture 針灸、Herbal Medicine 草藥、Phytomedicines 植物藥、Massage 按摩、Chiropractic整脊、Osteopathy整骨、Reflexology 足療（足部按摩）、Apitherapy 蜂療（利用蜂液、蜂膠、蜂王乳來做為醫療用途）、Macrobiotic 長壽飲食、Meditation and Mindfulness 冥想與正念、Reiki 靈氣（日本人發展出來的一種靈療）、Hypnotherapy 催眠、Spiritual Healing靈性治療（古代靈醫、巫醫）、Yoga 瑜伽。

- **西方自然醫學類**

Native American Medicine 美洲原住民醫學、Spiritual Healing 靈性治療、Hypnotherapy催眠、Aromatherapy 芳香療法、Homeopathy 同類療法（順勢療法）、Magnetic Therapy 磁療、Orthomolecular Medicine & Mega Vitamin Therapy分子矯正醫學與大劑量維他命治療、Vitamins, Minerals & Supplements 維生素礦物質及補充品、Biofeedback 生物反饋、Naturopathy自然療法、Nutritional Biotherapy營養生物療法、Probiotics 益生菌、Therapeutic Touch 觸療。

4-12 衛生教育

衛生教育是一種專業，是公共衛生經常採用的方法，藉由教育活動的方式，有計畫將健康行為改變的過程，通常需要一段時間去實行才能看見成效。衛生教育的對象會依場所的不同而改變，如醫院的衛生教育對象為病患，因此廣義的衛生教育對象分為個人與團體。衛生教育主要的目的是教育大眾衛生的知識、技能、態度，並藉由影響態度以改變人的行為，讓大眾自主採行促進健康的行為。

經由個人或團體教育改變行為模式以促進、維持與保有健康稱為衛生教育。衛生教育起源於個人改變生活情況之需求，其目的在經由個人、家庭或社區力量以增強個人對健康狀態之自我責任感，如傳染性疾病的衛生教育就包括：評估民眾對疾病的認知、評估民眾對相關疾病散播的習慣與態度，以及民眾對疾病治療上缺失的說明。

衛生教育通常以學校教育最為普遍，而完整的衛生教育課程包括有計畫提高學生學習態度及相關技能以達到身心健康之目的，如情緒健康、正向之自我心像、感激欣賞、自尊自重、身體器官之照護、健康體適能、菸酒藥物及暴力的相關議題、健康錯誤迷思與就醫觀念、運動以增加身體健康、營養體重控制，及從科學、社會、經濟與生態健康層面探討性關係、安全駕駛等等。

衛生教育與健康促進之關係則希望以行為、有系統的及政策面的專業規劃影響健康之層次。為達此目標需要密切的專業訓練，如生物、環境、心理、社會、生理與醫療科學以及個人、團體、機構與社區系統的策略，以改進健康知識、態度、技能與行為，增強其自我賦能，使人們達到健康與安適的個人、社區與環境上的控制力量。

衛生教育與健康促進內容包括：個人與團體衛生教育、訓練與諮詢、視聽電腦衛教教材之開發、社區發展社會行動與社會計畫。

在衛教介入的過程中，衛生所醫護人員須注意到不同病人的個別性，針對不同年齡及教育程度的民眾，給予的衛生教育指導，其內容的難易程度也需要隨之調整。衛生教育在宣傳與推廣時具有目標性，在過程中需利用對照來評估介入的成效。以腦中風防治為例，針對腦中風的高危險族群，利用各式講座或活動，提供「腦中風危險因子預防」及「腦中風前期症狀之介紹」等資訊，加強該族群注意自己的身體狀況。

由衛生所醫護人員的衛教介入後，民眾將會比接受衛教介入前，更加留意控制自己的血壓及膽固醇，也會比以前更節制飲食，以及注重健康的生活型態，期望能達到衛教介入的目標，即是民眾行為的改變。

在治療過程中，將病患隨機分為衛教介入組與無衛教介入組，針對衛教介入組進行衛教活動，教導如何調整生活習慣以降低發作的可能。最後，評量病患接受衛教介入前後，在知識、行為及健康狀況三方面的改變程度，與無衛教介入之對照組作比較。

衛生教育三大領域

場所別／目標人口別	內容別／領域別	過程別／責任別
大學或學院的衛生教育	營養教育	衛生教育諮商者
學校衛生教育	死亡或瀕死教育	衛生教育計畫者
職業衛生教育	性教育	衛生教育教學者
消費者衛生教育	藥物濫用防治教育	衛生教育訓練者
病人教育	癌症教育	衛生教育專家：媒體和評價方面
社區衛生教育	健康促進	衛生輔導者
全國性衛生教育	疾病防治	社區組織者

衛生教育的基礎

健康教育					
行為科學		教育學		公共衛生學	
領域	方法／內容	領域	方法／內容	領域	方法／內容
心理學	行為理論	國民教育	課程發展	衛生服務提供	生物統計學
社會學	認知態度改變	社區教育	教學理論	環境衛生	流行病學
人類學	社會學習	成人教育	教育法	人口動力學	健康促進
	社會改變	非正式教育	評價研究		疾病預防
		訓練			
		輔導			
		政治學		經濟學	
歷史學			哲學		
	人性學				生物醫學

5-1 人口學

人口（population）是一個集合性名詞，是由人所集合而成，是組成一個國家所必須的基本要素。簡言之，「人口」是指由多數人所組成的團體，並且同時存在於某一空間和時間點內。由人口所呈現的特徵稱為人口現象，此包括人口數量、組成、特性與分布；一個國家的人口現象代表著國家的現況與未來發展的趨勢。

(一)人口學的定義

人口學家豪瑟（Hauser）與鄧肯（Duncan）將「人口學」定義為：研究與分析人口現象的一門科學，其中包括人口的數量、組成的特性與人口素質、地理上的分布位置。研究人口現象的變化，以及此種變化構成的要素，包括出生率、死亡率、遷移率，及其他可代表社會經濟地位相關指標的改變。

人口學是一門觀察性質的科學，其所需資料的來源主要為觀察、記錄曾經或目前所發生的事件。人口資料的搜集相當不易，最主要的原因在於人口資料是隨著時間而隨時會有新的變動。

臺灣主要的人口資料來自兩方面：一為戶籍登記資料；二為戶口普查。另外，除上述定期的全國性人口資料調查外，視特殊情況需要，亦會有較少規模的抽樣調查，如生育率的調查、勞動力的調查。人口學的最終目標是希望能應用調查的結果，控制或預測未來會發生的問題與情況。

(二)人口學的指標

人口的變遷包括出生、死亡與遷移，此為人口學的重要指標，亦是作為生命統計的研究指標，藉以說明人口變化狀態和生命相關事件之狀況。進一步可藉由地區（或國家）的人口結構變化，了解此地區（或國家）人民健康問題、經濟發展程度、人力資源分配以及社會文化概況，有利目前及未來政策規劃、財源運用、經濟和社會福利發展之依據。

同時人口結構的變化更可反映出一個地區或國家的盛衰，如當某地區或一個國家的出生率越來越低，若政府沒有意識到此問題，未來的勞動力人口將會嚴重下滑，進而導致經濟發展衰弱；因此若政府定期調查人口的變遷並及早規劃相關政策來因應，將可減輕未來人口失衡所帶來的衝擊。

(三)人口分析與問題

人口分析主要是針對人口組成的特性資料進行調查與整理，其中人口組成的特性資料包括人口數量、性別、年齡、婚姻狀況、教育程度、出生及死亡資料；人口分析的結果可反映出國家所面臨的人口問題。臺灣地區近年來由於死亡率與出生率下降的結果，面臨的人口問題主要為少子女化、高齡化及移民問題。人口問題與國家未來政策及經濟發展息息相關，應及早正視人口問題，並研擬相關因應措施。

我國內政部常見的健康指標與人口統計

◆人口總數與戶量 ◆人口密度 ◆粗出生率 ◆粗死亡率 ◆自然增加率 ◆遷入率 ◆遷出率 ◆人口總移動率 ◆粗結婚率 ◆粗離婚率 ◆結婚年齡平均數 ◆總生育率	◆一般生育率 ◆淨繁殖率 ◆新生兒死亡率 ◆孕產婦死亡率 ◆年齡別死亡率 ◆死因別死亡率 ◆性比例 ◆依賴人口指數 ◆幼年人口指數 ◆老年人口指數 ◆老化指數 ◆平均餘命

年齡組成

年齡階層	人生階段
未滿四週 滿四週至未滿一歲 1～4 歲 5～14 歲	新生兒期 嬰兒期（0-1） 學齡前幼兒期 學齡期 （新生兒期、嬰兒期、學齡前幼兒期：幼齡期（0-4）） （全部：兒童期（0-14））
15～24 歲 25～44 歲 45～64 歲	青年期 壯年期 中年期 （生產年齡（15-64）（扶養人口））
65 歲以上	老年期

人口學研究的範疇

靜能	動態
1. 人口數量 絕對數 相對數	人口出生率 出生率、死亡率 → 自然增加率
2. 人口組成	遷入率、遷出率 → 社會增加率 （自然增加率＋社會增加率 → 總增加率）
3. 人口分布	組成的變化率

5-2 人口問題

如果人口數量、特性及其分布無法符合社會的變遷則會發生「人口問題」，早期因為食物有限，且醫藥不發達，生活品質也差，因此過去人口的成長速度緩慢。自從科技發達後，社會環境改善，醫療技術提升，死亡率也大幅下降；而且農業及土地在生產技術的改進下，得到充分的開發，人類所能使用的資源也大幅增加，人口數因而大量增加。

在全球人口快速增加及全球化的時代下，社會問題、環境、移民、生育率、高齡化，已經成為各國所需面對的問題；此外雖然人口的成長會受到出生、死亡、天災、戰爭和傳染性疾病等因素所影響，但生育率的高低才是真正影響人口消長的最主要因素。

依據內政部2008年3月核定之「人口政策白皮書」內容顯示，目前我國所面臨之人口問題主要為少子女化、高齡化及移民問題。

(一) 少子女化問題

一個國家的人口替代水準的標準應該是維持總生育率在2.1個子女數，但在已開發且教育水準較高的國家中，婦女的生育率往往會降低，主要原因可能與婦女開始進入職場，再加上國家的醫療技術進步以及已開發的國家以工業為主，大多由機械替代人口勞力，因此人力需求減少，也影響了生育率。

以臺灣的生育率資料來看，總生育率有逐年下降的趨勢，自1985年起，總生育率更是降至1.88人，低於可維持人口替代水準，2008年總生育率更跌至1.05人的低點。由2006年臺灣與其他主要國家總生育率的比較顯示，臺灣的總生育率是最低的（1.12人），而南韓（1.13人）的總生育率與臺灣較為接近。

(二) 高齡化問題

近年來由於醫療與環境衛生的進步，延長了人類的平均壽命，加上生育率逐年下降，造成人口老化的現象。人口老化會增加國家的醫療保健與社會福利保險支出的增加，連帶影響國家因退休金的給付而耗盡財力，整體的勞動力也會跟著下降，子女的扶養負擔加重，扶養比會愈來愈高，這些都將對國家的經濟造成嚴重衝擊。因應高齡化社會，政府提出建構有利於老人健康、安全與終身學習的生活環境，分兩階段實施：第一階段為2008至2009年，第二階段為2010至2015年。

(三) 移民問題

現階段我國經濟性移民人口主要以外籍勞工為主，而非經濟性移民人口則是以婚姻移民為多數，其中以大陸、港澳地區配偶占最多（59%），東南亞地區配偶次之（28%）。國人與外籍人士（包括大陸及港澳地區）結婚占總結婚對數比例於2003年達到最高峰（占31.9%），後來政府為遏阻藉假結婚的理由來臺灣，內政部於2003年底開始全面實施大陸配偶入境面談制度，2006年外交部也開始加強外籍配偶境外面談，因此自2004年起，婚姻移民人數逐年下降。

臺灣人口老化地圖

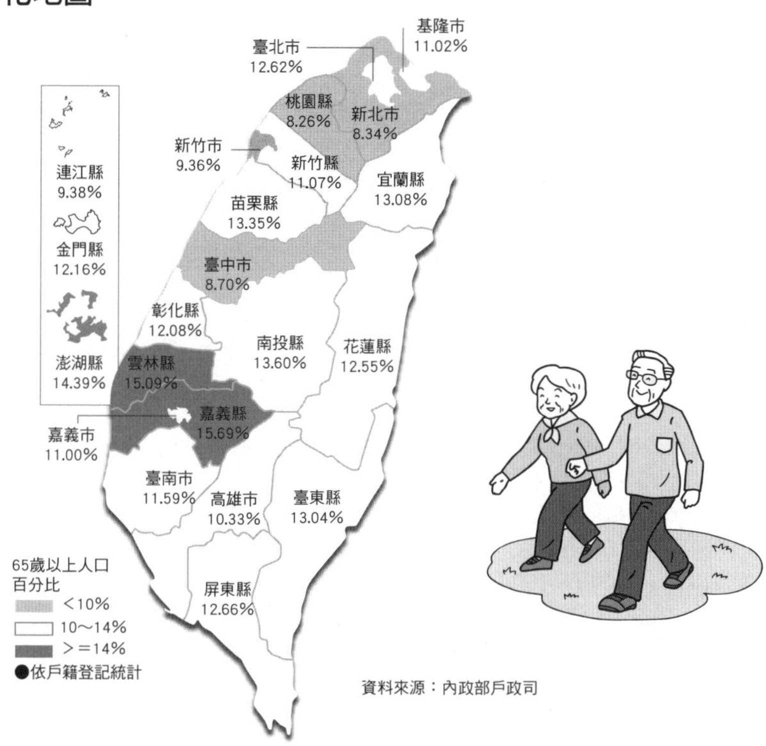

人口問題所面對的面向

人口現象	靜態（數量、組成與素質、分布） 動態（出生、死亡、遷入、遷出）	
人口問題	不能配合社會發展的人口現象	數量與增加率方面的問題
		組成與素質方面的問題
		分布方面的問題
人口政策	政府為達成社會、經濟、人口學、政治與其他的整體目標，對人口因素的重要影響所特別擬定的計畫與措施。（聯合國的定義）	

臺灣的人口問題

數量與增加率方面的問題	●人口密度 ●人口增加型態的轉變 ●人口增加率的問題
人口組成與素質方面的問題	●人口年齡組成的變化：幼年化→老化 ●優生的問題 ●品德的問題
分布方面的問題	人口過度集中都市

5-3 人口分析方法

人是構成社會的主體，人與人之間各種活動所產生的問題，皆是都市及區域規劃所急待解決的課題。故在都市及區域的規劃過程中，人口變動的現象與人口問題的分析，成為了解規劃問題所在的基本工作。

從人口分布變遷分析及未來人口預測可得到人口「量」的分析結果；而從人口結構等社會屬性的分析，可了解人口「質」的特性。經由人口分析所得到的結果，可供都市及區域作為各種實質建設的參考指標。人口分析的理論與方法種類繁多，以下是常採取的幾種方法：

(一)吉布─馬丁指數(Gibbs-Martin Index)：

吉馬指數用來探討人在地區的集中分散情形。吉馬指數值計算方式如下：

G.M.I. =〔ΣX／（ΣX）〕×100

X ：每一區域單位人口數

吉馬指數值介於 0 與 100 之間。0 表示絕對分散，即每一區域有相同的人口數；100 表示絕對集中，即所有人口集中在一個區域內。

(二)性比例

係指男性人口對女性人口的百分比，計算的公式為：

SexRatio=Pm/Pf×100

Pm ：男性人口數　　　　　Pf ：女性人口數

若性比例高於 100，表示男多於女，否則是女多於男。

(三)三階段年齡結構

此法為衡量某一年齡層人口數占全部人口百分比的方式之一，主要是依據經濟活動能力的大小，分成三個重要組別。分別是：0 至 14 歲的年輕人口、15 至 64 歲的成年人口、65 歲以上的老年人口。

就經濟性質而言，年輕人口與老年人口都是表示勞動能力及生產能力較差的消費人口，而成年人口是指勞動能力強的生產人口。一般開發程度較高，人民生命預期較長的社會或國家的人口中，老年人口所占比率都顯著較高。

(四)扶養率：

又稱依賴率，指無生產能力的年輕人口與老年人口的總數與成年人口數比值的百分率。計算方式如下：

扶養率=〔（0 至 14 歲人口 +65 歲以上人口）／ 15 至 64 歲人口〕×100

扶養率數值都在 100 以下，比率愈高表示每位或每百位有生產能力的成年人所需扶養的無生產能力年齡人口數愈多，因而負擔也愈重。

(五)世代生存法：

公認最標準的人口推計法，不僅可顯示人口總量，更可顯示人口之年齡組成及影響人口變動的因素，可適用各種大小不同地區的人口預測。其步驟如下：

1. 將過去人口資料，按性別、年齡別製表（通常以 5 歲為組距）。

2. 了解變動趨勢，計算各參數值，如下： 15 歲至 44 歲各年齡層婦女生育率、出生嬰兒之女嬰比例、各年齡男女存活率、各年齡男女淨遷移率。

3. 以最近一年人口統計表為基礎，應用所計算的參數值預測未來每隔 5 年之人口數與其組成。

人口統計之研究必須注意四件事

一、必須對所有重要名詞有明晰及確切的了解。
二、對所觀察之資料的品質，首先需要加以正確判斷，查明是否有下列情況：
A. 調查不確實；
B. 報告或紀錄不正確；
C. 計算與製表有錯誤。
三、如該資料係由計算得來，對其計算程序必須加以批判性之研究。
四、對於國際資料之比較，所用名詞定義，須建立於普遍接受之基礎上，而且對同一地區不同時期資料之比較，亦應使其內涵一致；而在分類製表方面，亦應合乎國際標準。

依世代生存法計算所得之人口數、性比例及撫養率預測值

項目／年齡組	民國92年		民國97年		民國102年		民國103年	
	預測人口數（人）		預測人口數（人）		預測人口數（人）		預測人口數（人）	
	女性	男性	女性	男性	女性	男性	女性	男性
0--4	12291	13779	11731	13146	10775	12053	10586	11840
5--9	11204	12009	11348	12696	10786	12023	10605	11818
10--14	12088	12719	11332	12164	11467	12840	11355	12708
15--19	12237	12989	12386	13056	11635	12504	11658	12636
20--24	14440	16030	11554	12724	11830	12818	11678	12708
25--29	13631	15756	12814	15227	10033	11982	10152	12026
30--34	12455	14430	12083	14147	11314	13653	10779	13024
35--39	12516	15018	12229	13411	11862	13211	11711	13116
40--44	13032	14955	11982	14441	11732	12886	11661	12850
45--49	12216	13344	12402	13555	11360	13049	11318	12756
50--54	10495	10860	11356	12009	11490	12147	11284	12050
55--59	7321	7014	10168	10100	10974	11156	10998	11180
60--64	6873	6680	6718	6373	9451	9183	9582	9375
65--69	5954	6048	6093	6196	5939	5927	6453	6428
70--74	4511	5787	4899	4860	4985	5022	4956	4975
75--79	3081	5325	3402	4003	3689	3389	3696	3421
80--84	1812	2832	2127	3300	2341	2464	2380	2389
85--	1190	1616	1542	2216	1873	2786	1925	2783
小計	167,346	187,190	166,166	183,624	163,535	179,094	162,777	178,084
男女合計	354,536		349,790		342,628		340,861	
性比率	111.86		110.51		109.51		109.40	
撫養率	46.33%		46.52%		46.25%		46.58%	

5-4 平均餘命

(一) 平均餘命的定義

平均餘命（LE）係假設一出生嬰兒遭受到某一時期之每一年齡組所經驗的死亡風險後，他們所能活存的預期壽命，即到達 X 歲以後，平均尚可期待生存之年數稱為 X 歲之平均餘命。零歲之平均餘命特稱為「平均壽命」。

平均餘命不僅可以用來表示國民健康及生命消長的情形，更可以代表一個國家的社會經濟福祉，然而與其他測量死亡率的方法相比，平均餘命的優勢是可以控制各個年齡層的差異，不會受到實際人口年齡分布的影響，同時因為死亡率只能說明往生者的情形，但是對於當前活著的人，我們則可以利用死亡率去推估其存活或是生命預期，不但較為正面，對於人類而言也更具意義。

依世界衛生組織（WHO）衛生報告估算，2000 年全球零歲健康平均餘命為 56 歲，其中經濟發達之已開發國家地區 66.1 歲，約占零歲平均餘命之 88%，開發中國家為 53.6 歲，則占零歲平均餘命之 84%，較已開發國家低 4 個百分點；而健康平均壽命最低之撒南非洲則僅 38.7 歲，較已開發國家大幅減少 27.4 歲，主要係受該地區愛滋病盛行影響。若摒除這項致命因素，估計將可提高健康平均餘命 6 歲，這也是聯合國為何於 2000 年提出千禧宣言中，特別將對抗愛滋病列為千禧目標，期望至 2015 年能達成有效防治愛滋病、瘧疾及主要傳染病之蔓延。

2011 年國人零歲平均餘命初步統計結果：

1. 我國男性零歲平均餘命為 75.98 歲，受 2011 年男性年齡別死亡率提高有些影響，較 2010 年之 76.13 歲減少 0.15 歲。
2. 我國女性零歲平均餘命為 82.65 歲，較 2010 年之 82.55 歲增加 0.10 歲。
3. 我國兩性零歲平均餘命為 79.16 歲，受男性零歲平均餘命降低影響，較 2010 年之 79.18 歲減少 0.02 歲。

(二) 健康平均餘命的概念

健康平均餘命的基本概念係將平均餘命依健康衡量標準分成兩個分類，再分別計算分類裡各個生存年數。以原有平均餘命為基礎，扣除因不健康狀態損失之年數而調整的平均餘命。係基於現行死亡率及疾病盛行率估算各種健康狀況下，預期可健康生活的年數。

平均餘命反映醫療及死亡率變化，近來隨著高齡者死亡率降低及慢性病增加趨勢，活得長久未必活得健康，為進一步涵蓋平均壽命的健康水準衡量，世界衛生組織在 2000 年首度公布「經失能調整後的平均餘命」（DALE），用以評估初生嬰兒能健康地活多少年；並改稱為健康平均餘命（HALE），這項指標不再是以傳統平均餘命估測生命量，而是對生命作「質」的估測。

全球各地區零歲健康平均餘命

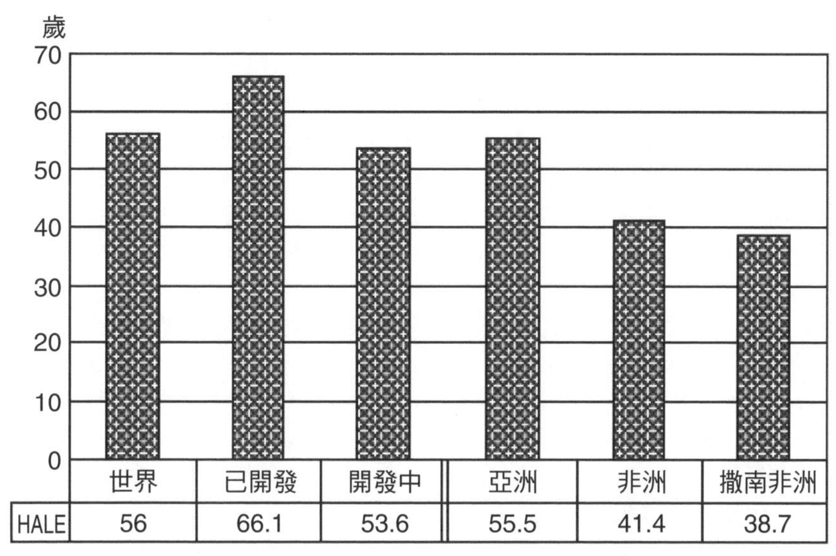

資料來源：WHO。附註：2000 年資料，亞洲區域的資料不含日本。

世界主要國家零歲平均餘命

民國 102 年（西元 2013 年） 單位：歲

國家別	兩 性	男性	女性
中華民國	80	77	83
日本	83	79	86
中國大陸	75	73	77
南韓	81	78	84
馬來西亞	75	72	77
新加坡	82	80	84
菲律賓	69	66	72
美國	79	76	81
加拿大	81	79	83
英國	82	80	84
法國	82	79	85
德國	80	78	83

資料來源：主要國家資料引用美國“2013 World Population Data Sheet”。

5-5 臺灣的人口轉型

臺灣地區「人口的轉捩點」係落於 1983 年，因當年總生育率降至 2.16，也就是所謂的人口替代水準，隨後更降到 2 以下，種下未來人口負成長的因素。為避免未來人口迅速衰退及快速老化，行政院於 1992 年核定人口政策修正案，將人口成長目標由「緩和人口成長」改為「維持人口合理成長」，並以鼓勵青年男女於適當年齡結婚、生育，以提高有偶率及有偶婦女生育率，及減低單一子女家庭比率與協助不孕夫婦治療等方式，達到「兩個孩子恰恰好」之理想目標'以期總生育率於 21 世紀初期回升到替代水準。

不過，自新人口政策實施以來，家庭計畫研究所雖積極透過基層衛生體系推動相關的計畫措施，但同時期每年的初婚年齡及離婚率卻持續上升，以 1997 年來看，當年臺灣地區有 16 萬 8700 多對結婚數，其中男女性平均初婚年齡已分別接近 31 餘歲和 28 餘歲，而同年有 3 萬 8800 多對離婚數，離婚率高達 1.8‰ 對，總生育率的回升產生不利的影響。

(一) 生育趨勢的微觀分析

普遍的晚婚現象造成有偶率下降，是臺灣地區生育未達替代水準的主因。

1. 已婚婦女的生育態度與行為：一般而言，臺灣地區的婦女大都能按其理想子女數而生育，因而對實際生育行為及數量具有預測能力。不過在一些特殊情況下，實際或期望的子女數會有與理想子女數不一致的情形。如有男孩偏好的婦女，常為了擁有男孩而在女兒數已達到理想子女數後繼續生育，這是實際或期望子女數超過理想子女數的情形。相反的，若有不孕或因養育子女以致精神或經濟負擔過重的狀況，則實際或期望子女數就會少於理想子女數。

近年來我國有偶婦女的生育率會逐年提升，與其理想子女數大多數維持在兩個以上有關。而由年齡來看，愈年輕的婦女其理想子女數愈往 1 至 2 個集中，較年長的婦女則有較多分布於 3、4 個的情形，且隨著教育程度的增高，理想子女數的分布也由 3、4 個趨向 2 個。

2. 育齡婦女對婚姻的態度：近年來我國社會終身不婚的婦女確有增加之勢。無論已婚或未婚，對結婚的優點認知程度指數都隨著教育程度的提高而下降。

觀察臺灣地區 20 至 34 歲未婚婦女，自認尚未結婚帶給自己及父母煩惱者的百分比及未來結婚傾向的統計為例，其中會因沒有結婚而自覺煩惱的約有半數（47.2%），而 30 歲以上未婚者自覺煩惱的百分比明顯較低，教育程度的影響則較無規律性。我國社會沒有結婚仍會帶來相當程度的壓力。當詢及未來是否打算結婚時，只有很少（2 至 6%）的個案表示一輩子都不想結婚，但也有近半數（46.6%）是抱著順其自然的態度，這些婦女雖非抱持不婚主義，但是對婚姻仍抱持較為消極的態度。

臺灣人口結構轉型趨勢圖

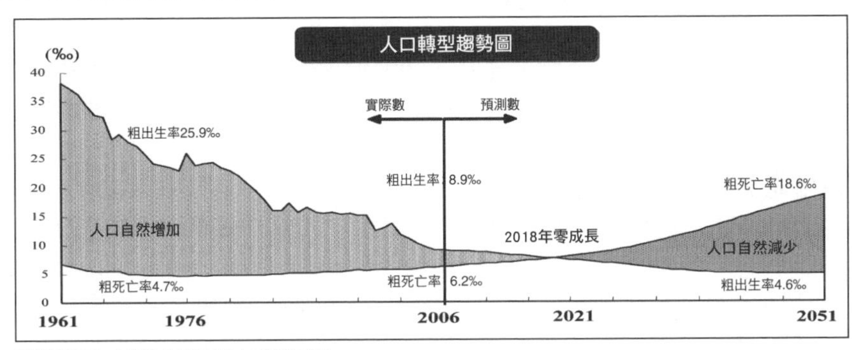

資料來源：1. 內政部「中華民國人口統計年刊」。
2. 行政院經濟建設委員會「中華民國臺灣 95 年至 140 年人口推計」，2006 年 6 月。

臺灣人口轉型四階段

階段	期間	說明
高穩定階段	約 1906 年～1920 年	1. 此階段出生率、死亡率皆高，人口成長緩慢。 2. 此階段臺灣的出生率與死亡率大約維持 3‰、4‰，當時死亡率因疫病流行而有劇烈起伏的現象。
早期擴張階段	約 1921 年～1950 年	1. 此階段出生率高，死亡率開始降低。 2.1920 年以來的死亡率下降，主要是傳染病與寄生蟲病的有效控制。 3. 另一方面日本殖民政府大幅提高稻米生產量，有助於人口的健康狀況的改善。
晚期擴張階段	約 1951 年～1985 年	1. 此階段出生率降低，死亡率低而穩定。 2. 臺灣經濟型態改變與都市化進展快速，出生率低並漸趨於低穩定階段。
低穩定階段	約 1986 年～現今	1. 此階段出生率低、死亡率低，人口成長緩慢而接近穩定。 2. 社會經濟的不斷發展和國民生活水準的提高，造成現代人婚姻與育兒觀念的改變，是出生率至低穩定階段的主要原因。

各國獎勵生育措施

國別	政策	措施重點	總生育率	
			1990	1998
新加坡	獎勵生育	1. 對生育 2 名及以上子女家庭，提供高免稅額及特別扣除額； 2. 規定辦理托兒所者，必須持有執照； 3. 對受托之 2 至 5 歲的幼兒，政府提供部分托兒津貼； 4. 生育 3 名子女的家庭給予國宅分配的優惠； 5. 女性公務員於生產後，可享有每年 5 天假特別照顧幼兒假，並鼓勵民間企業訂定類似計畫； 6. 辦理未婚男女交往的各項活動，並進行電腦媒合，以增加未婚男女的結婚機會； 7. 在學校人口教育中增加有關 3 名子女家庭的課程，並加強大眾傳播媒體的宣導。	1.6	1.7
日本	優生保健	1. 尊重人民自由意願，未刻意干預生育； 2. 近年提出「育兒減稅方案」，鼓勵年輕夫婦多生育，以緩和家中有幼兒的年輕夫婦的財務負擔，來緩和日本生育率下降的趨勢。	1.5	1.4
法國	獎勵生育	1.1980 年修改法令，除對已有 3 名子女，或 3 名子女中有不滿 3 歲幼兒之工作婦女另加補助外，新法也將帶薪產假由原 14 週，延長為 16 週； 2. 規定女性公務員有 2 年不支薪產假，且保障期滿後恢復原職位的權利； 3. 對僱用 200 名員工以上的公司，已身為父母的員工，男女任何一方在子女成長階段可享有 2 年無薪給的教育休假，並保障返回原工作的機會； 4. 在最新制定的辦法中，對生育第 3 胎以上父母可獲生育補助。	1.8	1.7

5-6 人口政策與發展

人口問題是因人口的數量、成長速度、分布及素質與其社會生活的環境配合失調所造成的情境。人口問題必須藉人口政策的推行予以解決，也經由家庭計畫的推行以達成舒緩人口壓力之目的。

臺灣地區人口問題的現況與政策

1. 臺灣的人口狀況：臺灣地區 2010 年底總人口數為 2316 萬人，人口密度占世界第 2 位，粗出生率 7.2%，粗死亡率 6.3%，自然增加率 0.9%，為低出生率低死亡率的人口型態。2010 年底 65 歲以上人口 10.74%，男性平均餘命為 76.2 歲，女性平均餘命為 82.7 歲。

2. 臺灣地區人口問題：少子女化、高齡化、移民。

（1）少子女化：2010 年總生育率僅為 0.9 人，已成為世界上「超低生育率」的國家之一。2010 年粗出生率下滑至 7.2%。以 22 至 39 歲有偶婦女為例，顯示希望生育「0 或 1 個」子女者只占 7%，不想生育任何子女的比例為 5.7%。2009 年出生嬰兒性別比例的統計為 108.4，顯示我國男嬰多於女嬰。有偶人口比例下降，結婚生育年齡延後。政策具體措施包括：建構多元化生育保健服務網路、加強規劃推動不孕症防治的教育宣導、加強青少年（生育）健康教育與服務及預防人工流產、積極防止出生嬰兒性別比率失衡現象與尊重女性自主權、檢討《人工生殖法》、《優生保健法》有關禁止選擇或鑑別胚胎性別的診療行為，以及規劃並推動醫療機構實施人工流產之諮詢服務。

（2）高齡化：65 歲以上老年人口的比例達 7% 稱為「高齡化社會」、達到 14% 稱為「高齡社會」、達到 20% 則稱為「超高齡社會」。我國 2010 年老年人口為 10.7%，預估 2018 年 65 歲以上人口比例超過 14%。

（3）移民：目前我國非經濟性移入人口主要以結婚因素移入者為多數。自 1987 年起至 2007 年 12 月底，外籍配偶人數共計 39 萬 9038 人。

3. 現行人口政策要點：人口政策應以合乎人權及人民福利為原則。2006 年 6 月修正核定「中華民國人口政策綱領」。推動的人口政策基本理念如下：

（1）實施人口教育，培養尊重生命情操，促進家庭功能，推動嬰幼兒照顧及保護責任。

（2）強化生育保健，提升國民體能，加強文化建設，並發展多元教育。

（3）建立完整社會安全網。

（4）推動環境保護及永續發展，實施國土規劃，促進人口合理分布。

（5）衡量國內人口、經濟、社會發展所需，訂定適宜之移民政策。

常見的人口類型

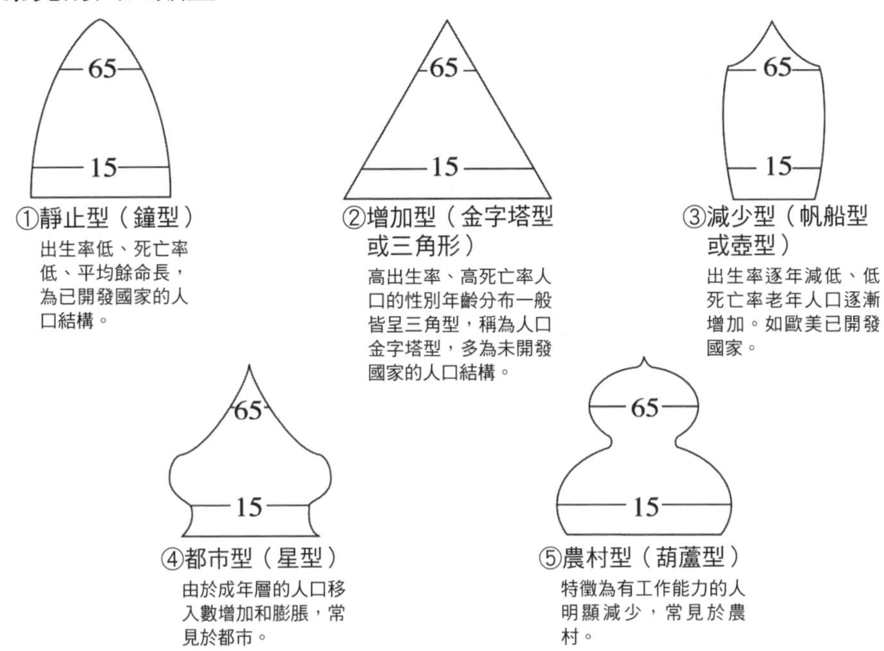

高齡化社會對策總目標

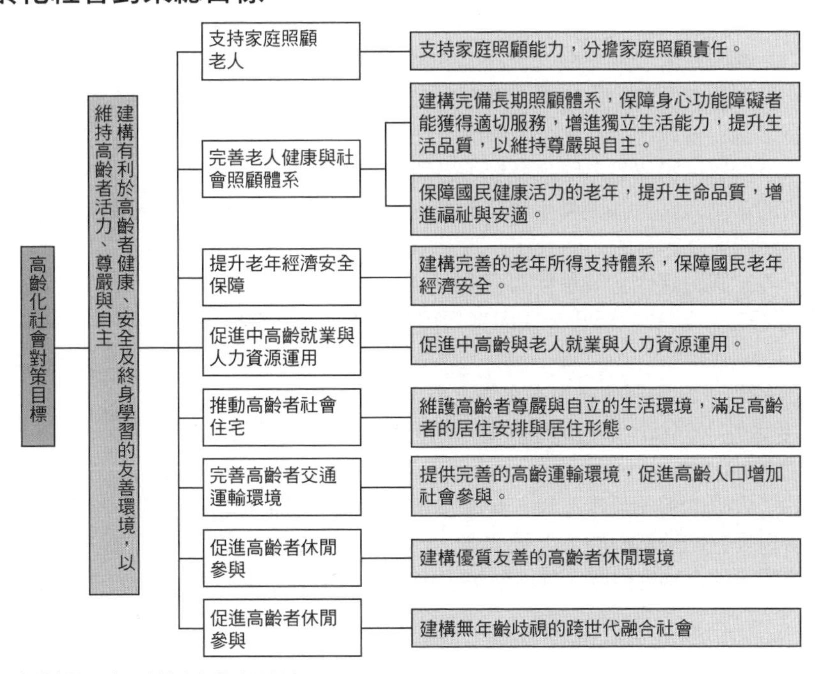

資料來源：人口政策白皮書（2008）。

6-1 健康需求評估

(一) 健康營造

健康營造有別於傳統的公共衛生計畫，其主旨在於：它能建立具支持性的機構健康願景，並確認實現願景的策略；協助機構審視其公共衛生的任務，並認定其能力；強化居民對健康的觀點，促使其有能力改善健康；醫療衛生服務有效地反映民眾的健康需求；提供機構相關規定與法律協助；能促進基層照護與醫療服務的合作以及釐清政府部門與機構的健康任務與功能。

推動健康營造主要的步驟包括：前置作業即健康意識體認與承諾→方案管理→需求評估→決定主要健康議題→執行策略的發展→計畫擬定→監測與評估。其中以「健康需求評估」為推動健康營造之主要基礎，唯有以社區自身之需求為出發點而發展的健康方案與策略，社區民眾才有真正的參與感與永續經營之意願，最後才可能達到「社區發展」，也就是由社區民眾決定其健康議題與解決方式。

有效的健康需求可以利用「社區面貌之建立」、「社區內部分析」、「社區諮詢」等方式進行，以釐清社區的健康需求與診斷社區的健康管理能力，作為健康促進活動計畫的基礎。

(二) 健康需求評估

健康需求評估是指有系統審視人群的健康議題，以決定優先問題及資源分配，促進人群的健康與減少不平等的狀況。根據健康需求評估的結果來界定健康議題，選擇最重要的需求，其理由有四：

1. 健康生產過程會受到報酬遞減法則的影響，如果欲使每位使用者的健康達到最大水準，所投入的資源將非常巨大，而且大部分的資源所能創造的價值趨近於零。

2. 沒有一個社會能提供最大量的醫療服務，必須將健康的機會成本納入考量。

3. 需求不能單從醫學的角度來考量，必須考慮現實情況的限制。

4. 需求的觀念太過於強調醫療服務的重要性，然而健康的創造是有替代性的，並非醫療服務所能完全涵蓋的。

此外，界定議題時也必須考量四項原則：

1. **影響程度**：瞭解何種狀況或因素對健康的影響最明確、問題的嚴重度與影響範圍。

2. **可改變性**：需求評估結果在實際上能否有效加以改變。

3. **可接受性**：何種改變最能被接受，並且獲得最好的效果。

4. **資源的可獲性**：所需相關資源是否可獲取。

在評估了大眾的普遍需求之後，必須從各方面來考量議題的可行性，以及其影響程度。即使對現在的情況有能力加以改變，也應該在現有的基礎上加以修正，而不宜直接對整體政策做大幅度修改，進而影響了組織內的常規作業。

資本主義社會中健康的文化觀點

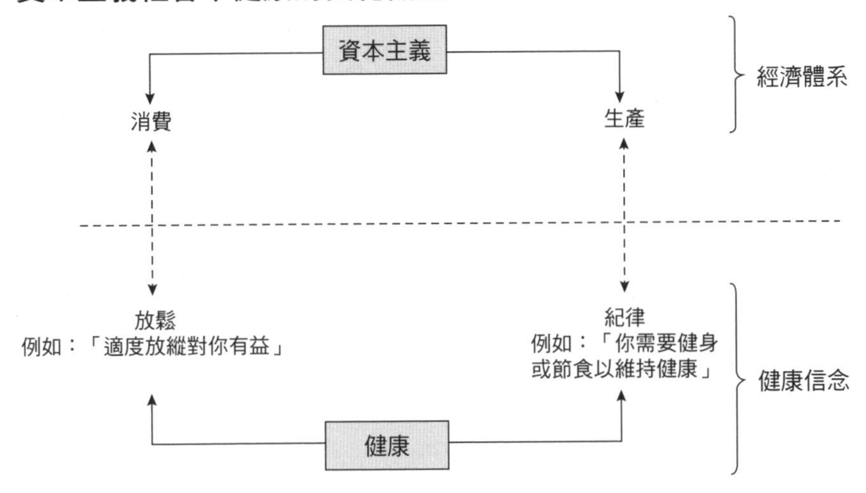

Adapted from Crawford（1984）。

健康的醫學模式和社會模式

醫學模式	社會模式
健康是沒有疾病	健康是社會、生物和環境因素的產物
健康服務是為了治療生病和失能	服務涵蓋預防和治療的所有階段
重心放在專科化醫療服務	較不強調專科醫師的角色，而比較注重自助及社區活動
健康工作者診斷和治療，並認可「病人角色」	健康工作者讓人們對自己的健康承擔較大的責任
病原性焦點（pathogenic focus）強調找尋生物性病因	有益健康焦點（salutogenic focus）強調了解人們為何是健康的

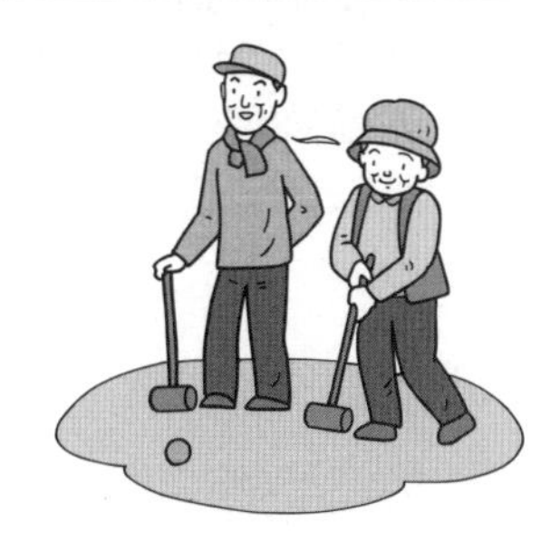

6-2 健康風險評估

健康風險是因為暴露在環境物質上而導致傷害、疾病或死亡的可能性。風險評估（Risk assessment）是估計關於一組特定狀況的風險，由此定義，風險包括兩個主要成分，一是危害的存在，二是暴露到危害的可能性。

健康風險的概念隨時代有所變遷。過去可接受的風險，因為預防與控制技術的進步、法律演進、需求提升、對健康危害的資訊增加，以及有其他替代方案等因素，人們對風險的接受度會有所改變。如過去必須對抗因衛生不良、食物腐敗及水質不良而發生傳染病的健康風險，因流行病學、微生物學科技的進步、衛生的改善、水質淨化、疫苗的發展，使得傳染病的風險降低。較未發展的國家人民可能比已開發國家的人民願意忍受較大的風險以獲得基本的需求。

風險感受是相對的概念，受到許多社會及心理因素的影響。一般社會大眾願意接受的風險程度，是取決於在較可能造成有利的情況之下，對可能發生不良後果的忍受程度。

社會活動不是完全沒有風險的，許多可接受或甚至期望去進行的活動（例如開車、工作、抽菸及喝酒等）會縮短預期壽命，並且比環境因素風險更嚴重，然而這些活動提供了人們「較想要的生活方式」，因而使人們願意接受某種程度的風險。

關於健康風險的評估有四個步驟：

1. 危害辨識：危害辨識是風險評估的第一個步驟，美國國家科學院將之定義為決定某一物質是否會增加某種健康狀態（如癌症、先天缺陷等）之發生率的過程。危害的種類可以是物理性、化學性、生物性，並且當人體累積足夠的暴露時，會造成傷害、疾病或死亡。

2. 劑量反應評估：毒理學有一個重要信條：「劑量決定毒性」，如臨床用藥劑量的高低可以決定該藥物為合適的治療，或是可能致命的毒藥。美國國家科學院將劑量反應關係定義為一種物質的劑量，與暴露人群中某種不良健康效應發生率之間關係的描述，並且以人類暴露到此物質的函數，來估計此效應的發生率之過程。

3. 暴露評估：暴露評估的定義為測量或估計人體暴露到目前存在於環境中物質的程度、頻率和持續期間，或估計新化學物進入環境中所可能引起的假設性暴露之過程。

4. 風險特性描述：風險評估的最後步驟為風險特性描述，定義為在暴露評估中所描述的各種人體暴露狀況之下，估計健康效應的發生率之過程。藉著結合暴露評估及劑量反應評估來進行，先前步驟之不確定性的綜合效應，在此步驟中需加以說明。風險特性描述，不僅是風險評估的最後步驟，也視為後續進行風險管理的第一步驟。

風險溝通是風險管理中重要的技巧

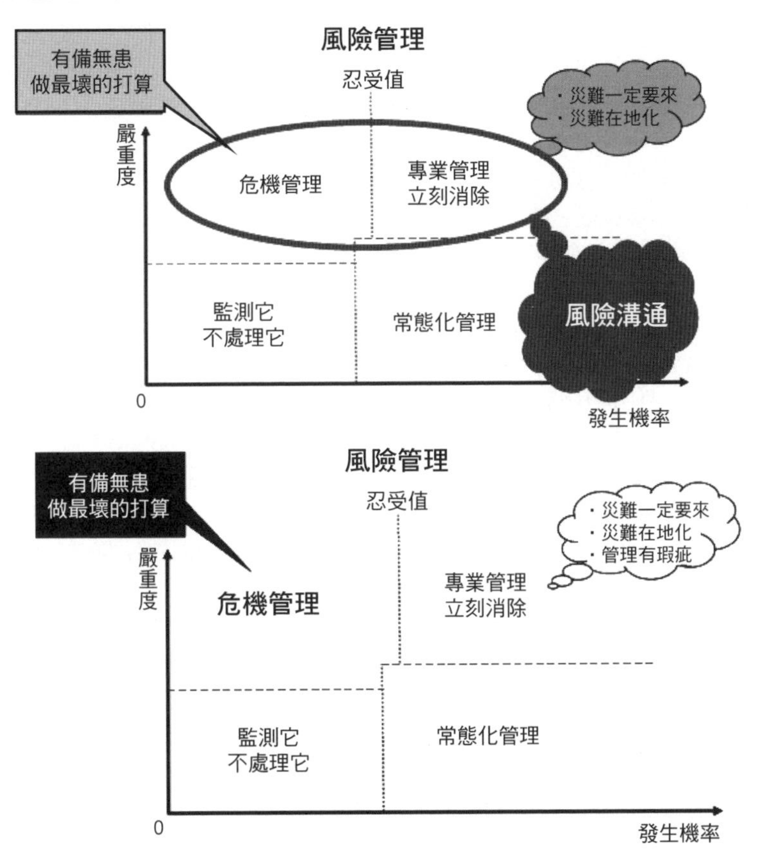

新的風險評估涵蓋人體健康及環境生態風險

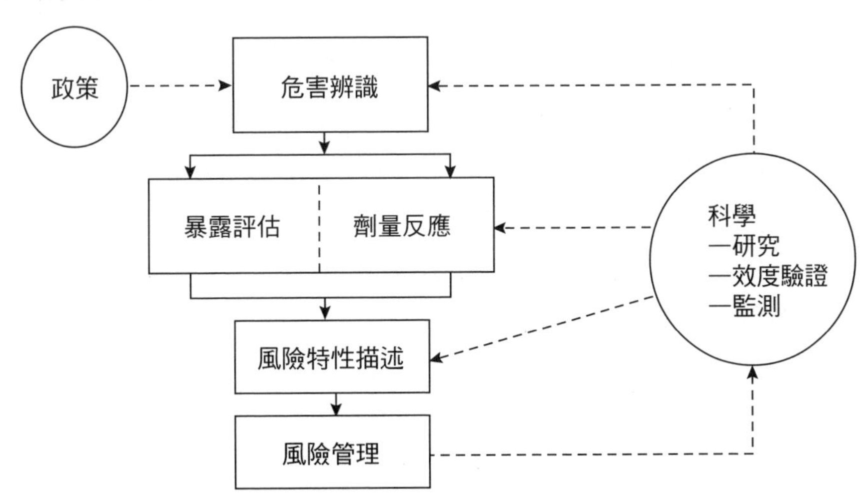

6-3健康行為

隨著健康促進的觀念逐漸為一般民眾所接受，有關的健康行為亦漸受大家重視，因為它對健康的影響甚大。然而，人類的健康行為常隨著所處的不同生命週期階段而呈現不同的行為。

學者對健康行為的定義和分類並不一致。一般分為下列兩種：一是健康危害行為，包括吸菸、飲酒、嚼檳榔、騎乘機車不戴安全帽、駕車及乘坐汽車不繫安全帶、不當飲食等。二是健康促進行為，包括規律運動、注重口腔衛生、體重控制、注意包裝食品的標示等。根據研究發現，國人有下列幾項行為的狀況如下：

1. **喝酒之行為**：12 歲以上的民眾，正在喝酒且常喝到半醉及爛醉者的比例占 4.3 %；通常會喝到微醺（半醉）和常喝到爛醉的男人占 7.8%，女人則占 0.8%。20 至 39 歲和 40 至 64 歲的人比較常喝酒喝到半醉或爛醉；初中教育程度者也有略高（6%）的比例較常喝醉。

2. **抽菸之行為**：12 歲以上的民眾，有抽菸而且每天抽菸的人占受訪者的 21.1%，其中，以青年組和壯年組者最多，均達 25%，其中未受正式教育者及大專以上者比較不抽菸，而小學、初中及高中（職）均有近 25%為每天抽菸者，男性每天抽菸者之比例遠高於女性，分別是 39.2% 與 3.3%。

3. **嚼檳榔之行為**：12 歲以上民眾，每天嚼檳榔者占 3.7%，與抽菸一樣集中在青年組和壯年組，分別是 4.2% 和 5.0%。教育程度則以國中和小學較多人每天嚼檳榔，均近 7%。男性每天嚼檳榔的百分比大幅高於女性，分別是 6.5% 和 1.0%。

4. **運動之行為**：最近兩週有做任何運動的人稍多於完全沒有做任何運動的人（53.1% 比 46.9%）。教育程度愈低者沒做運動的人比例愈高。青少年組有做運動者顯著高於沒有做運動者，分別是 75.5% 和 24.5%，而有半數以上 20 至 64 歲的人沒有做任何運動，這群正是所謂的就業人口，可見職場運動推廣的重要性。沒有運動的人，並無性別上的差異，男性為 46.3%，女性為 47.5%。

5. **肥胖症**：依個案自述身高和體重所計算的 BMI，有 3.8% 的人其 BMI 值大於或等於 30，這些肥胖症者在青年組和壯年組分別占 4.0% 和 4.5%。教育程度愈低者，肥胖症者愈多；男性也略多於女性有肥胖症者，分別是 4.2% 和 3.4%。

6. **體重控制**：在 BMI 值大於或等於 30 的個案中，目前並沒有在設法控制減輕體重者，占達 72.5%，這個比例男女間無差異，但年齡愈大或教育程度愈低的肥胖症者，現在沒設法在控制減輕體重的人明顯愈多。

7. **潔牙之行為**：雖然幾乎每位 12 歲以上的民眾平時都有刷牙習慣，但都是在早上起床後刷牙達 95%，睡覺前有刷牙習慣的也有 73.1%，但老年人及教育程度愈低的人，睡前刷牙的比例明顯愈低。

健康行為的層次

（預防性）健康行為	人們保持健康，防止疾病的行為。
生病行為	人們生病，找出病因和尋求良方的行為。
病人角色行為	（病症由「把關人」確診後），為了從病中康復，人們所採取的行為。
風險行為	長期病號為了保持健康，避免死亡所採取的行為。

健康行為層次和預防／干預層次的比較

健康行為層次	預防／干預層次					
	健康宣導	特別保護	早期偵查	限制身心障礙	康復	維持
預防性健康行為	✓	✓	✓			
生病行為				✓		
病人角色行為				✓	✓	
風險行為						✓

臺灣地區 12 歲以上國民有關交通安全行為及控制體重情形之百分比（按年齡及教育程度區分）

交通安全行為／控制體重	全部個案	年齡				教育程度				
		12-19	20-39	40-64	65+	無	小學	初中	高中（職）	大專以上
1. 交通安全* 每次開車或坐前座時，都沒有繫安全帶之 %(1)	5.0 (14,561)	10.3 (1,848)	2.9 (6,331)	3.7 (5,253)	13.7 (1,129)	16.9 (587)	6.5 (2,464)	5.7 (2,718)	4.0 (4,910)	2.9 (3,873)
每次騎乘或搭摩托車時，都沒有戴安全帽之 %(2)	3.7 (15,061)	6.2 (2,353)	2.0 (6,470)	3.0 (5,215)	11.8 (1,023)	12.1 (701)	4.8 (2,699)	5.0 (2,950)	2.6 (5,091)	1.6 (3,611)
2.BMI>=30 者，現在沒有設法控制以減輕體重之 %	72.5 (628)	58.5 (53)	68.2 (270)	770 (257)	87.5 (48)	92.7 (41)	80.0 (135)	76.2 (130)	65.5 (206)	64.0 (114)

註：* 沒有繫安全帶之百分比基數，不包括那些很少開車或坐前座，或從沒坐過車者；沒戴安全帽之百分比基數，則不包括那些很少騎乘機車或從不搭乘機車者，括弧內的數字係百分比基數。

(1) 包括偶爾會繫及從來不繫安全帶者

(2) 包括偶爾會戴及從來不戴安全帽者

6-4 健康促進的評估

評估意指針對特定情況進行仔細評估及嚴謹評核後作出判斷，從而得出合理的結論，並就日後的行動提供有用的建議。所有評估均會涉及兩項基本元素，分別是識別各項準則（價值和目的）和釐定優先次序；以及搜集用以評估價值和目的實現程度的資料。可用以評價健康促進介入措施的準則如下：

1. **成效：**目的和目標的實現程度。
2. **適切性：**介入措施與需要的相關程度。
3. **可接受性：**推行方式能否顧及對象的需求。
4. **效率：**就所得效益而言，時間、金錢和資源是否運用得宜。
5. **公平：**同等需要獲得同等幫助。

可評估性評析是為了改善計畫及令評估更為合用的診斷及描述工具。這是個有系統的過程，既可說明計畫的結構（即理念、目標、活動和理想表現指標），亦可分析達到目標的可能性和可行性、進行深入評估的適宜性，以及對計畫管理者、決策者和計畫籌辦人員的可接受性。進行可評估性評析，是要查明健康促進計畫是否符合各個評估的先決條件。

為了確保有關計畫確實適合進行評估，應先決定：為何進行評估？評估對象是誰？要評估什麼？在何處進行評估？何時進行評估？如何進行評估？由誰進行評估？

評估分為下列幾個類別和層次：

1. **進展評估：**進展評估亦稱為預先測試，進展評估之目的，在於研究所推行的介入措施能否達致預期的改變。換言之，進展評估用以確保健康促進介入措施專為某個清楚界定及特定的對象群體而設，而該等措施事實上能有效達到相關目的。

2. **過程評估：**過程評估旨在研究計畫能否按照原意付諸實行。對任何一項健康促進計畫來說，過程評估均是不可或缺的一環，也是影響評估和結果評估的先決因素。除非計畫按照原意推行，否則無法對其成效加以評析。

3. **影響評估：**影響評估及結果評估皆可用以評析介入措施的成效。影響評估對介入後即時產生的健康促進成效加以評析（該等成效通常與釐定計畫是否達到目標的衡量指標互相對應）。

4. **結果評估：**結果評估對介入措施的長遠影響加以評析，而所得結果通常與釐定計畫是否達到目標的衡量指標互相對應。結果評估旨在改善個人在心理和社會方面的健康，對風險因素、發病率、死亡率、殘疾、功能自主性、公平程度和生活質素是否在介入措施推行後有所改變加以評析。

5. **經濟評估：**進行成本效果分析和成本效益分析（有時則要進行成本效用分析），以察看用於健康促進工作的開支是否合理。

評估循環的簡圖

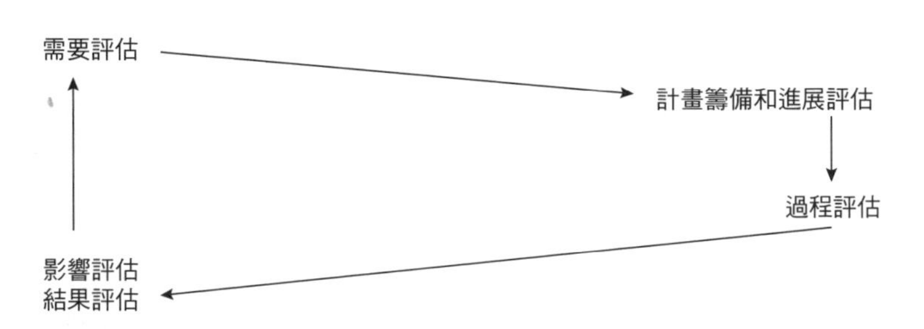

健康促進結果模式

健康促進行動的遠景，就是減低人口的死亡率、發病率和殘疾（健康促進和社會結果）

健康促進行動	教育	協助	倡導
健康促進結果	關於健康的知識	社會影響和行動	公眾和機構的健康行為
中期健康促進結果	健康的生活模式	有效的服務	有利健康的環境
健康促進和社會結果	死亡 、發病 、殘疾、生活質素		

評估方式有兩種：量性與質性，兩者對解答某類問題時各有優勢

量性評估	質性評估
對象人數較多—可類化至較多人口的情況。	對象／個案的數目較少。
演繹法—客觀性；所用科學方法的優點；實驗／半實驗方法；統計分析。	歸納過程—現象研究；對相關情景中的經驗得出自然及全面的理解；內容或個案分析。
利用有效及可靠的工具收集數據；須遵守指定的行政程序。	研究人員本身就是評估工具；程序方面較為靈活。
使用標準措施；預先決定回應類別。	能對選定問題進行深入和詳細的研究。
嚴謹、不變。	靈活、具洞察力。
所得結果可輕易累積作分析用途，另也易於表述。	使人明白何謂個人異同；深化理解；具洞察力。
或被視為有所偏頗、預計之內，或受到操縱務求取得某些結果。	由業外人士進行評估，增添公信力。
所得結果可輕易累積作分析用途，另也易於表述。	所得結果的篇幅較長、資料詳盡、內容有變；難以分析。
數據包括實際數字、人次／人數、項目、系統變化、政策／法例的通過、趨勢。	數據包括群體或個人的意見或觀感、關係、事例評論、質素評估、說明、個案研究、非預期結果。
實驗條件和設計用以控制及減少外在變項的變化；集中根據限定數目的預定衡量指標進行評估。	容許變化和多方向評估。

7-1 傷害

事故傷害死亡往往是潛在生命損失的首因，社會損失程度遠比癌症、心血管疾病嚴重許多，美國統計 2000 年因事故傷害導致直接醫療耗用達 1172 億美元，家庭傷害造成社會成本損失達 2170 億美元，事故傷害造成家庭、社會經濟衝擊遠比實際醫療耗用統計數字來得嚴重。目前國際間公共衛生規劃重點已從癌症及心血管疾病防治轉移到以事故傷害防制為主。

傷害的防治，或許哈登（Haddon）所提出的說明最容易理解。由於這個模式由事故的人（Host）、媒介物（Vector）及環境（Environment）三方面，配合事故發生前、事故發生時及事故發生之後來討論，所以就構成了一個哈登矩陣（Haddon matrix）。

每一種事故傷害都可以用以上的方法來分析，不同的單位或是人都可以考慮他們立場裡最可以預防的部分，整體再找出最容易改變的方法來減少事故的發生或衝擊。

傷害的分類對於傷害的監測、資料分析、流行病學研究和防制措施的制定都是不可缺少的。傷害的種類複雜，根據研究目的的不同，傷害的分類方法主要有以下幾種：

(一) 按照造成傷害的意圖分類

1. 意外傷害：指無目的性、無意識地傷害，主要包括車禍、跌落、燒燙傷、中毒、溺水、切割傷、動物叮咬、醫療事故等等。

2. 自殺與自傷：由受傷害人對自己的有意識傷害，包括自殺、自虐、自殘等。1996 年全世界 53 個自殺資料完整的國家資料顯示，自殺的標化死亡率為 15.1/10 萬，每年由自殺導致的死亡約占全部傷害死亡的 16%。據 WHO 統計，2000 年全球約有 100 萬人自殺，而自殺未遂者約為自殺人數的 20 倍。對許多國家而言，自殺是前十大死因之一，是傷害的第一位或第二位死因。

3. 暴力與他殺：他人有意識地加害而造成的傷害，包括家庭暴力、虐待兒童、強姦、他殺、鬥毆等。由他殺導致的死亡約占全部傷害死亡的 10%。

(二) 按照傷害發生的地點分類

1. 機動車：是指在行使中的機動車所造成的傷害，這是最常見的傷害種類，由機動車傷害造成的死亡占傷害全部死亡的 25% 以上。發生機動車傷害及死亡的原因主要是撞車，最常見的危險因素為酒後駕車、違反交通規則（包括司機與行人）、機動車車體過小、超速駕車、夜間或雨天駕車、疲勞駕駛、道路障礙物、道路路況太差等。

2. 勞動場所：職業性傷害主要出現在工作地點，或由於工作環境中某事件所造成的。

3. 家庭：美國家庭傷害年發生數保持在 2500 萬例，其中有 320 萬例導致功能性殘疾，有 8 萬例導致功能形態殘疾。

4. 公共場所：包括娛樂場所及自然災害情況下所發生的傷害均屬此類傷害。美國公共場所傷害年發生約 2900 萬例，其中 2400 萬例為功能性殘疾，還有 6 萬例為功能形態殘疾。

以「路上行人被車子撞倒」的事故為例子來探討哈登矩陣如何用於事故傷害的預防

	人	媒介物	物理環境	社會環境
事件前	酒醉的行人	超速的車輛	交叉路口光線昏暗	當地執法不嚴
事件時	骨質疏鬆的老人	車輛前方視線不良	道路品質不良	速限寬鬆
事件後	年老行人	事故車輛調查	送到醫院的距離	當地醫院的醫療品質

事故傷害防治：哈登矩陣與預防醫學模型（初級、次級與三級）之結合

事故前	事故中	事故後
初級預防	次級預防	三級預防
避免發生傷害	使發生之傷害減至最小	減少傷亡，促進復原

國際疾病分類第十版（ICD-10）有關傷害發生部位的分類表

傷害發生部位	ICD-10編碼	傷害發生部位	ICD-10編碼
所有部位傷害	S00-T97	脊柱、皮膚、血管損傷及異物進入	T08-T19
頭部損傷	S00-S09	燒傷、灼傷及凍傷	T20-T35
頸部、喉部及氣管損傷	S10-S19	各類中毒、藥物反應及過敏反應等	T36-T65、T88
胸部損傷	S20-S29	自然和環境引起的傷害	T66-T78
腹部、會陰、背及臀部損傷	S30-S39	傷害併發症、醫療意外及併發症	T79-T87
肩及上肢損傷	S40-S69	陳舊性骨折及損傷	T90-T96
下肢損傷	S70-S99	中毒後遺症	T97
多部位損傷	T00-T07		

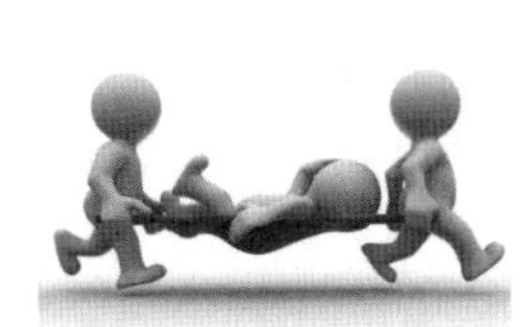

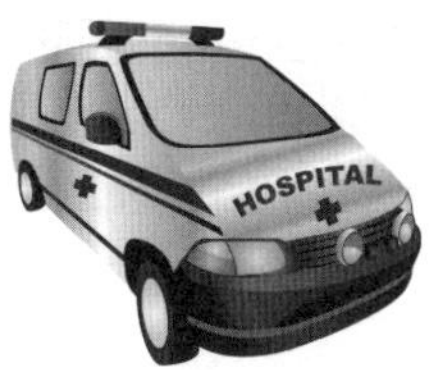

7-2 傷害的危險因子確認

事故傷害在臺灣是極為重要的公共衛生與醫療問題。多年來，事故傷害一直高居國人十大死因的第三位，更是 1 至 39 歲年齡層的頭號殺手（1998 年）。事故傷害及其不良影響成為門診住院的最重要原因。

有效事故傷害防制的第一步就是建立監測系統，藉此確認問題與瞭解相關危險因子。良好事故傷害監測系統必須建立在標準的疾病分類架構才能提供有用的相關訊息，目前世界各國大多是根據世界衛生組織出版的國際疾病分類為主要參考架構。

國際疾病分類關於事故傷害的註碼主要區分為傷害性質註碼（nature of injury codes，N-code）與外因註碼（external cause codes，E-code）。傷害性質主要是描述身體的損傷，譬如頭部外傷、腦震盪、脛骨骨折、手臂撕裂傷、燙傷或一氧化碳中毒等，是臨床醫護人員或是外傷照護系統規劃人員比較關心的訊息，主要用於醫院門住診疾病統計。外因性質主要是描述造成傷害的環境事件與情況。

各國所做的傷害長期趨勢研究，都把焦點放在兒童、青少年和老年人上，主要是因為兒童及青少年是國家未來生產力的棟樑，而老年人事故傷害死亡率比其他年齡層高，值得多加注意。兒童及青少年最嚴重的非蓄意性事故傷害死因是機動車輛事故，其次是溺水死亡，而蓄意性事故傷害死因多為自殺；在性別方面，死亡人數和死亡率均以男性高於女性。

而青少年主要蓄意性事故傷害死因為自殺。另外，有關自殺方式的研究發現，近幾年「跳樓」與「燒炭」取代了「上吊」成為主要的自殺方式，而且男性自殺死亡率高於女性。65 歲以上老年人自殺死亡率也高於其他年齡層，若再將身份細分發現，久病纏身的老年人自殺比例是所有身份別中最高者。

國外關於兒童他殺情況的研究發現，兒童他殺都發生在家裡，且下手的都是父母或是照顧者；臺灣的研究發現，兒童受虐情形跟美國的結果相似，也都發生在家中，且都是父母或照顧者痛下毒手。

嚴重度評估矩陣（SAC）是依據事件嚴重程度與事件發生頻率為兩軸呈現出之風險矩陣。透過 SAC 分級級數可協助醫院面臨所發生之異常事件具備優先處理判斷，以評估介入之必要性。各級數之行動策略建議：

1. **級數一（嚴重風險）：**立即採取行動進行根本原因分析並研擬改善行動，應立即通報院方管理階層。

2. **級數二（高度風險）：**告知院方管理階層並進行根本原因分析或由該部門提出改善方案並持續監測。

3. **級數三（中度風險）：**告知部門管理者；但是若有財物損失須告知院方管理階層由該部門提出改善方案並持續監測。

4. **級數四（輕度風險）：**經由常規程序處理；由該部門提出改善方案並持續監測。

嚴重程度評估矩陣表（SAC）

		嚴重程度					
		死亡	極重度	重度	中度	輕度	無傷害
發生頻率	數週	1	1	2	3	3	4
	一年數次	1	1	2	3	4	4
	1～2年一次	1	2	2	3	4	4
	2～5年一次	1	2	3	4	4	4
	5年以上	2	3	3	4	4	4

事件嚴重度評估

嚴重度	定義
無傷害	事件發生在病人身上，但是沒有造成任何的傷害。
輕度	事件雖然造成傷害，但不需或只需稍微處理，不需增加額外照護。如表皮汎紅、擦傷、瘀青等。
中度	事件造成病人傷害，需額外的探視、評估、觀察或處置，如量血壓、脈博、血糖之次數比平常之次數多，照 X 光、抽血、驗尿檢查或包紮、縫合、止血治療、1至 2 劑藥物治療。
重度	事件造成病人傷害，除需額外的探視、評估或觀察外，還需手術、住院或延長住院處理（如骨折或氣胸等需延長住院）。
極重度	造成病人永久性殘障或永久性功能障礙（如肢障、腦傷等）。
死亡	造成病人死亡。

老年人跌倒的危險因子及原因

老年人跌倒的危險因子	老年人跌倒常見的原因
內在因素： 和年齡有關的生理變化、急性疾病、慢性疾病、藥物、活動因素	環境危險因素、步態平衡障礙、虛弱無力、關節疼痛、眩暈、藥物
外在因素： 環境因素、使用行動輔助器、使用約束	急性疾病、神智混亂、認知障礙、姿勢性低血壓、視力障礙、中樞神經系統障礙

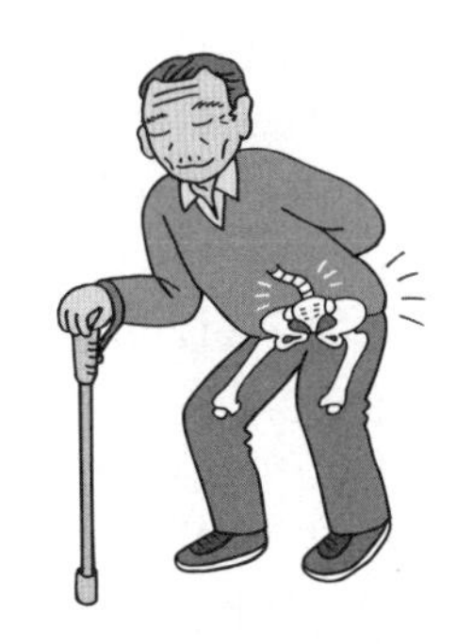

7-3 安全促進與營造社區安全

(一)安全社區

安全社區的概念是開始於 1970 年在瑞典萌芽的社區營造概念，其意義是指聚居於某地區的居民，擁有共同改善社區各方面的安全及健康問題的目標。概念萌起初始，瑞典的法爾雪平市（Falköping）的社區運用了社區力量，成功結合了政府與地方資源推動事故傷害的防制工作，並成功降低事故傷害的發生率，引起了世界衛生組織（WHO）的重視，並逐步擴展各國安全社區行動及建構國際認證機制。

「安全社區」是指一個社區能在社區民眾的共識下，結合社區內所有資源，共同為減少各種意外或故意性的傷害、營造更安全的環境、促進人際和諧、增進每個人身體、心理與社會全面的安適而不斷努力的活動。

「安全社區」的基本概念是建基於地區內的公私部門組織（包括政府部門、商業機構、學校、醫院及地區社會服務團體等）緊密連繫，並運用各自的資源及服務，為社區內居民提供一個舒適安全的工作及生活環境，並且協助企業提升生產力和經濟效益，減少社會因意外受傷而承擔的醫療成本。

安全社區六大指標：

1. 安全社區必須具備一個基於夥伴和合作關係、負責推動社區安全促進工作的跨領域團體來指揮的基礎架構。

2. 安全社區計畫必須是長期性和永續性的，計畫內要涵蓋所有性別、所有年齡層，所有環境和所有情況。

3. 安全社區必須要有以高危險群和高危險環境為目標對象的計畫，以及對易受傷的族群推廣安全的計畫。

4. 安全社區必須有一個能將當地事故傷害的頻率與導因進行紀錄分析應用的機制。

5. 安全社區必須有對計畫內容執行過程及改善效果的評估。

6. 安全社區必須能持續性的參與國內和國際的安全社區活動。

(二)安全學校

依據世界衛生組織針對安全社區定義，安全學校是安全社區運動的範圍內，將安全學校定義為：

1. 安全學校是指以執行計畫方案和監督為根據，跨校園、社區基礎的、長期的、能維持的及預防傷害的計畫。

2. 安全學校採取的行動與其他事故傷害預防計畫是不同的。

3. 安全學校中，最重要的角色是以學校的教職員工及學生為主。

4. 安全學校一詞意味著學校在組織運作與方案實施下渴望得到安全，並非學校已絕對地安全。

5. 以創造性的教育方法來解決校園環境裡的安全問題是安全學校中最重要的步驟。

6. 安全學校的議題包括反霸凌、校園暴力、交通安全、友善校園、自殺防制等，所有會引起事故傷害的層面皆被關懷，目標在建立「尊重」的核心價值。

安全促進可以消弭傷害

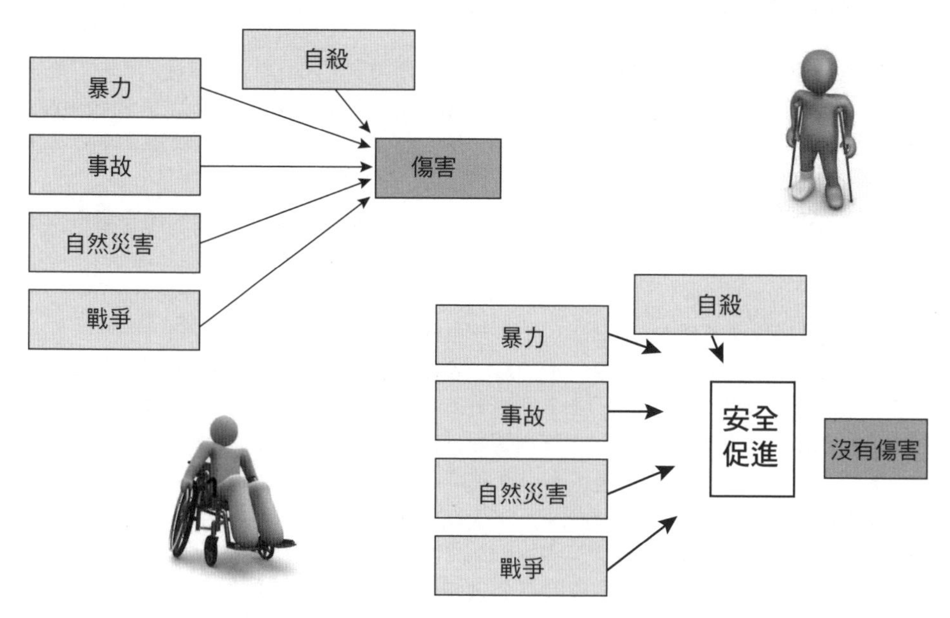

傷害防制議題

	壓砸切割撞傷	車禍	跌倒	中毒	窒息燒燙傷
居家安全	✓		✓	✓	✓
農事安全	✓		✓	✓	
道路安全	✓	✓			
學校安全	✓		✓		

國外安全社區案例

國家	特質
美國	社區營造與共同意識的營造
英國	資源連結與社區學習
新加坡	與社區一起改變社區
日本	警民互動頻率高且相互信任
挪威	強調人與人、人與物種、人與環境的互動原理

7-4 事故傷害的預防原則

事故傷害是全球關注的健康問題，我國事故傷害死亡率自 1989 年起逐年下降，期間除了 1999 年因九二一大地震，以及 2009 年因莫拉克風災提高為 58.9/105、31.9/105，長期趨勢而言已逐年下降，2010 年下降至 28.8/105，但仍為國人十大死因中第六位死因。

事故傷害監測為傷害預防的公共衛生方法之基礎，檢測全球相關性的傷害資料系統在三個層次（死亡、醫院住院、急診就醫）的傷害預防關鍵面向。

事故傷害並非意外，是可藉由教育（Education）、工程（Engineering）、經濟（Economic）、執法（Enforcemant）等多方面針對傷害導因加以預防的，因此，安全教育可以算是預防事故傷害的第一道防線，希望以教育的方法防止事故傷害的發生，教導兒童確保身體生命的安全，避免不應有或意外的傷殘，使我們對整個環境作有效與正確的判斷，本著我們聰明、才智和警覺性，加以妥善的安排與預防，以應付生活上的需要，保障生命財產的安全，享受幸福美滿的生活。

1. 健康觀點：世界衛生組織在 1961 年便以「意外事件可不必發生」為世界衛生日的主題，呼籲世界各國重視事故傷害的預防。事實上，事故傷害在世界各國十大死因的排名均不陌生，對人們生命安全和身心健康所構成的威脅及所造成的危害不亞於任何一種急性或慢性、傳染性或非傳染性疾病，足以顯示實施安全教育的重要性。

2. 經濟觀點：根據統計，教育部於 1997 年發現，交通事故所造成的財物損失一年即超過 11 億元，然而，交通事故只是所有事故的一種，若所有事故傷害加在一起累計，其損失數目一定相當驚人，未來必影響國家的進步和發展，故安全教育的實施刻不容緩。

安全教育的範圍很廣，幾乎包含所有生活情境，如學校安全、運動安全、交通安全、職業安全、家庭安全、防火安全、用電安全、休閒安全、旅遊安全、野外安全等。

安全教育的定義：所有助於形成安全行為、習慣、態度和知識的活動或經驗之傳遞，均可以稱為安全教育，希望教育兒童、青少年、全民了解到有關身體傷害及影響健康的原因，並知道如何控制或減除生活上的不安全，以培養正確的態度與習慣，獲得有用的知識與技能，讓大家都可以過著安全的生活。

安全教育的目的：

1. 教導安全知識，建立正確態度；學習必須的技能，培養安全的習慣。
2. 形成安全的行為，有效防範各種事故傷害的發生，提高生活品質。
3. 促進人們的身心安全，使人人享受安全的生活，維護人類的繼續生存和福祉。

交通安全 3E 政策

教育（education）	70%
工程（engineering）	10%
執法（enforcement）	20%

預防運動傷害的三段五級

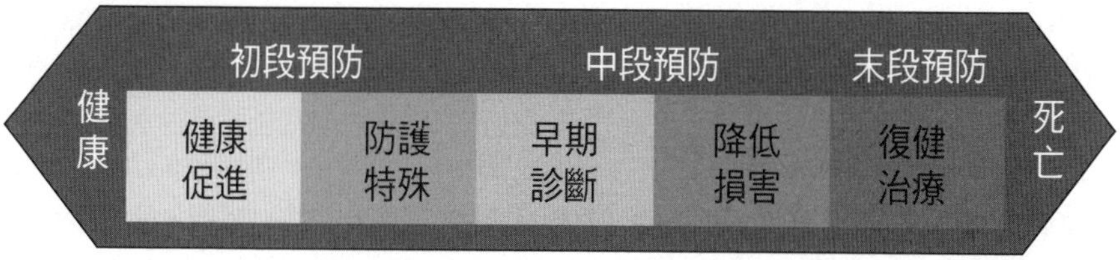

健康	初段預防		中段預防		末段預防	死亡
	健康促進	防護特殊	早期診斷	降低損害	復健治療	

學童發生事故傷害的頻率

1	幼兒創傷事故傷害（如遊戲中受傷、打架等）	37.3%
2	幼兒跌落或滑倒	33.3%
3	幼兒動物昆蟲咬傷（如狗、蛇、蜜蜂等）	7.3%
4	幼兒上下學交通事故	4.5%
5	幼兒灼燙傷	2.8%
6	幼兒窒息事故	1.1%
7	幼兒溺水事故傷害	0.6%

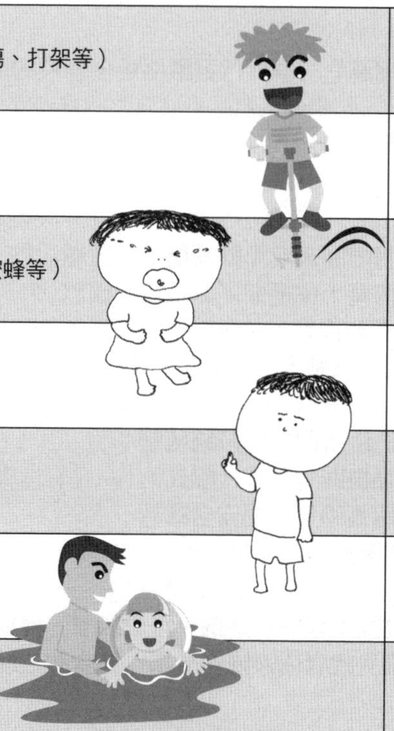

7-5 酒駕防制與交通安全促進

近幾年來我國酒駕的處罰加重，警察取締件數也增加，但因為酒駕肇事而死傷的人數卻無減少，平均每年酒駕相關原因致死人數 800 人以上，致傷人數也多達 18000 人以上。酒駕問題造成無數家破人亡，已不單純是嚴重的交通問題，而且是嚴重的社會問題。

酒駕再犯的違規行為人對交通安全的道德觀念欠缺、守法精神不足、僥倖投機心態與駕駛習性不良，但我國目前尚未立法強制酒癮者戒酒，而是根據精神衛生法的規定，除非酒癮者本身患有精神疾病，或是已經出現暴力行為時，才能強制就醫戒酒，因此除了針對酗酒暴力判刑外，也能強制酒癮者接受戒斷治療。由於有酒精成癮問題者往往不自知，或是知道自己有此方面的問題卻不知道該向誰求助，再加上國人飲酒文化盛行，使得酒駕的發生率與肇事率成為危害交通安全的一大隱憂。目前對於防止酒駕的研究成果指出的有效措施包括：

1. **將酒駕肇事導致相關議題列為最優先解決的問題：**大眾與政府的力量必須要共同覺醒，要以「零酒駕肇事」為目標。

2. **實施處罰酒駕肇事相關立法及嚴格執行酒測：**防制酒駕的策略在於：執法及執法的教育宣導。有效酒駕執法的重點是設立檢查站，而且加強設置臨檢地點是非常重要的基本防制對策。

3. **對酒駕高危險群採行更嚴格更全面性的處罰措施：**酒駕高危險群可以分為三種類型：累犯、初犯者酒測結果血液中酒精濃度很高者、因酒駕被吊銷駕照者。對酒駕者與其車輛採取分開人車個別同時採取罰則。酒駕者被查到當場即時必須嚴格限制其駕車，而且酒駕案件使用的車輛亦必須受到管制或監督。酒駕者必須要即刻受到實質的限制與處罰，而不是等到冗長的法院判決確定才執行。

4. **強化對限制未成年飲酒駕車之宣導活動**

5. **從小教育「保護你／保護我」觀念**

6. **加重酒類稅金：**將稅金所得部分做為防制酒駕專案使用。酒類相關產品營業單位與場所必須強制宣導且執行防制酒後駕車的各種措施，包括進出門口、洗手間、名片、服務人員、代客叫車、代客開車回家等。

7. **採取法院訴訟監督系統機制**

8. **行為動機取向之介入模式：**不只是有酒癮者，而是人人都有責任避免酒駕行為。

9. **確實落實酒駕道路安全講習**

10. **加強醫療教育：**第一線醫療人員，包括急診及救護人員教育對任何意外傷害個案都要做例行與酒精相關的因素評估。

11. **成立國家級網路系統、互動教學、模擬酒駕與其後果**

12. **拍攝受害者或家屬的故事作為宣教之題材**

A1、A2 類中酒駕肇事案件與當年總發生案件比較表

類別	年度	總件數	酒駕肇事件數	酒駕/總件數
A1	94	2767	741	27%
	95	2999	927	31%
	96	2463	674	27%
	平均	2743	781	28%
A2	94	153047	12942	9%
	95	157898	14043	9%
	96	143912	12866	9%
	平均	151619	13284	9%

註：1.A1 類：造成人員當場或 24 小時內死亡之交通事故。
2.A2 類：造成人員受傷或超過 24 小時死亡之交通事故。

酒精對駕駛能力的妨害

血液中酒精含量	狀態	對駕駛人能力之影響
0.03% 以下	清醒	無明顯影響，幾乎與未飲酒無異。
0.03%-0.05%	陶醉感	1. 多數駕駛人心境逐漸變幻不定。 2. 視覺與反應靈敏度減弱。 3. 對速度及距離的判斷力差。
0.05%-0.08%	興奮	1. 反應遲鈍。 2. 駕駛能力受損。 3. 遲而不決或決而不行。
0.08%-0.15%	錯亂	1. 判斷力嚴重受到影響。 2. 體能與精神協調受損。 3. 駕駛人之體能困難度增加。
超過 0.15%	麻痺	1. 駕駛人視線模糊進入恍惚狀態。 2. 駕駛不穩定、判斷力減弱。
超過 0.5%	昏睡	已無法開車。

資料來源：交通部運輸研究所「酒醉駕車對駕駛行為之分析研究」

8-1 婦幼衛生

婦女與 15 歲以下孩童是重要人口組成，婦幼衛生推廣的良窳除了與婦幼健康息息相關之外，也可呈現該地區衛生水準與國民健康。婦幼人口多，是社會的弱勢團體，同時亦為疾病的易感染群，其健康問題常可預防，藉由婦幼衛生的推展可有效降低婦幼生命損失。根據 2010 年臺灣地區人口統計資料顯示：婦幼人數占總人口之 58.19 %。近年來未成年生育率提升及外籍新娘日益增加，使婦幼衛生呈現出多元的變化。《憲法》第 156 條：國家為奠定民族生存發展之基礎，應保護母性且實施婦女兒童福利政策。

(一) 婦女健康管理

1. 孕前健康管理：包括性教育、慎重擇偶、婚前健康檢查、家庭計畫指導、以及婚後生活調適。其方法可藉由門診、家訪或團體衛教方式實施，大眾傳播與媒體亦為可運用。

2. 產前健康管理：衛生所相關護士或社工人員，對於有礙優生或較需關懷之危險群，必須藉由家庭訪視瞭解其健康相關問題，執行異常處理及轉介，並衛教個案定期執行產前檢查；對於非危險群則強調定期執行產前檢查。

3. 產後健康管理：對於危險群衛教個案定期執行產後檢查。對於非危險群則強調定期執行產後檢查。

4. 其他婦女健康相關議題：全民健保中相關規定：40 歲以上至未滿 65 歲婦女，每 3 年給付一次成年保健服務；65 歲以上婦女，每年給付一次成年預防保健服務；30 歲以上婦女，每年給付一次子宮頸抹片檢查；45 歲以上至 69 歲之婦女，每 2 年可檢查一次婦女乳房攝影檢查。40 歲以上至未滿 45 歲且其二親等以內血親曾患有乳癌之婦女，每 2 年可檢查一次。

(二) 家庭暴力

應提供必要的醫護照顧、心理支持及相關的社區資源，指導受虐者如何求救與因應，或徵得個案同意後向當地員警備案。內政部設置「113 保護專線」，主要是提供民眾有關家庭暴力、性侵害及兒童少年保護事件的通報及諮詢窗口，並將外籍人士納入保護網，不分縣市、不分日夜，一年 365 天不打烊。

(三) 外籍新娘（新住民新娘）輔導

內政部「愛護外籍配偶專線 0800-088885」，提供外籍配偶生活適應輔導、教育、就業、醫療等相關資訊諮詢及通譯服務，協助其生活適應、人身安全、子女教養及就業服務。護理人員應主動評估、關心、提供所需健康照護及可運用的資源並建案管理，定期追蹤。

外籍新娘（新住民新娘）的生育與照顧小孩問題策略主要有：建立外籍與大陸配偶之健康管理資訊、促進及保護育齡外籍與大陸配偶之生育健康、促進及保護外籍與大陸配偶之子女健康、提供生育及育嬰指導、訂定「外籍配偶生育健康管理計畫」、試辦「外籍配偶志工」培訓計畫。

嬰幼兒及兒童健康政策

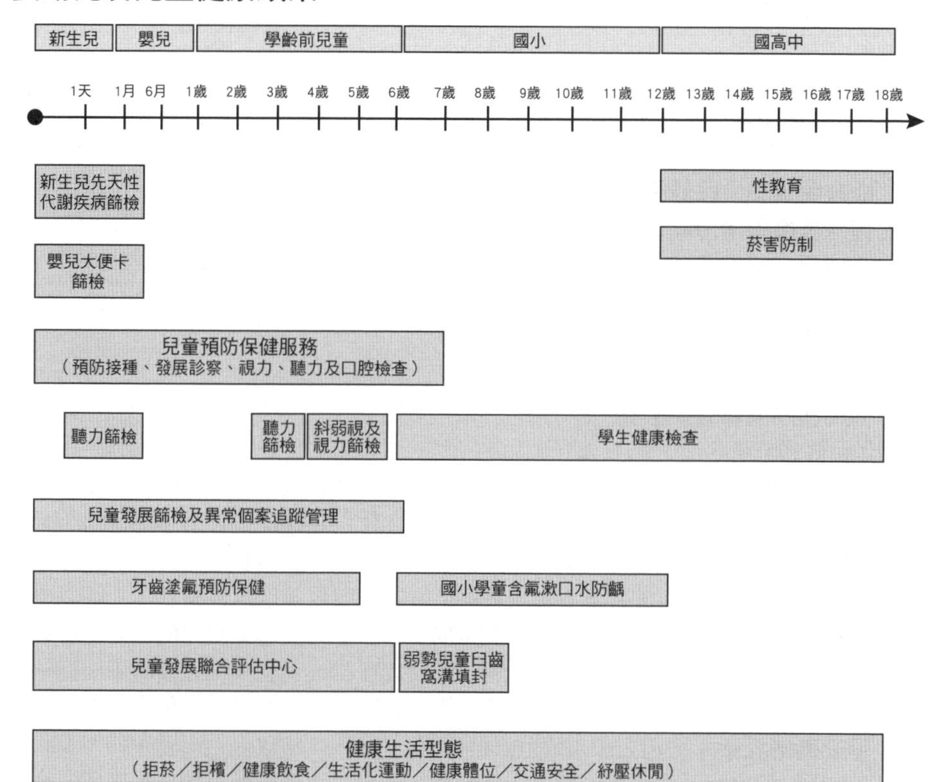

資料來源：2010 年國民健康署年報。

全民健保的孕婦產前檢查服務項目

服務對象	檢查次數	服務項目
妊娠第一期（未滿 17 週）	2 次	1. 身體檢查：個人及家族病史、個人孕產史查詢、成癮習慣查詢、身高、體重、血壓、胸部、腹部檢查等。 2. 血液檢查及尿液檢查。 3. 超音波檢查：於妊娠第二期檢查一次；因特殊情況無法於該期檢查者，可改於妊娠第三期接受本項檢查。 4. 衛教指導：孕期生活須知、產期遺傳診斷、營養、生產徵兆、母乳哺育、成癮習慣戒除與轉介等。
妊娠第二期（17 週至未滿 29 週）	2 次	
妊娠第三期（29 週以上）	6 次	

8-2 優生保健

優生保健的目的在於提高人口素質，保護母子健康及增進家庭幸福。可透過婚前健康檢查、遺傳諮詢、產前遺傳診斷、新生兒篩檢、優生健康檢查等方法來發現有礙優生的疾病。據衛生福利部的衛生白皮書（1997 年）對於優生保健工作策略如下：

1. 提升民眾優生保健服務受檢率。

2. 確實掌握異常個案之治療。

3. 維持優生保健服務品質。

4. 避免產前遺傳診斷技術之濫用。

5. 整合國內遺傳疾病診斷服務。

6. 加強先天缺陷兒登記追蹤系統之進行。

7. 強化國內遺傳諮詢服務。

優生保健的服務內容：

1. 優生健康檢查： 針對未婚或已婚尚未生育之男女，包括一般健康檢查（身高、體重、血型、血清梅毒反應、血液及尿液、X 光檢查）、遺傳性疾病（癲癇、血友病、染色體變異症、精神病及近親通婚所形成之疾病）、傳染性疾病。

2. 臨床遺傳諮詢診斷與治療： 服務對象是經證明四親等以內親屬或本人疑似罹患遺傳或精神疾病者、多次流產、懷孕期間接觸或暴露於可能導致胎兒畸形的物質或環境、經產前遺傳診斷技術發現胎兒不正常，需對流產物或新生兒確定診斷者。提供及解釋有關遺傳性疾病的事宜、及早診斷出遺傳性疾病，並迅速予以治療或防範。

3. 產前遺傳診斷： 服務對象為高危險群孕婦，包括 34 歲以上之高齡孕婦、本胎次有生育先天缺陷之可能者、曾生育先天性缺陷兒者、本人或配偶有遺傳疾病者、家族中有遺傳疾病者、習慣性流產者。其中包括超音波診斷（以判斷胎兒的生存性、胎數及胎兒畸形。於懷孕 20 至 22 週間做）、羊膜腔穿刺術（能診斷唐氏症及染色體異常之胎兒。適宜執行時間為懷孕 16 至 18 週，為目前積極推動的方法）、胎兒絨毛膜組織檢查（能早期診斷染色體或基因異常的胎兒。適宜執行時間為懷孕 9 至 11 週，較易發生感染、出血及流產，僅適用於必要時執行）。

(一) 優生保健諮詢中心

服務目的為協助家庭了解遺傳疾病的真正病因，疾病過程、預後、醫療可能、遺傳方式、預估再發率及預防方法。對象為有以下家族史的個案：如先天性缺陷、智障、染色體異常、遺傳疾病等；近親通婚；不知原因的重複性流產；懷孕期間曾接觸或暴露於可能導致胎兒畸形的物質或環境者。諮詢原則為基於正確的診斷、非指示性的諮詢、注意個人與家庭並重、據實以告、保密、長期追蹤。

(二) 罕見疾病防治

服務目的為防治罕見疾病發生，及早診斷罕見疾病，加強照顧罕見疾病患者，協助其獲得合宜照顧。服務對象為有罕見疾病家族史之家庭及有罕見疾病之個案，如尿素循環代謝障礙、胺基酸代謝疾病、高胱胺酸尿症、苯酮尿症、重型海洋性貧血等。

優生保健服務網

服務項目	服務處所
優生保健檢查	醫學中心 準醫學中心 臨床細胞遺傳檢驗單位 新生兒篩檢轉介單位
婚前健康檢查	向衛生主管單位報備者
產前健康檢查	具婦產科醫學會及醫用超音波學會會員 臨床細胞遺傳檢驗單位 海洋性貧血基因檢驗機構
新生兒先天性代謝疾病	接生單位
優生保健諮詢中心	臺大醫院 臺北榮民總醫院 臺中榮民總醫院 中山醫學大學附設醫院 中國醫藥學院附設醫院 高雄醫學大學附設醫院 花蓮慈濟醫院

遺傳疾病之發生率

遺傳疾病種類	每1000人口發生率
單基因	
常染色體顯性	2～10
常染色體隱性	2
X 性聯隱性遺傳	1～2
染色體異常	6～7
具遺傳傾向的常見疾病	7～10
合計	38～51

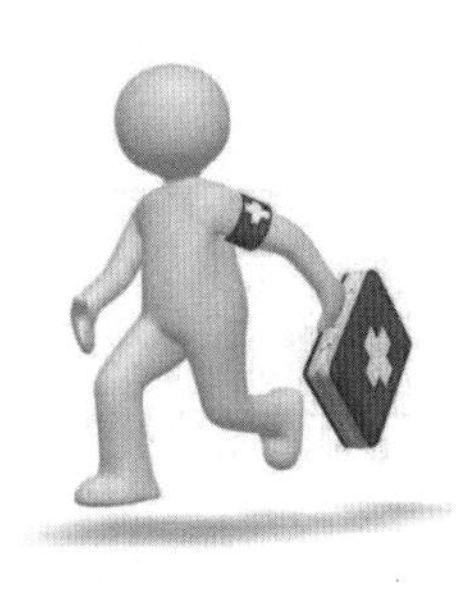

遺傳病家族與各醫療及支持機構的相關性

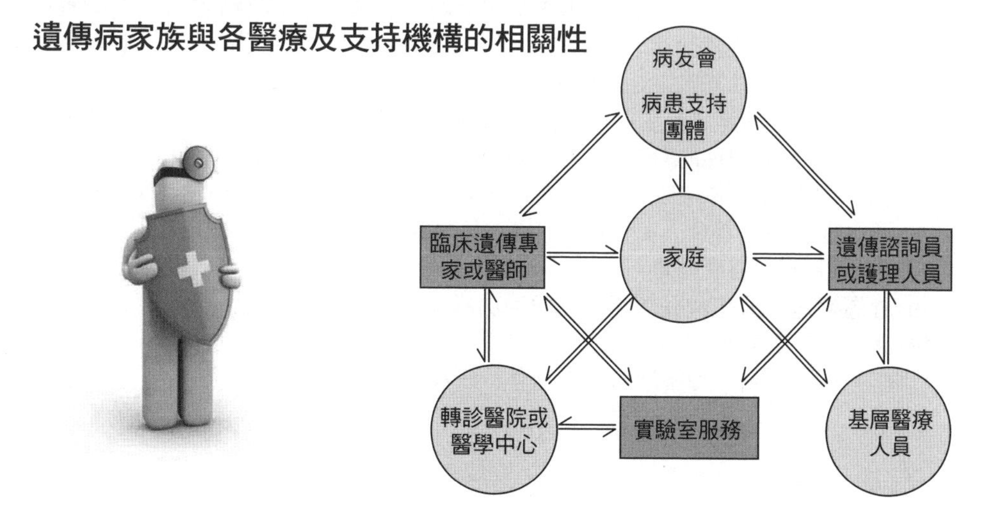

8-3 家庭計畫

家庭計畫一詞最早源自於 1910 年，歐美國家則是自 1930 年開始引進此觀念。所謂家庭計畫係指「使每一個子女都是在父母期盼中所出生」。

家庭計畫之意義是要使每對夫婦依照自己的意願、身心健康狀況、家庭經濟基礎，使母體有計畫地在適當期間生育子女。其工作範圍包括生育指導、孕期衛生、產後衛生、人口政策擬訂、人口問題研究、節育方法的研究及改進。

臺灣家庭計畫的推展過程雖然曲折卻頗具成效，1949 年由於戰後嬰兒潮與死亡率降低，造成人口快速增加，嚴重影響經濟及社會發展，終於政府於 1968 年頒布《臺灣地區家庭計畫實施辦法》，翌年公布《中華民國人口政策綱領》。

臺灣地區自 1964 年起全面推行家庭計畫，強調節制生育。1998 年開始推行臺灣地區新家庭計畫（三期）目前其計畫重點為：倡導適齡結婚、適齡懷孕、適量生育，宣導家庭計畫生育及優生保健等。

臺灣地區家庭計畫的現況：

1. **維持人口合理成長：**加強宣導適齡結婚、適時（約 22 至 30 歲）及適量生育，以生育兩個孩子恰恰好。

2. **有偶婦女避孕需求高：**提供避孕器，並指導民眾口服避孕藥、保險套之正確使用。

3. **未成年（未滿 20 歲）婦女生育率高：**積極加強對青少年生育保健之教育，諮詢與問題之處理。

4. **人工流產偏高：**加強指導正確的性知識與性態度並鼓勵使用避孕方法。

5. **身心障礙群體生育保健問題：**積極訪查、指導接受優生保健諮詢及檢查，並積極採行或有效之避孕方法。

6. **外籍新娘（不含大陸新娘）之生育保健問題：**指導接受家庭計畫與優生保健諮詢與服務。補助幾項費用，如：外籍配偶設籍前未納健保之產前檢查費用、生育調節服務費用、大陸人士與隨行之配偶及未滿 18 歲子女則應自取得該入出境證在臺灣停留滿 4 個月之日起就要參加全民健保。

7. **人工流產（參照《優生保健法》）：**護理人員宜提供正確資訊，解釋適用時機、執行方式、對身心可能的影響及合格醫療院所等，以供個案作合適的選擇。人工流產執行單位須為衛生署指定核可之醫療院所，執行醫師應具婦產科專科醫師資格。

8. **不孕症護理：**護理人員宜傾聽家庭成員之感受、提供其不孕症相關資訊，轉介至具不孕症服務之醫療機構。

9. **社區護理人員在家庭計畫中的角色功能：**社區護理人員須評估個別性的家庭計畫問題、確認其健康需求、擬定個別性之家庭計畫、依民眾個別的情境提供適切的衛教及轉介、最後也必須評價其家庭計畫執行成效。

臺灣未來三階段人口年齡結構趨勢圖 - 中推計

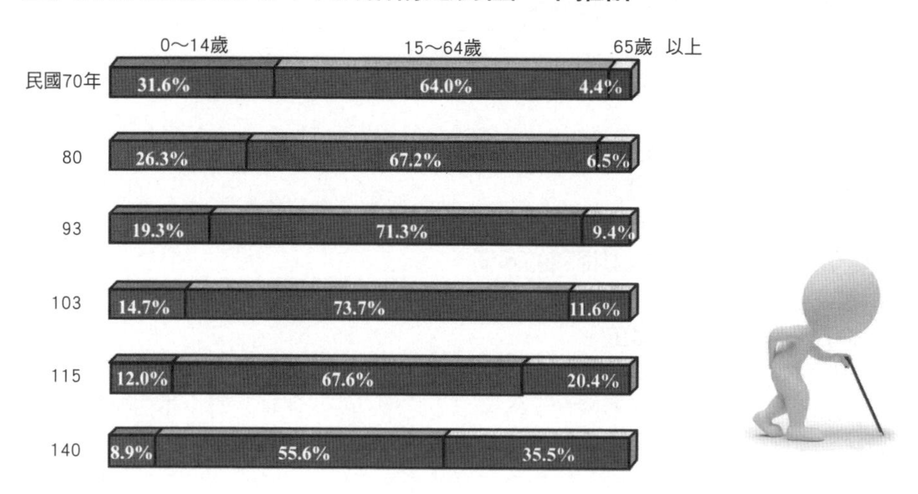

1947 年至 2010 年臺灣的總生育率與出生數變遷

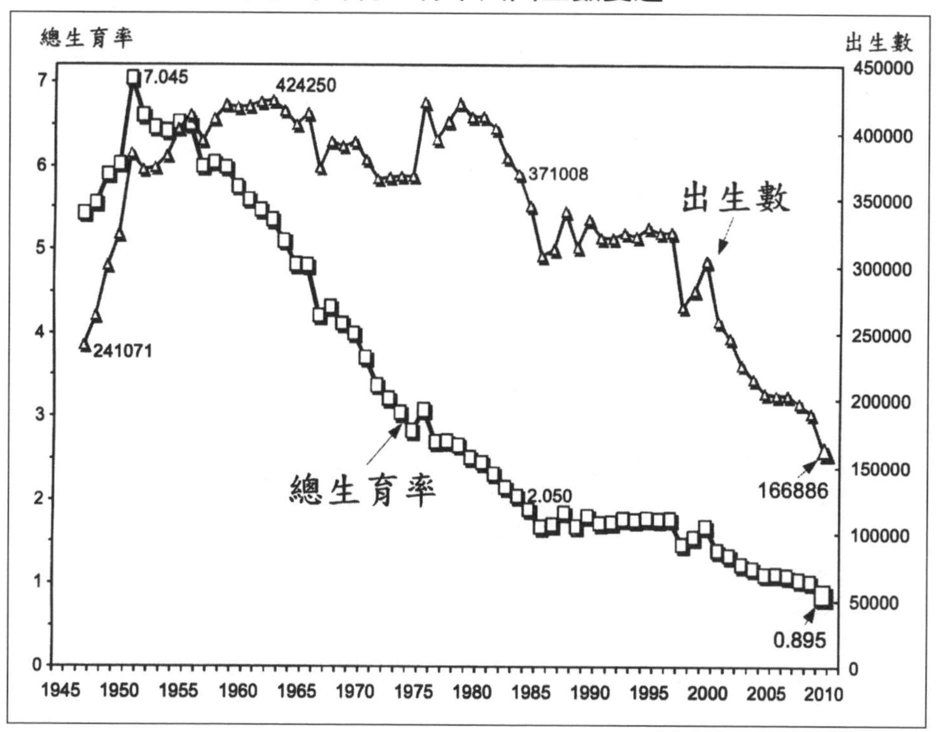

資料來源：內政部歷年《中華民國人口統計年表》

8-4 婦幼衛生的指標

指標的基礎在於定義是有共識的，且說明完整，並清楚的列出排除因子。使用指標的意義在於：

1. **指標的特異性與敏感性是很高或最高的。**
2. **指標是正確的與可信的。**
3. **指標有很好的識別力。**
4. **指標讓使用者很清楚看出相關的事情。**
5. **指標能做有用的比較。**
6. **指標是有證據醫學基礎的。**

婦幼保健就是增進婦幼健康與福祉，積極目的為增進婦幼健康、提高人口品質。實際工作對象則為 15 至 49 歲育齡婦女，15 歲以下之嬰幼兒、兒童及青少年。範圍包括：家庭計畫、優生保健、孕產婦保健、嬰幼兒保健、兒童及青少年保健。

臺灣地區於 1952 年起開始全面積極推展婦幼衛生工作。50 多年來成果顯著，孕產婦死亡率 ；嬰兒死亡率皆大幅下降。一般生育率降至 2010 年的 27%、孕產婦死亡率有逐年下降的現象。30 歲以上婦女的生育率則是逐年增加；30 至 34 歲婦女為主要生育年齡層；第一胎生育年齡由民國 76 年的 23 歲增加至 2009 年的 29.3 歲。

總生育率（Total Fertility Rate，TFR）係指「每千位婦女自 15 歲開始，依照當年的年齡別生育率，到年滿 50 歲之前合計生育的子女數」。

臺灣從 1960 年代以來一直以總生育率作為衡量人口生育水準的標準。這是因為粗出生率易受人口年齡組成影響，但總生育率則會視育齡婦女年齡組成的調整，比較能反映當代育齡婦女的平均生育力。

嬰兒死亡率是衡量一個國家兒童健康狀況之主要指標之一。自 1971 年起，我國嬰兒死亡率逐年下降。惟於 1994 年時，因《兒童福利法》之修正公布，於當年 10 月起全面實施「出生通報制度」，減少了出生嬰兒之漏報或遲報之情形，反映於 1995 年起嬰兒死亡率的上升及波動。我國雖比日本、新加坡及荷蘭等七國先進國家嬰兒死亡率平均值 5.06%為高，但 2004 年已降至 5.30%。

5 歲以下兒童死亡率被認為是最能顯現一個國家兒童狀況的重要單一指標，因為這個指標衡量的是整個兒童發展的最後結果。可能影響這個結果的投入，包括甚廣，例如：營養情況、母親的健康知能、預防接種、婦幼醫療服務、收入及家庭可獲致的食物、清潔飲水、及包含托育學園、社區整體的安全環境等。

隨著社會的進步，公共衛生的穩定發展，我國的孕產婦死亡率及嬰兒死亡率顯著下降，孕產婦死亡率由 1981 年每十萬活產 19.38，降至 2000 年的 7.86 及 2004 年的 5.54。由於完善的產前檢查可提供懷孕婦女潛在性健康問題的監測、相關諮詢及支持，所以是政府推動婦孕產保健的基本措施。

臺灣地區婦幼衛生重要指標

年別	一般生育率‰	15～19歲生育率‰	20～24歲生育率‰	25～29歲生育率‰	30～34歲生育率‰	35～39歲生育率‰	40～44歲生育率‰	初婚年齡		第一胎生育年齡（歲）	結婚率‰	離婚率‰	孕產婦死亡率‰	新生兒死亡率‰	嬰兒死亡率‰
								男	女						
70	89	29.0	176	197	69	16	…	27.1	23.6	…	9.30	0.8	19.38	3.14	8.86
80	58	17.09	2	149	68	15	…	28.4	25.7	…	8.0	1.4	7.78	1.62	5.05
90	41	13.06	2	106	75	21	3	29.5	25.9	28.2	7.63	2.53	6.91	3.32	5.99
98	31	4	27	69	75	27	4	33.9	30.3	29.3	5.07	2.48	8.4	2.4	4.1
99	27	4	23	55	65	28	4	31.8	29.2	…	6.00	2.52	4.2	2.6	4.2

資料來源：內政部統計資訊網（2011 年）。

婦幼相關衛生指標

總生育率	$5\times\sum_{15\text{-}19}^{45\text{-}49}\frac{\text{該年度某5歲年齡組婦女之活產數}}{\text{該5歲年齡組婦女年中人口數}}\times 1{,}000$
15-19 歲青少女生育率	$\frac{\text{該年度15-19歲不論已婚或未婚之育齡婦女活產數}}{\text{該15-19歲年齡組婦女年中人口數}}\times 1{,}000$
嬰兒死亡率	$\frac{\text{該年度未滿1歲之嬰兒死亡數}}{\text{該年活產總數}}\times 1{,}000$
5 歲以下兒童死亡率	$\frac{\text{5歲以下兒童死亡數}}{\text{活產嬰兒人口數}}\times 1{,}000$
孕產婦死亡率	$\frac{\text{該年度由於各種產褥原因所致孕產婦死亡數}}{\text{該年度之活產總數}}\times 100{,}000$
恆齒齲蝕缺牙充填指數	恆齒齲蝕缺牙充填指數 DMFT 為牙齒齲齒數（D）、缺牙數（M）與填補數（F）之牙齒數之總和。
幼兒各項預防接種完成率	設籍本國 3 歲以下幼兒已完成劑卡介苗、3 劑 B 型肝炎疫苗、4 劑口服小兒麻痺疫苗、4 劑白喉破傷風百日咳混合疫苗，1 劑麻疹腮腺炎德國麻疹混合疫苗及 3 劑日本腦炎疫苗接種之百分率；另水痘疫苗自 1994 年起始納入常規接種。

婦幼及優生保健

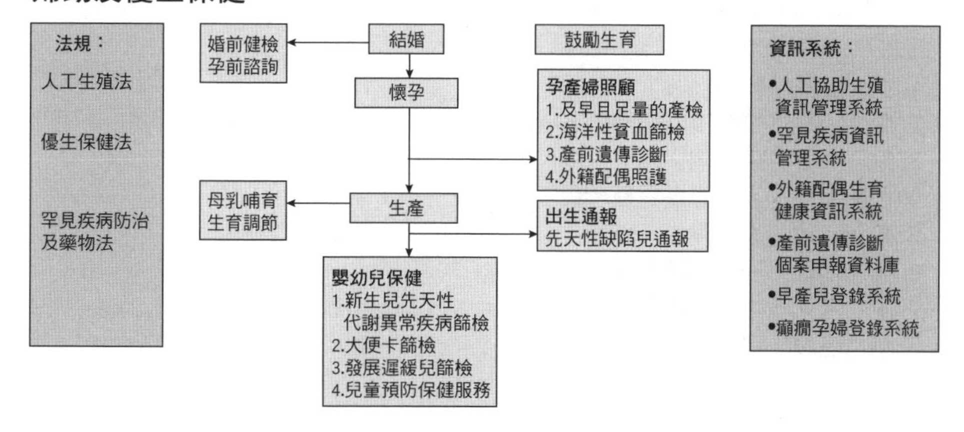

8-5 家庭評估

家庭是指由婚姻、血緣或收養而產生的親屬間的共同生活組織。美國社會學家 Stephe 為家庭下的定義是：家庭是以婚姻及婚姻契約為基礎的一種社會安排，它包括三種特性：夫妻與子女住在一起、承擔為人父母的權利和義務、夫妻在經濟上負有互相扶養的責任。

在民法上，稱家者，以永久共同目的而同居的親屬團體（民法第 1122 條）。家既為共同生活的團體，則必須至少有兩人上共同生活始可為家。在戶籍編造上，雖可有單獨戶長之戶，但民法上並不允許「單獨家長」之家存在。而《民法》第 1123 條「家置家長，同家之人，除家長外，均為家屬」。

卡加利家庭評估模式（Calgary Family Assessment Model，CFAM）的評估架構中包括家庭的發展、家庭的結構、家庭的功能。

家庭發展理論將「發展」定義為：經歷社會文化所規範的一連串事件之過程。家庭發展包含了不同形式的改變，如家庭組成大小、家人關係的複雜性等方面的改變。

在家庭成員中，變遷的關鍵在於「婚姻關係」和「有無子女」。由此可以發現，造成現今家庭成員與以往不同的原因中，「家庭關係」與「有無子女」是兩個重要關鍵。無子女的家庭不斷增加中，這種夫妻俗稱為「頂客族」，又分為「永久無子女」和「延緩生育」兩種情形。此外，以前結婚是生育的「必要條件」，但是現今也有未婚生子的情形，包括青少年懷孕、不婚生子、同居，或單身女子收養小孩。

不論時代如何變遷，家庭依舊以不同的型態存在。雖然家庭功能改變，已是現代社會不爭的事實，但仍是家庭生存的必要條件。自男女締結婚緣共組家庭開始，歷經生兒育女、兒女長大成、夫妻一方死亡為止構成一個家庭生命週期。羅杰斯（Rodgers）將家庭生活分為三個面向，以幫助我們對家庭生命週期有更深一層的認識。

1. **社會一制度面向：**家庭成員發展符合社會期望角色及規範行為，且家庭、社會角色連結。
2. **團體一互動面向：**家庭成員經彼此互動產生行為或對行為產生影響。
3. **個體一心理面向：**家庭成員的個性受家庭影響，反之亦影響家庭，個體性格差異影響其所擔負之家庭角色扮演。

家庭生命週期的階段：

1. **第一階段（新婚階段）：**剛結婚，尚無子女。
2. **第二階段（家有嬰幼兒階段）：**第一個子女出生到 2 歲半。
3. **第三階段（家有學齡前兒童階段）：**第一個子女 2 歲半到 6 歲。
4. **第四階段（家有學齡兒童階段）：**第一個子女 6 歲到 12 歲。
5. **第五階段（家有青少年階段）：**第一個子女 12 歲到 20 歲。
6. **第六階段（子女離家階段）：**子女陸續離家。
7. **第七階段（中年父母階段）：**由子女均離家即所謂的「空巢」。
8. **第八階段（老年家庭階段）：**從退休到夫婦兩人死亡。

卡加利家庭評估模式

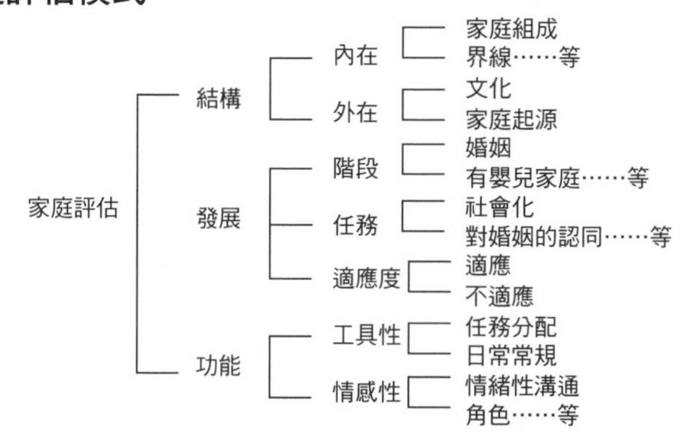

當前社會的家庭型態

單親家庭	指因離婚、喪偶，或未婚的單一父親或母親，和其 18 歲以下未婚子女所組成的家庭。
繼親家庭	又稱重組家庭，指父母雙方之任何一方因離婚或死亡，而另一方再婚，再婚之對象即為兒童的繼親，兒童與繼父 / 母及生父 / 母共住的家庭。
隔代家庭	廣義的隔代教養包括祖父母輩，甚至是隔代其他親友於任何時機，對孩子的教養和照顧，如三代同堂，而狹義的隔代教養則指祖父母擔負孫子女大部分的教養與照顧責任之情形，孩子的父母在週末與孩子接觸，甚至完全放棄對孩子的照顧。
收養家庭	指收養他人之子女為自己之子女，法律上視同親生子女，民法上規定，有配偶者收養子女時，應與其配偶共同為之，且一人不得同時為兩人之養子女，而收養者應比被收養者年長 20 歲以上，有配偶的人被收養時，應有配偶的同意，養子女跟生父母間之自然血親關係不因收養而消滅，只是權利義務因收養而終止。
單身家庭及同居家庭	單身家庭：即由一個人所構成的家庭，包括離婚單身者、喪偶者、獨身主義者，或婚前的過渡階段。 同居家庭：包括生人分租同居型、朋友分租同居型、愛人同居型…等。若以法律的角度來看，多種男女結合所形成的「非婚生活共同體」，區別重點在於共同生活之男女「有無婚姻意思」，但由於這些結合並不符合法律所規定之婚姻關係，因此視之為「同居家庭」。

家庭的功能

經濟的功能	目前家庭經濟功能改變許多，從早期家中所需均可自給自足的生產單位，到現在的消費單位。在這樣的角色調整過程中，家庭仍是經濟的基本單位。
保護的功能	家庭的主要功能是保護家中成員免受外人侵害，同時家庭成員生病、受傷、失業或老邁時，家庭更是他們避難的堡壘。
娛樂的功能	在農業社會休閒以家庭為中心，現代家庭娛樂型態改變，但對下一代娛樂價值觀之影響主要還是家庭，休閒生活安排得好，更可促進家人關係的親密和諧。
宗教的功能	西方家庭和教會有密切的關係，宗教信仰曾是道德教育的根據，在中國家庭中祭祀祖先是家庭一項重要的功能，宗教功能雖不甚明顯，但對子女的人生觀影響很大。
教育的功能	家庭過去是教育子女的主要場所，現代教育雖然幾乎都已來自家庭以外的範圍，但對子女價值觀，信仰和處事態度等影響，家庭仍是教育的中心，對一個人影響最長遠。
生育的功能	每個社會皆以家庭為生兒育女的地方，傳統中國家庭的首要功能為養育子女。
情愛的功能	家庭最主要的功能就是滿足每個成員的情感和愛的需要，尤其夫妻間的情愛是家庭生活的基石，孩子安全感的最主要來源是知道父母相愛

9-1 健康社區評估

社區是居住某一地理區域，具有共同關係，社會互助及服務體系的一個人群。社區具有四項要素：

1. 空間：為一空間範圍的居住場所（地理社區）。

2. 人：存有相互關係，具自主性、共識與認同的一群居民或社群，有「共同體」之意思。

3. 時間：經過一定時間的發展歷程，具時間向度的累積，形成社區特色、文化。

4. 認同：不同議題的關懷、參與歷程，形成特殊的地域、文化、價值認同。

隨著臺灣經濟的發展，疾病型態的改變，國民對健康需求的層次也不斷提高，健康促進已成為全民健康的主要策略。行政院衛生署於 1998 年開始試行辦理社區健康營造計畫，1999 年正式推動社區健康營造計畫，2006 年全國已經成立 325 所社區健康營造中心，全臺灣共 369 鄉鎮，幾乎快達每一鄉鎮一個健康營造中心的目標。期望藉由民眾的學習與參與，激發社區意識與自決能力，建立健康的支持性環境等方式，共同營造健康社區。推動的目標包括：

1. 社區居民能主動參與並推行健康生活方案，形成在地人對健康的共識。
2. 培育社區健康營造的推動尖兵，將熱心與愛心向外傳播，向下傳承，並且永續經營。
3. 人人都是健康資訊的 007，懂得主動尋找、吸收並運用健康資訊，與社區一起分享、成長。
4. 自己動手來實行社區的健康議題，營造出最適合的健康生活環境，你我共同的目標是建立健康的社區、城市及國家。

健康社區除了以充權及合作為推動原則外，也體認到影響健康的因子不只是衛生醫療體系和個人生活型態，還包括社區整體的社會及物理環境。理想的健康社區應至少包括下列 11 項條件：

1. 乾淨、安全、高品質的生活環境。
2. 穩定且可持續的生態系統。
3. 強而有力且互相支持的社區。
4. 對影響生活和福利等決策有高度參與。
5. 能滿足城市居民的基本需求。
6. 能藉多元管道獲得不同的經驗及資源。
7. 多元化且具有活力及創新的都市經濟活動。
8. 能保留歷史古蹟並尊重地方文化。
9. 具有城市遠景，是一個有特色的城市。
10. 提供市民有品質的衛生與醫療服務系統。
11. 市民有良好的健康狀況。

健康促進已經從過去的社區健康評估邁向健康社區的推動。在測量上也跳脫過去以疾病死亡率、罹患率、醫療服務利用率、個人健康行為等傳統健康結果指標，而是以社區資產及社區能力為導向。健康社區在推動策略上也以提升社區參與及社區充權為目標。

健康社區營造步驟

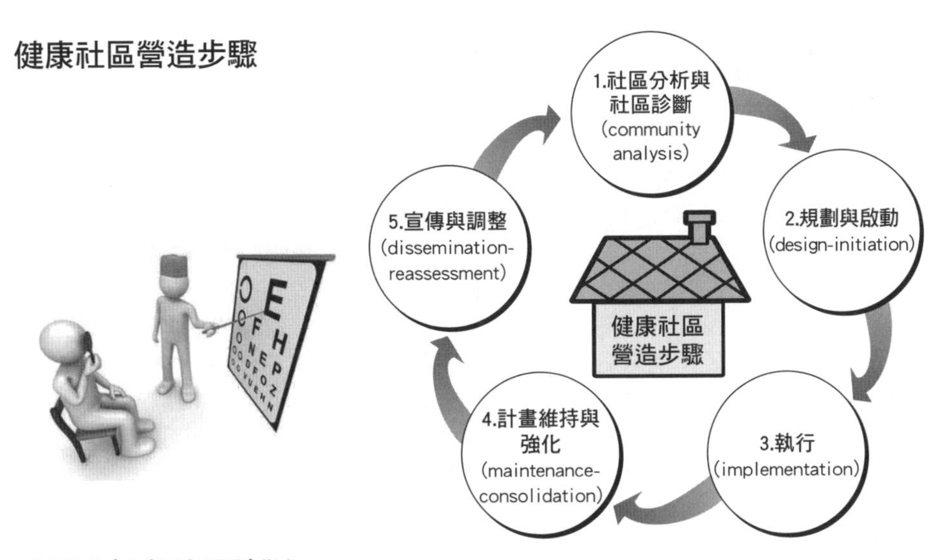

社區分析與社區診斷

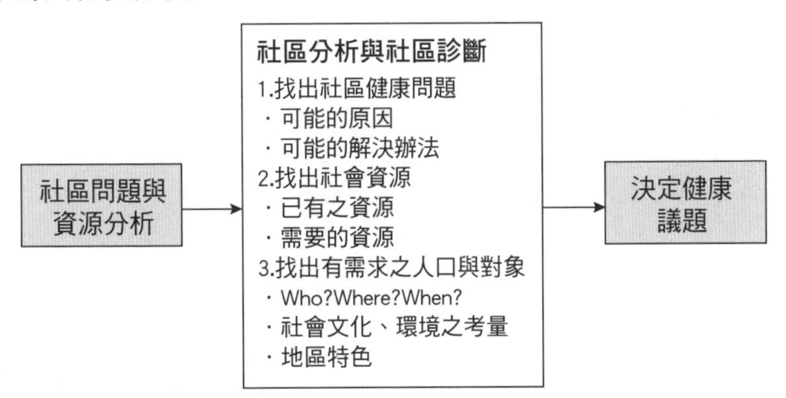

社區健康問題分析

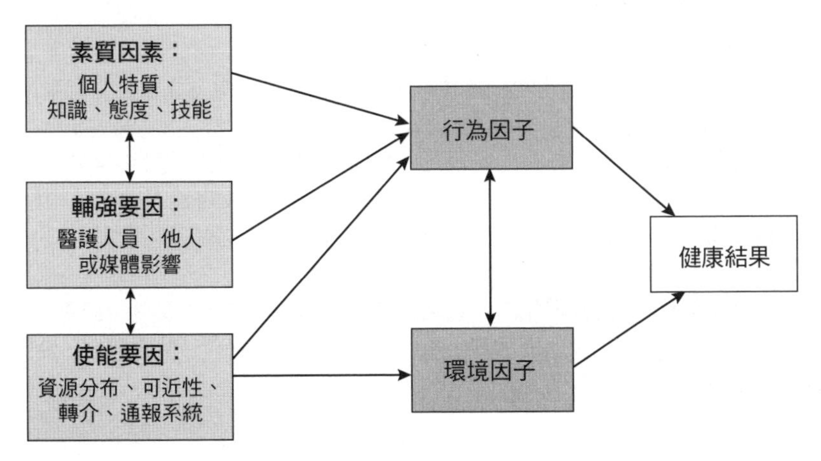

9-2 健康社區評估指標

所謂「社區健康評估」是指有系統地檢視社區的健康狀態及健康問題，使衛生單位能了解社區的健康需求，進而規劃相關衛生計畫及分配醫療資源的工具。

社區健康評估主要以找出社區健康問題及了解社區需求為出發點，例如評估社區內是否有癌症、慢性病、抽菸、酗酒、藥物濫用、事故傷害、肥胖等健康問題，是以「缺乏與需求導向」的模式來規劃社區健康計畫。

「社區健康評估」與「健康社區評估」兩個名詞的背後，反映了不同時代對於健康的概念。社區健康評估與健康社區評估乃是一體兩面，一面是需求，另一面則是資產。因此，社區健康是健康社區評估的其中一部分。

健康社區指標不再只是用以評估社區不足的地方，或規劃相關的介入計畫，而是進一步幫助社區確認其可獲得的資源及策略，作為提升社區健康的策略。

健康社區評估的初步問卷可包括下列內容：

(一) 基本資料

1. 受訪者基本資料：包括年齡、性別、職業及教育程度。

2. 社區基本資料：村里別、鄰數、人口數、性比、年齡分布、居民主要職業。

(二) 健康社區評估項目

1. 居民健康狀態：（1）生命統計：死亡率、發生率、盛行率、預期壽命；（2）健康問題：癌症、心臟病、中風、三高、事故傷害、自殺、傳染病等；（3）危險因子：吸菸、酗酒、藥物濫用、憂鬱、暴力、不健康飲食、身體活動不足、肥胖、失能、老化等。

2. 社區環境：（1）空間環境：如公園綠地、教育單位、運動場及藝文場所等；（2）交通環境：如機慢車道、公車路線、腳踏車道、停車場、人行道及騎樓是否通暢等；（3）整體環境：如空地管理、公園清理、街道清理、資源回收及自覺環境是否乾淨等。

3. 社區組織：社區有哪些運動、舞蹈、體操及藝文相關組織；社區是否有成立志工團體，如環保義工隊、救護隊及社區巡守隊、病友會（三高、癌症、戒菸）等。社區有哪些民間團體、學校、廟宇、教會。

4. 社區活力：包括社區發展協會理事長與里長之關係，社區發展協會與里辦公室合辦活動的情形，里長與鄰長的聚會頻率，活動中心的功能，社區是否有舉辦年節、藝文或聚餐活動等。

5. 社會支持：包括是否有成立安親班、臨時托嬰托幼場所，對獨居老人、遊民、低收入戶、家庭糾紛的事件、喝酒鬧事、刑事或竊盜案件及自殺事件的處理等。

6. 經濟資本：社區以什麼營生？是否有產業發展？地方有哪些企業組織？企業社團？連鎖店？社區營造是否採雇工購料等方式。

7. 社區健康服務（組織與活動）：包括社區內的醫療設施，如醫院、衛生所、診所、藥房、老人照護機構及健康促進活動，如預防保健、社區照顧、健康體能、健康飲食、菸害防制或健康促進課程等。

社區評估的歷史進程

	年代	主要評估面向
社區健康評估	70 年代以前	醫療科技是主流，疾病的死亡率及罹患率醫療服務。
	70-80 年代	生活型態 預防性健康服務
健康社區評估	90 年代以後	支持性的環境 健康的公共政策

推動社區發展應該注意四大資本之建立

人力資本方面	(1) 社區人力的組成，如性別、年齡、種族、職業等。 (2) 居民的健康狀態，如死亡率、罹病率、失能、生活品質等。
生態資本方面	(1) 空間環境，即是硬體建設與環境綠美化。 (2) 交通環境，指與居民行動相關的環境。 (3) 整體環境，指針對空間環境的整理，意即環境乾淨的維持。
社會資本方面	(1) 社區組織：意指社區互動的機制及結構。 (2) 社區活力：即在這互動機制或結構之下，社區互動的頻率及成效。 (3) 社區支持：社區對弱勢族群的照護或對社區是否公平及正義感。
經濟資本方面	考慮居民賴以維生的職業、社區的產業發展、低收入戶數等。

社區資本模式

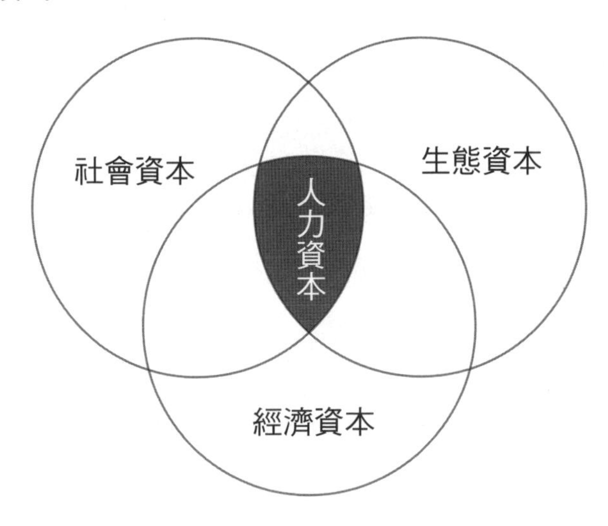

9-3 健康城市

(一) 城市化對健康造成嚴峻的挑戰

根據 WHO，1950 至 1995 年已開發國家超過百萬居民的城市從 49 個增加到 112 個；發展中國家從 34 個增加到 213 個。2000 年時，世界有 24 個城市的人口超過 1000 萬；到 2010 年，有 2000 萬人口的城市達到 25 個；2025 年，城市人口將占世界總人口的 61%。因此城市所發生的人口擁擠、交通阻塞、生活緊張、環境污染、貧窮、暴力與傷害等問題，都將超過衛生部門可控制的力量。

有效解決城市的健康問題，除了衛生行政部門外，有必要整合政府各部門的力量，還要包括非政府組織、私營企業和社區本身。

(二) 健康城市之定義

健康的城市是由健康的人群、健康的環境和健康的社會有機結合的一個整體，應該能發揮改善其物理與社會環境、擴大社區資源，使城市居民能互相支援產生最大的潛能。

健康城市強調持續改變的過程而不單是指居民的健康達到某一水準。健康城市在營造一個適合人居住的環境，使城市能動員相關單位，有解決問題的能力。居住在健康城市的人們不但自身擁有身心靈圓滿平衡的健康，也擁有支持健康生活的環境與社會。

健康城市能藉由市民的參與、政府部門對健康具有強烈使命感、各領域相互合作，有效動員社區資源，不斷改善及提升健康生活條件。

WHO 發展健康城市計畫的 20 個步驟，廣義而言，發展過程中皆必須藉由跨部門的合作來達成。無論是開始期的瞭解城市概況、建立指標；組織期的計畫執行策略、評估機制建立;行動期的倡導策略性計畫、確保公共政策等工作都要互相配合才能成功達成。

理想的健康城市應具備：

1. 乾淨、安全、高品質的生活環境。
2. 穩定且能持續性發展的生態系統。
3. 社區擁有良好的支持體系。
4. 社區成員能熱忱參與影響社區民眾共同生活和福利的重要決策。
5. 能滿足城市居民基本需求（食物、供水、居住、收入、安全）。
6. 市民能透過多元管道，充分自在地溝通互動，以獲取多元的經驗和資源。
7. 都市經濟活動具活力及創新力。
8. 傳承保留歷史傳統及尊重地方文化特色。
9. 具有城市願景，擁有城市特色。
10. 能提供市民良好的醫療保健服務。
11. 市民擁有良好的健康品質與生活。

健康城市強調的議題有生活品質、教育、學習、環境污染、交通、治安、居住環境、就業與工作、經濟與收入、健康、安全、休閒與育樂、古蹟文化及弱勢照顧等。

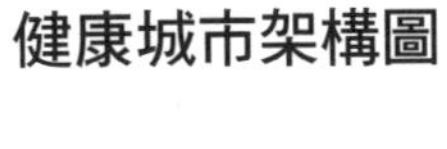

健康城市架構圖

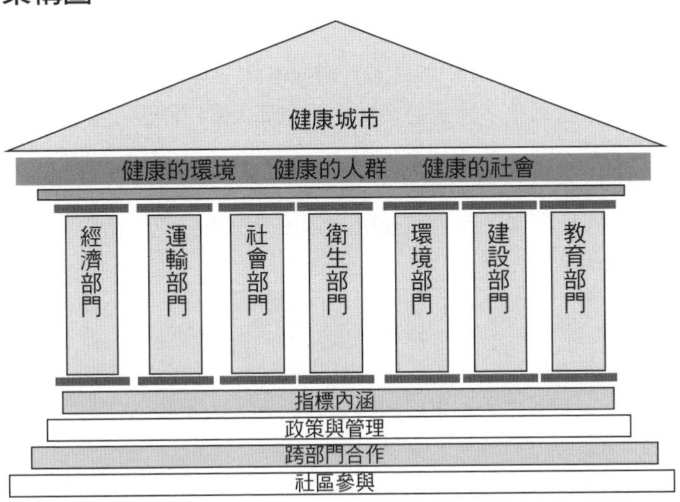

WHO 健康城市指標

健康指標（3 項）	總死亡率、死因統計、低出生體重
健康服務指標（7 項）	現行衛生教育計畫數量、兒童完成疫苗接種的比率、每位醫師服務的人數、每位護理人員服務的人數、居民有健康保險的比率、基層醫療照護是否有提供弱勢語言之服務、市議會每年質詢有關健康相關議題之數量。
環境指標（14 項）	空氣污染、水質、污水處理率、垃圾收集的品質、垃圾處理的品質、綠覆率、綠地可近性、閒置工業用地、運動與休閒設施、徒步區、腳踏車專用道、每千人大眾運輸所提供之座位數、大眾捷運服務範圍、生活空間。
社經指標（8 項）	住在不合居住標準者的比例、遊民人數、失業率、收入低於國民平均所得的比例、可照顧學齡前兒童之機構比例、活產兒的比率、墮胎率、殘障礙者受雇之比例。

WHO 發展健康城市計畫的 20 個步驟

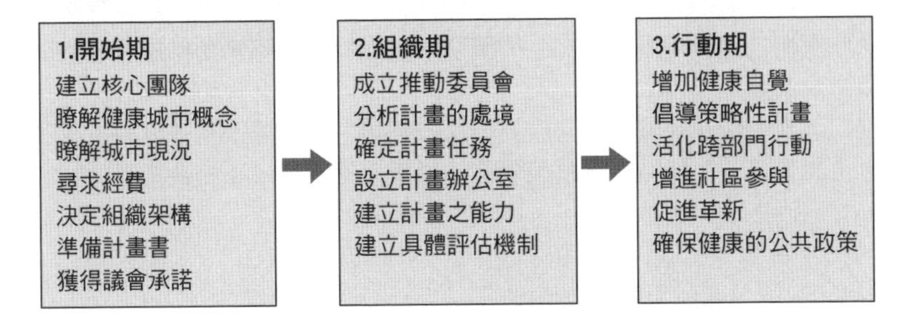

9-4 口腔衛生

最近20年，雖然國民經濟及生活水準有顯著提高，然而國人的口腔疾病，如齲齒、牙周病、口腔癌仍十分嚴重，因此必須加強促進國人的口腔健康及預防保健。

保健的目的是健康，在「預防重於治療」的觀念中，牙醫預防工作一直僅止於早期診斷和適當治療的次段預防，而初段預防仍需加強。「促進健康」需要加強國民對口腔健康的知識、態度、行為，及有系統的定期檢查，再輔以「特殊保護」工作，對已發生的疾病進行醫療。

口腔疾病，如齲齒、牙周病、牙齒缺失、口腔黏膜損傷、口咽癌、HIV／愛滋病口腔表現、走馬疳和口腔牙齒外傷，均為重要的公共衛生問題。由於口腔疾病不僅疼痛難忍，也造成功能損害和生活品質下降，對個體和社區的影響不容忽視。

加強口腔衛生政策和戰略的制定或調整，將之納入國家和社區衛生規劃，應重視以下因素：

1. 根據世衛組織的膳食、體力活動和健康全球戰略，促進健康飲食（特別是減少糖的消費和增加水果和蔬菜的消費），並降低營養不良。

2. 預防與菸草（吸菸和使用無菸菸草）有關的口腔和其他疾病，為此應吸收口腔衛生專業人員參與戒菸計畫，並勸阻兒童和青年染上吸菸惡習。

3. 為了保持正確的口腔衛生推廣清潔飲水、宣傳全面的個人衛生和改善環境衛生設施；根據通過飲水、食鹽或牛奶自動攝取氟或局部加氟（如較便宜的加氟牙膏）的適宜方案制定加氟國家計畫。加氟鹽計畫應與加碘計畫相互配合並保持聯繫。

4. 預防口腔癌和口腔癌前期，早期診斷和轉診工作，並針對吸菸和過量飲酒的危險性採取適宜的干預措施。

5. 通過對HIV／愛滋病相關口腔疾病的口腔專業篩查、早期診斷、預防和治療加強HIV／愛滋病的管理，重點為緩解疼痛、改善生活品質及減輕中低收入國家口腔疾病和HIV／愛滋病的雙重負擔。

6. 在學校裡開展口腔衛生促進活動的目的是在兒童和青年培養健康的生活方式和自我保健的習慣。

7. 學校環境和學校衛生服務融為一體的綜合舉措能夠應對主要的共同危險因素，並推動口腔疾病的有效控制。

8. 對老年人則開展口腔衛生促進活動，旨在將口腔衛生、總體健康和幸福推向老齡人群，為此應樹立健康促進伴隨終生的觀念，採取綜合疾病預防措施，並強調老人優先的初級衛生保健。

9. 發展口腔衛生資訊系統，使之成為國家口腔衛生和危險因素監測的組成部分。讓口腔衛生資訊系統成為口腔衛生政策實踐、指標性的制訂以及公共衛生進展的衡量提供依據。

嚼食檳榔導致口腔癌的機率

抽菸	酗酒	嚼檳榔	不良健康習性者 罹患口腔癌機率倍數
無	無	無	1
有			18
	有		10
		有	28
有	有		22
	有	有	54
有		有	89
有	有	有	123

口腔衛生另外必須注意之處

牙齦	也稱牙周，是牙齒的地基，長期只刷牙，忽略牙齦的按摩，會導致牙齦脆弱容易流血（牙齦炎）、牙齦萎縮（牙周病）、牙根裸露、牙齒脫落。
舌頭	細胞代謝物、細菌代謝物、食物殘渣皆附著在上面稱為舌苔，所以舌頭上的細菌數占整個口腔的 50% 以上，且造成口臭的原因有一半是來自於舌苔，只刷牙而沒有刮除舌苔，舌頭上的細菌一樣會污染口腔及牙齒。
唾液	正常的唾液（口水）含有豐富的酵素，可以分解食物幫助消化、唾液中也含有鈣與磷，可使脫鈣的牙齒再鈣化、唾液還可以維持口腔內酸鹼值的平衡，使牙齒不易被細菌所代謝的酸侵蝕造成蛀牙、更重要的是唾液中含有豐富的抗菌物質如「免疫球蛋白」、「溶菌酵素」。

制訂口腔衛生政策和戰略

- 促進口腔衛生在降低口腔疾病負擔、保持口腔衛生和生活品質方面不失為是符合成本效果的戰略。總體而言，促進口腔衛生也是健康促進的組成部分，因為口腔衛生是總體健康和生活品質的決定因素。
- 世衛組織全球慢性非傳染性疾病預防和控制戰略的主要原則之一就是減少對重要危險因素的接觸。預防口腔疾病必須與具有共同危險因素的慢性病預防相結合。
- 高收入國家有加強促進口腔衛生和預防口腔疾病的國家能力，但多數未能與國家衛生規劃相結合。在制定持久而有效的口腔衛生規劃以應對危險及其潛在影響因素方面，不少中低收入國家既無政策，也無財政和人力資源的投入。
- 加強口腔衛生政策和戰略的制定或調整，並將之納入國家和社區衛生規劃。

9-5 健康社區營造

社區健康營造可在既有的衛生保健體系之下，結合民間資源，共同建立多元化之基礎保健網絡，激發民眾發揮自決、自主與自助之力量，透過社區發展由下而上的方式，分析並解決社區之健康議題，落實國民健康生活，共同營造健康社區。

社區可依本身的特性，透過社區居民共同討論社區中的健康議題，發掘影響社區居民健康問題的因子或來源，有效結合內外資源，設法加以解決，進而凝聚社區共同體之信念，共創健康互助與相互關懷的社區文化。

社區健康促進範疇，可參照世界衛生組織渥太華健康促進憲章的五大行動綱領以及泰國曼谷憲章中強調的「永續發展」觀念，將更符合社區健康營造的精神，說明如下：

1. 訂定社區健康生活規範

（1）社區健康營造推動委員會針對社區健康需求，凝聚共識，訂定健康議題。

（2）依據社區居民生活特性，訂定與健康議題相關之生活規範。

（3）討論推動健康議題之執行策略及分工。

2. 營造健康環境

（1）依據社區推動之健康議題，營造相關健康環境。（如無菸餐廳、提供健康飲食餐廳、示範健康行為之健康小站等）。

（2）健康環境與健康行為結合，以提高健康環境的使用情形或作為行銷健康生活方式的據點，進而促成社區民眾主動養成健康生活習慣。（如與社區內組織團體相結合，共同推廣及使用已建置之環境，以增加社區民眾使用情形）。

3. 提供簡易可自行實踐健康行為的方法

（1）依社區推動之健康議題，設計多元、簡單易懂、可自行操作的健康生活方法，提供社區民眾於日常生活中實際應用及操作。（如提供或發展簡易可自行操作的 DIY 資料等）。

（2）培養社區種子志工能身體力行健康生活的方法，並在社區中分享與推廣，以改變社區個人健康行為，並落實健康的生活。

（3）透過激勵機制，強化社區居民實行及維持健康行為。（如固定參與社區運動團體每週三次以上的人數）。

（4）結合社區內組織團體、親朋好友、各個家庭等，形成互助網絡，並強化社區居民行動力，進而改變個人的健康行為。

（5）種子志工與組織團體結合（如運用職場已退休的志工，將其培養為種子，回原職場示範及推廣健康生活的方法），或透過行銷策略（如策略聯盟或加盟方式、網站、電視電子媒體、社區專刊等）強化社區民眾落實健康行為。（如應用已做過檢查之民眾，組成互助團體，鼓勵從未接受過健康篩檢服務之社區民眾接受健康篩檢）。

4. 調整健康服務方向：依據社區民眾健康需求，反應給社區醫療單位，促使社區醫療單位調整其健康服務方向。

5. 永續發展：社區健康營造是一個永續經營的志業，藉由社區的認同及參與，將此健康營造理念持續傳遞下去。

「社區健康營造」與「社區總體營造」比較表

政策名稱	社區健康營造	社區總體營造
主管機關	行政院衛生署	行政院文化建設委員會
推動年份	1999 年起	1994 年起
定義、理念	1.永續經營是社區健康營造的靈魂精神指標。 2.不同的社區應展開屬於自己的健康生活營造運動。 3.強調由下而上之運作，由社區主導，居民主動參與，營造有利健康的環境。 4.透過社區組織及居民自發性的力量，利用社區的內、外資源，解決社區的健康問題，營造健康社區環境，進而促進社區的健康，達成健康生活化、生活健康化之目標。	1.強調社區共同體的存在與生命共體之意識。 2.共同意識的形成來自居民對社區事務的共同參與。 3.不同的社區應該展開屬於自己的生活文化運動。 4.居民的主動參與是改造社區、活化社區的最重要力量。 5.關心的是社區裡包括文化、健康、產業、環境、教育、公共行政等的整體。 6.自己的地區、社區要由自己來創造，採由下（社區）而上（政府）的方法。

創造健康社區的 MAP-IT 方法

動員（Mobilize）	動員個人和組織去關心有關社區的健康，進而發展組織。
評估（Assess）	評估你的社區最大的區域、資源和人數，以及社區區域內可以投遞的地址。
計畫（Plan）	計畫你的目標，先開始創造一個你想要的社區版本，然後增加策略和行動步驟去幫助你達到此憧憬。
執行（Implement）	使用具體的行動步驟去執行計畫，可以監督社區並使你的社區變的不一樣。
追蹤（Track）	長期追蹤你的社區，進行社區健康營造工作的過程。

資源組織連結範例

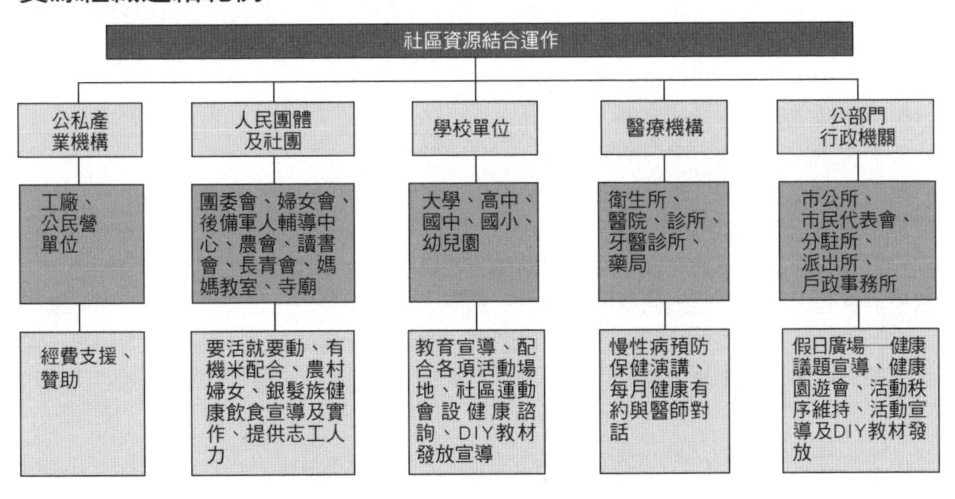

9-6 消費者保護

當 1962 年美國總統甘迺迪在其「保護消費者權益致國會特別咨文」中明白揭示消費者的四大基本權利：求安全的權利、明瞭事實真相的權利、選擇的權利、及意見受尊重的權利；並強調政府應推動更多的立法與行政措施，以善盡保護消費者四大權利之職責。這是消費者社會的來臨，以及必然對提供生產與服務的各種類型組織產生深遠的影響。

美國有關消費者意識的發展，概略分為三個階段。第一階段的運動導源於價格的調整以及黑心藥品等事件，進而讓政府警覺必須採取保護消費者健康與安全的措施，因此在 1906 年分別通過了「安全食品與藥物法」與肉品檢驗法，並且成立聯邦貿易委員會之獨立機關。第二階段的消費者運動是發生在 1930 年經濟大蕭條年代，廠商哄抬物價，肺炎用藥醜聞以及底特律市的家庭主婦罷工事件之影響，除了強化「安全食品與藥物法」的內容之外，更擴大「聯邦貿易委員會」的職權與功能。到了第三階段的消費者意識不再只限於廠商與消費者之間的關係，更觸及了消費者的主觀感覺。

我國消費者保護法通過之前，對於商品行銷行為與消費者保護的措施，為順應消費者基本權利保障的國際趨勢，於 1994 年通過消費者保護法，在行政院組織中下設行政院消費者保護委員會。依該法第三條規定，政府應實施下列措施、制定相關法律，定期檢討、協調、改進有關之法規及其執行情形：

1. 維護商品或服務之品質與安全衛生以及防止商品或服務損害消費者之生命、身體、健康、財產或其他權益。
2. 確保商品或服務之標示、廣告、度量衡符合法令規定。
3. 促進商品或服務維持合理價格，合理包裝及公平交易。
4. 扶植及獎助消費者保護團體、協調處理消費爭議、推行消費者教育、辦理消費者諮詢服務以及其他依消費生活之發展所必要之消費者保護措施。

消費者主義（consumerism）在於建構「消費者主權」的核心概念。何謂消費者主義，用最簡單的話說就是讓「消費者覺醒」。消費者主義具有的特質如下：

1. 消費者主義是一種無可逆轉的趨勢。
2. 消費者主義將會持續發展。
3. 消費者主義會使大家互蒙其利。
4. 消費者主義將使行銷具有社會公益性。
5. 消費者主義創造新的商機。

消費者保護運動促使廠商必須自覺善盡社會責任，生產優質的產品與服務，同時也激發消費者對於自身購買商品的權益有所警醒，產生監督市場商品的力量。對於政府而言，積極透過法規與機構的設置，以管制、檢驗與輔導的方式，協助廠商生產，並且提供民眾充分的產品選擇資訊，在民眾消費權益受損時，提供必要的保護與求償的救濟管道。

消費者問題主體關係圖

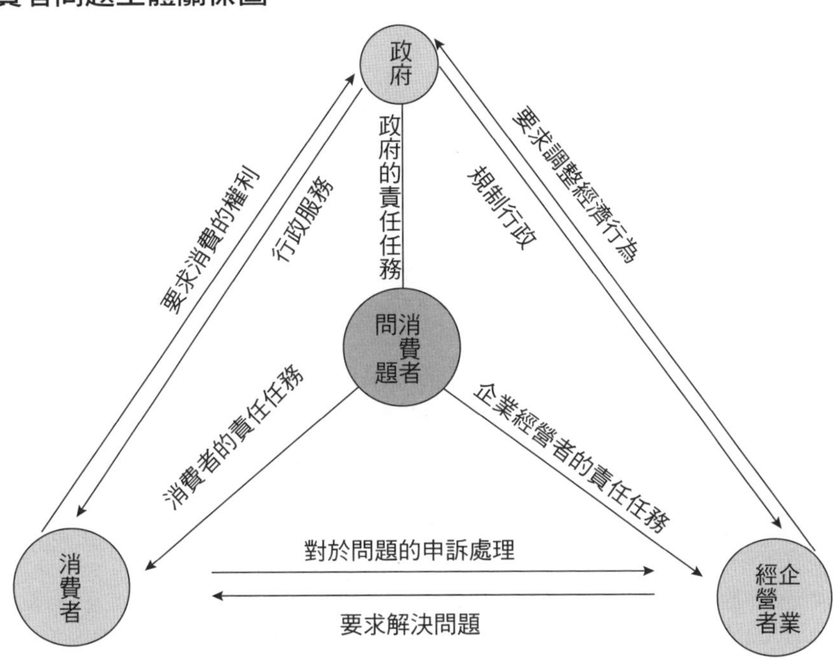

消費者保護行政機關體系表

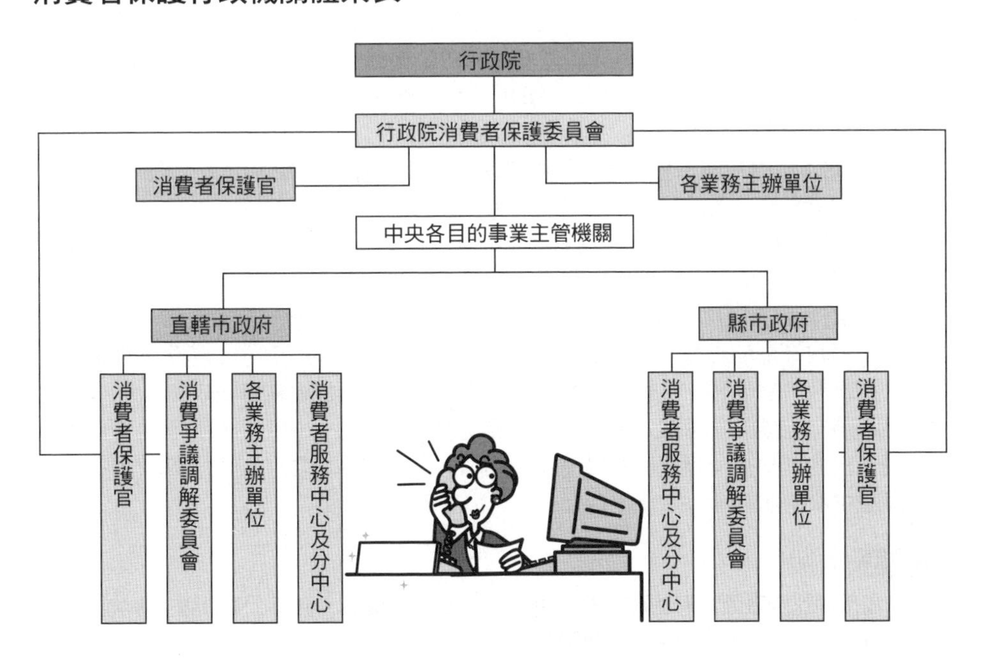

9-7 物質濫用

藥物為人類控制與治療疾病而使用的物質，對人們有正向的貢獻，但是不當使用也會為人類帶來深遠的負面影響。青少年是物質濫用或依賴的高危險群，藥物濫用常起源於青少年期，男生濫用的比率高於女生，男生為女生的 3.5 倍（男生 1.4%：女生 0.4%）。

臺灣藥物濫用人口每年急速擴增且逐漸年輕化，保守估計濫用藥物人口已經超過了 40 萬，也就是約總人口的 2%，且近六成是 18 歲以下的青少年。調查也發現，全臺灣 18 至 30 歲的年輕人，其中有 2.1% 承認有嗑藥經驗；有 32% 的人聽說同學或朋友曾服用禁藥，各種禁藥中，以搖頭丸最受年輕人青睞，其次是安非他命、大麻、強力膠、魔菇等。

依據《管制藥品管理條例》的規定，管制藥品係指成癮性麻醉藥品、影響精神藥品及其他認為有加強管理必要的藥品。其以供醫藥及科學上的使用為限，並依其習慣性、依賴性、濫用性及社會危害性的程度，分級管理。

法務部對可導致濫用依賴物質的分類：

1. 麻醉止痛劑（麻醉劑）： 罌粟、生鴉片、熟鴉片、福壽膏、嗎啡、海洛英、速賜康（潘他唑新、孫悟空）、可待因、配西汀、美砂酮等。

2. 中樞神經抑制劑（抑制劑）： 酒精（乙醇）。抗焦慮劑：苯二氮平類藥物（Benzodiazepines，BZDs）如小白板、FM2、M2、F2、藍色小精靈（蝴蝶片）。巴比妥鹽：如紅中、青發。非巴比妥鹽鎮靜安眠劑：白板。

3. 中樞神經興奮劑（興奮劑）： 尼古丁、咖啡因、安非他命類藥物、古柯鹼、檳榔。

4. 幻覺誘發劑（幻覺劑）： 大麻、揮發性有機溶劑：（強力膠、修正液、油漆剝落劑、化妝品、指甲油等）、天使塵（PCP）、麥角菌生物鹼（LSD）、快樂丸（MDMA）、搖頭丸、設計家藥物、亞當、MDA、MDE 及液態快樂丸（GHB）等。

物質成癮發展的四期模式：

第一時期： 試驗性使用物質，學習體驗使用物質後情緒高潮的感覺，通常始於國中時期，在同儕影響下開始吸菸、喝啤酒、吸食強力膠等。

第二時期： 規則性使用物質，刻意尋求高潮，逐漸形成耐受性，如從喝啤酒逐漸變成喝酒精濃度較高的酒和嘗試使用更多的物質，開始出現逃學、情緒不穩定的情形。

第三時期： 每天使用，沉浸於高潮之中，其生活以使用其物質為重心，只在乎何時能再出現興奮高潮的感覺，對於學校、家庭、其他的活動均不在意，產生各種嚴重的問題，如偷竊、搶劫等，或許有些青少年會想戒除物質，但通常無法成功。

第四時期： 發展成依賴性，只有使用物質時才覺得正常，使用物質的量愈來愈大，常交替使用各種物質，無法自我控制使用物質，生活無法自理，只有不斷使用物質才能避免發生戒斷症狀。

小博士解說

物質濫用的說法是因為有些濫用的「東西」，並不是藥物，例如「強力膠」等物，因此稱「物質濫用」為宜，而不單指「藥物濫用」。

違反「毒品危害防制條例」相關罰則一覽表

分級	第一級毒品	第二級毒品	第三級毒品	第四級毒品
常見濫用藥物	海洛因 嗎啡 鴉片 古柯鹼	安非他命 MDMA（搖頭丸） 大麻 LSD（搖腳丸、一粒沙）	FM2 小白板 丁基原啡因 Ketamine（K他命） Nimetazepam（一粒眠、紅豆）	Alprazolam（蝴蝶片） Diazepam（安定、煩寧） Lorazepam
違法行為				
1.製造、運輸、販賣	死刑或無期徒刑（2000萬元以下）	無期徒刑或7年以上（1000萬元以下）	7年以上（700萬元以下）	3年以上12年以下（300萬元以下）
2.意圖販賣而持有	無期徒刑或10年以上（700萬元以下）	5年以上（500萬元以下）	3年以上10年以下（300萬元以下）	1年以上7年以下（100萬元以下）
3.強暴、脅迫欺瞞或非法之方法使人施用	死刑、無期徒刑或10年以上（1000萬元以下）	無期徒刑或7年以上（700萬元以下）	5年以上（500萬元以下）	3年以上10年以下（300萬元以下）
4.引誘他人施用	3年以上10年以下（300萬元以下）	1年以上7年以下（100萬元以下）	6月以上5年以下（70萬元以下）	3年以下（50萬元以下）
5.轉讓	1年以上7年以下（100萬元以下）	6月以上5年以下（70萬元以下）	3年以下（30萬元以下）	1年以下（10萬元以下）
6.施用	6月以上5年以下	3年以下	－	－
7.持有	3年以下、拘役或（5萬元以下）	2年以下拘役或（3萬元以下）	－	－

安非他命對身體的傷害

輕度	中度	重度
濫用初期會發生煩躁不安、身體顫抖、無法入睡、心悸、目眩頭暈、頭痛、食欲下降、性欲不振。	濫用量增加，會引起愛說話、激動不安、發汗、發熱、胸痛、昏厥、心臟衰竭。	過量濫用會導致昏迷、抽搐、腦出血休克致死。 常見的死亡原因：心臟衰竭、腦血管病變、精神障礙引起的傷害事故。

物質濫用成因簡圖

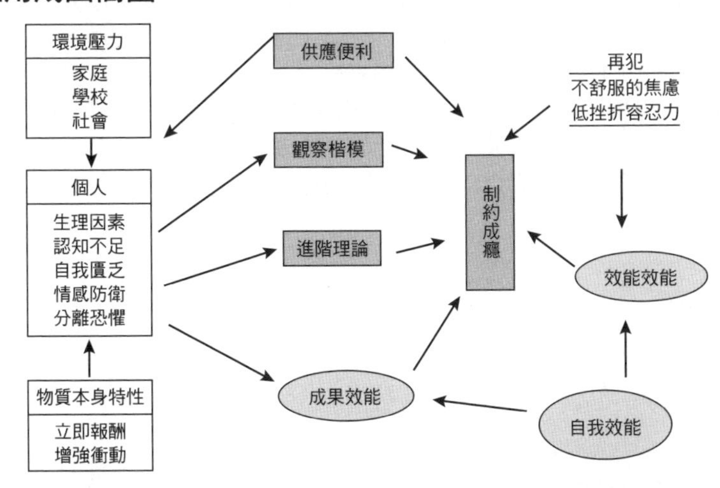

9-8 健康傳播

在 1970 年代，美國傳播學者與心臟科醫師開創將傳播理論應用於公共衛生宣導之議題，開創了長期健康宣導社區介入模式的里程碑。以傳播為主軸，其中涉及健康相關的內容，藉由4個傳遞層級發散出去就是健康傳播。此4個層級是：個人本身、人際、團體和大眾。

健康傳播是病患和醫療提供者之間的互動關係和診療室裡無數的人際傳播活動。大眾層級的健康傳播注重健康促進和疾病預防，但它們需透過大眾媒介的管道傳遞健康相關的訊息，其中包括健康行銷和政策決定。因此健康傳播的功能是連接醫療、健康專業領域和公眾健康問題的橋樑。健康傳播的最大目的就是要改變人們的行為以利全民福祉。

從個人接受訊息的微觀角度來看，健康傳播在疾病預防與健康促進的宣導活動有舉足輕重的地位。關鍵在於提供說服性的健康資訊是基本的社會化過程，唯有透過此一過程才能活化個人去關注自己的健康。

行銷公共衛生的時代已來臨，公共衛生專業人員擔任的角色不再拘泥於傳統的教育與提供者角色而已，而應更積極扮演社會變革的提倡者，且應跨出傳統重醫療的格局，結合社會、行銷、政治、衛生與傳播的專業與資源整合，進行社會改造，達成人人健康的理想。

在健康傳播的範圍中以健康宣導活動居於主流，實質上強調的是長期的效果研究，亦即宣導的最後目標是達成行為改變。但在影響行為改變的過程中，認知與態度的改變也是健康促進的標的。健康傳播研究所引用的理論多元化，包括社會學習理論、行為意圖、健康信念模式、說服理論、使用與滿足、議題設定、創新擴散理論、交換理論、社會行銷理論及公共關係等。

國際上著名且有效益的衛生教育宣導與推廣案例，大多是從需求評估、計畫、訊息設計、社區動員、執行媒體宣導，乃至在執行前、執行過程與執行宣導後的定期監測與評價，都有系統地整合傳播與衛教專業人士、行政官員及民間團體之合作，進行長期性的推廣與評價，才得以提高宣導效益。國內目前的健康相關議題的宣導模式仍停留在先製播宣導，再事後評價的階段，以致規劃、執行與評價缺乏連續性與一致性。

網路已成為重要的健康資訊來源，但消息來源的可信度卻備受關切，因為網路媒體已使原本傳統媒體清楚區分的單純資訊提供與廣告的特性模糊化了，任何有商業動機的訊息都可以在網路上包裝成單純的資訊提供，並且很容易被消費者搜尋、瀏覽，因此不得不對於網路上的健康資訊再次驗證與確認，以免因為錯誤的訊息而誤導消費者。

健康傳播的挑戰

定義上	今天的健康傳播仍圍繞在能為一般人所接受的 4 個層級（意指個人本身、人際、團體及大眾），目前仍是個組織鬆散的跨領域學科。
主題上	許多疾病預防的活動針對的主題太過敏感（例如性、疾病、死亡），這些議題與文化的關聯密切，很難廣泛或自由地被公開討論。
目的上	健康傳播很難達到改變行為的目的，如現實環境中，有關菸酒廣告產品的存在問題。
作法上	多數名為社會行銷的計畫並未落實以消費者需求的導向，仍然以組織或機構領導者的意向主導決策。
資訊上	如何有效提升衛生宣導品質？尤其是如何傳播正確的、最新的、簡單易了解的名詞，讓公眾了解又可行呢？

行銷傳播組合的主要傳播模式

廣告	以付費方式藉由各種傳播媒體將其觀念、產品或服務以非人身的表達方式從事促銷的活動。
銷售促進	提供各種短期誘因，以鼓勵購買或銷售產品及服務。
公共關係與公共報導	設計不同的計畫，以促銷或保護公司的形象及獨特的產品。
人員銷售	由銷售人員與一個或一個以上的潛在購買者面對面互動，目的在推薦產品、解答質疑及取得訂單。
直效行銷	使用郵件、電話、傳真、電子郵件、及網際網路直接與特定顧客和潛在顧客溝通及請求獲得直接的回應。

媒體計畫的兩個階段

計畫、發展有效的媒體選擇	（1）誰是目標群眾？他們在哪裡？ （2）如何和他們接觸？ （3）訊息的規模有多大？ （4）需要什麼樣的環境？ （5）期待什麼樣的回應？ （6）預算限制？ （7）哪種媒體最適合？ （8）可獲得的訊息是什麼？ （9）未來進一步需要哪些訊息？ （10）選定的各媒體間之成本與效益比：色彩？特殊的位置？特殊的時間點？
購買選定的媒體	（1）選擇媒介（媒體）形態； （2）選擇刊載媒體； （3）選擇媒體單位。

9-9 社會行銷

社會行銷（social marketing）概念的形成，源於企業對社會責任的反省思考，且社會行銷也是行銷觀念擴大化運動的具體成果。其目的在於促成社會的改變，以追求公共利益的實現，不管是企業自律行為的結果，或者是政府運用管制政策的約束，還是消費者發起的草根性自救抗爭，其結果都歸結於社會公益的展現。

社會行銷是一種透過設計、執行與控制方案的過程，運用行銷的組合（產品、價格、通路、溝通）與行銷研究，使目標團體接受社會的某些觀念、理想與措施，社會行銷強調行為的改變，而不只是理念與認知的接受。社會行銷是一種採用商業行銷技術，以分析、計畫、執行與評估的方法來設計方案，以便於喚起目標團體的自願性行為，達成改善自身並促進整體社會的福祉。

基於社會行銷在於強調行為的改變，以促成公益的產生，因此「所有社會行銷的決定都必須從顧客的思維來考量」。此乃相較於商業環境的消費行為，因為社會行銷的顧客，他們的行為改變，絕大多數的情況是處於「高涉入」情境，如果單憑創意廣告或者折價優惠等促銷手法，是無法取得有效的行為改變的。

透過顧客思維的開展，確立目標顧客的所在，進而區隔市場的範圍，定位產品的訴求，以及發展 4P 行銷組合的策略與設定評核監控的回饋修正機制，來作為調整行銷目標的依據。

社會行銷的特性有：

1. **排斥性：**社會行銷所面對的情境，通常是要求標的團體（顧客）改變其原有的生活習慣或行為。此與商業行銷的「合則來，不合則去」是大異其趣的。
2. **敏感性：**社會行銷者所要解決的問題絕大部分都涉及個人或家庭極為敏感的高涉入議題。
3. **無形性：**社會行銷期待顧客行為改變的好處，通常無法馬上令人有感受。
4. **利他性：**社會行銷相當強調個人行為的改變會促成公共利益的實現。
5. **抽象性：**由於社會行銷強調行為改變的好處具有無形性與非立即性。
6. **遲延性：**社會行銷對於標的團體行為的改變通常屬於高涉入情境，因此要耗費比較長的時間才能完成改變的程序或看見結果。
7. **衝突性：**社會行銷在組織文化上，常陷於理想與實際的文化衝突。
8. **評議性：**不論其動機與目的，乃至推動的程序與結果，將會直接或間接受到政府、輿論、媒體或贊助資金的基金會、專家和團體的監督與評價。
9. **財務性：**預算資源的有限性是社會行銷者最大的挑戰與夢魘。
10. **多元性：**工作對象的多元化是社會行銷工作者的另一項特性，但也是沉重的負擔。
11. **去行銷化：**一般的社會工作組織是沒有行銷觀念的，甚至有排斥行銷思維的傾向。
12. **修正性：**就社會行銷所提供的服務或產品而言，是無法立即因應顧客的需求改變，而進行必要的修正或重新生產。

社會行銷與商業行銷在 4P 的比較

	社會行銷	商業行銷
產品（Product）	所要推廣的活動，當中蘊含著某種新概念、態度或行為。	商品或服務
價格（Price）	社會大眾參與某一社會行銷或社會教育活動，所要付出的非金錢價格，譬如機會成本、車程距離、排隊等待的時間、文化成本等。	商品的經濟價格
通路（Place）	如何將這些嘗試進行社教活動推廣出去，包含大眾傳播管道和人際傳播管道。	推廣商品的通路或促銷點
推廣（Promotion）	擴大宣導的面和效果（廣告、公共關係），要讓更多人知道這個行銷產品或推廣的某種社教理念，以達到更大的宣傳效果。	

社會行銷與商業行銷的相同點

1. 顧客導向的應用	社會行銷者使用 4P 來吸引目標對象的注意
2. 交換理論為基礎理論	消費者所知覺的利益需要高於或等於付出的代價
3. 區隔對象	有效的策略建立在針對不同區隔市場的獨特需求，以及是量身打造的市場策略。
4. 結果可供評估及改進	回饋被視為建議，有極高的價值。

社會行銷與商業行銷的相異點

	社會行銷	商業行銷
1. 銷售產品	行為改變的過程	有形的產品和無形的服務
2. 產品特徵	通常針對具有爭議性的行為	提供無爭議性的產品或服務
3. 行銷目的	尋求共善	賺取金錢
4. 資金來源	政府稅收、民間贊助	私人投資
5. 負責對象	公眾	私人
6. 效果測量	難以測定	以獲利或市場占有率測得
7. 行為變遷	長期目標	短期目標
8. 競爭者	目標對象已養成的就行為和就行為帶來的好處	能滿足有形產品和無形服務的其他組織

社會行銷的步驟

步驟一	計畫與策略選擇（Planning and Strategy）
步驟二	選擇通路管道與工具（Selecting Channels and Materials）
步驟三	發展工具與前側（Developing Materials and Pre-testing）
步驟四	推動與執行（Implementation）
步驟五	評估效果（Assessing Effectiveness）
步驟六	回饋與修正規劃內容（Feedback to Refine Program）

9-10 心理衛生

(一) 心理衛生的定義

依據各學派及理論基礎的不同，心理衛生之定義可概分為四種學派：

1. 精神分析學派：佛洛伊德是第一位從精神分析觀點，剖析人類精神生活的心理學家，他將人的生活內容分成意識層面（我們可以觀察到、接觸到的）以及潛意識層面（我們很難或拒絕接觸到的），因此精神分析學派認為心理衛生之道是努力擴大意識層面的領域，以及縮小無意識的管轄範圍。在個案透過心理分析漸漸面對並了解自己的需求、欲望、情感衝動及想法之後，就可以過著比較不會有內在矛盾心情，且充實有活力的健康生活。

2. 行為學派：認為所有的心理現象，都可用「刺激」與「反應」兩個概念來說明，亦即有機體遇到刺激時，一定會作出反應；而有機體會作出反應，一定是接受到某種刺激。因此他們認為保持心理健康的方法有兩大途徑：其一是改變刺激或環境，其二是改變個體對刺激的反應。

3. 認知心理學派：認為人類的情緒與行為深受思考方式和內容的影響，因此心理健康之道就是將所有非理性觀念換成理性觀念，如此想法就會較合乎事實與邏輯，而較不會受到沒有事實根據的非理性觀念所擾亂，而枉失應得的人生樂趣。

4. 溝通理論學派：認為人際的好壞，與心理健康有密切的因果關係，並將每一個人的個性分為三個重要部分：其一是小孩的自我，在人際交往中較會暴露出感情用事的特點。其二是成人的自我，表現得理性十足、現實功利、欠缺感情與天真。其三是父母的自我，處處表現出取自父母自我的言行，令人覺得他是個權威性格者。而一個人與另一個人溝通時，這三個部分的自我都會同時參與溝通關係之中，心理健康者三部分是均衡暢通的，反之則不均衡且不暢通，因此必須透過會談來解析及修正，以達三者均衡的心理健康。

(二) 精神疾病之預防

「預防勝於治療」，而預防精神醫學為社區精神醫學之一部分，目的在於減少罹病率、盛行率及殘餘症狀引起的缺失，一般分為初級、二級與三級預防：

1. 初級預防：目的在減少罹病率，可藉由探討病因、減少危險因子、加強患者之抵抗力及防止疾病之感染等方式進行，如對於酒癮患者可以在早期利用宣導、教育訓練、社會支持系統的加強及壓力處理訓練等方式來減少其罹病率；對精神分裂症及情感型精神病患者實施衛教，以減少其子女罹病之機率。

2. 二級預防：目的在於早期發現及治療疾病，以使發病期間縮短。如早期發現兒童之情緒問題，並予以治療或輔導，可以防止日後當兒童長大時之情緒問題；又如早期發現精神分裂症患者，及早治療與輔導，以減少其因疾病引起的缺失。

3. 三級預防：目的在於減少患者因疾病引起的缺失或殘障，如針對慢性精神分裂症患者，設計一套合適的精神復健計畫，以減緩其功能之退化，並增進其社會化之功能。

心理衛生的定義

意義	保持和促進心理健康、維持正常狀態、防止疾病和心理失常，以保護個體生命，期能良好適應環境，保持合理生活的措施和各種活動的總和。
內涵	心理衛生包括研究心理特徵，預防精神病、精神官能症、各種身心疾病和病態人格，普及心理科學知識等。
做法	心理衛生工作就是在幫助個人以適當的方法或手段，來滿足個人的心理需求，並幫助個人解決挫折或衝突，以維持心理健康。

精神疾病之肇因

生理性理論	遺傳因素	在精神分裂症患者有多重因子遺傳學說；在情感型精神病中的雙極症患者，可能為性聯顯性遺傳；而內因性嚴重型憂鬱症患者，可能為隱性遺傳。
	生物化學因素	精神分裂症患者可能與腦內多巴胺之升高有密切關係；憂鬱症患者可能與腦內血管促進素有關。
	其他	如神經內分泌因素及神經生理因素等。
心理性理論	以心理分析的理論來探討心理狀態，即由病史中探求可能誘發因素，如患者之幼年發展、人格結構及特質、相關之遠因、心理衝突及維持的因素。而認知學派之觀點，則由病史中探求患者的非理性想法、人格特質及相關認知等。	
社會性理論	社會對精神疾病患者的態度、宗教、種族、文化及社會之變遷，都有相當深遠的影響，例如移民人口中，精神病患之罹患率較高。「乩童」則是在臺灣一種正常的次文化等。	

不同心理學派對於適應的看法

心理分析論	良好的適應能讓個人獲得最大的滿足，並能降低自身的害怕、焦慮、罪惡感，以及懲罰。換言之，即在合理的範圍內滿足自己的欲望。
行為理論	此一觀點認為學習與記憶的歷程，有助於個人累積因應環境挑戰的資訊與技巧，使個人透過各種學習歷程來有效學習適應環境的行為。
認知論	主張個人如何解釋外界訊息的認知內容，才是影響其行為反應的主要因素。故適應良好是指個人的思想合乎邏輯、理性、能合乎現實，不會因非理性的想法造成自我情緒與生活上的困擾。
人本論	強調人能夠覺察自我，並能理性作抉擇，相信人的內在具有讓自己好好成長的實現取向，即個人會朝向自己所期望的方向發展。

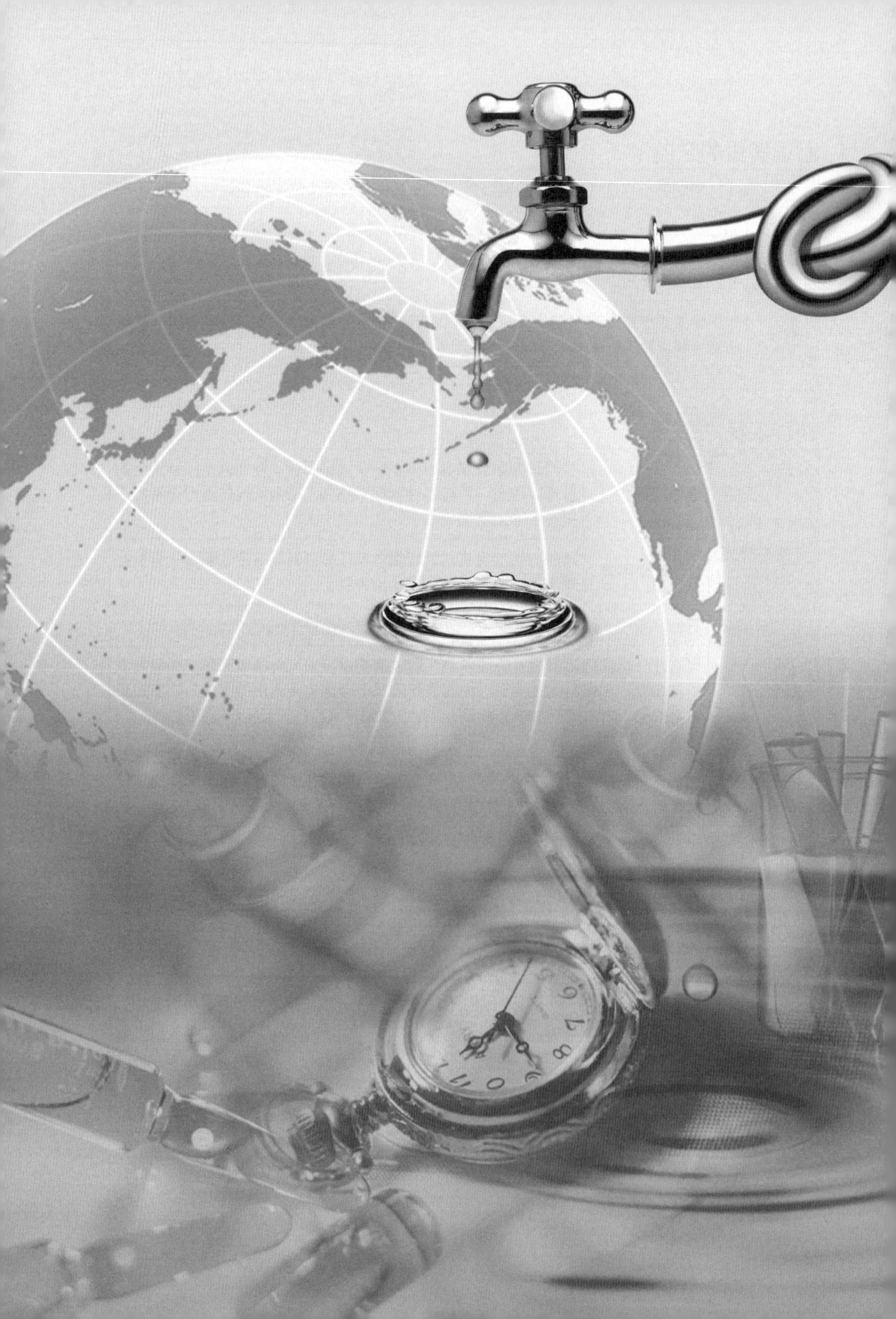

三、醫療照護與保險

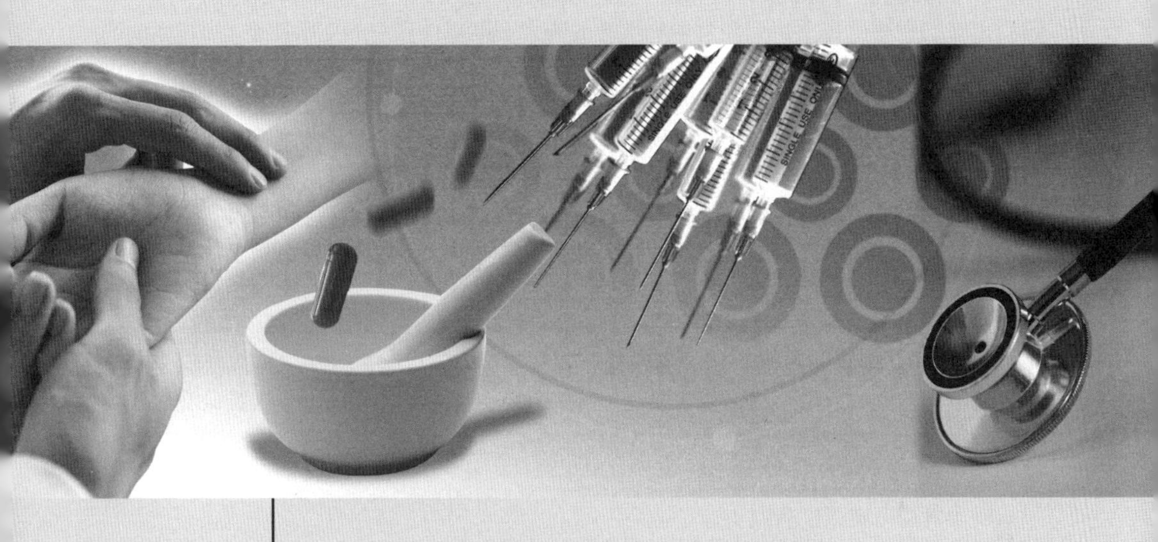

10-1 健康保險

(一) 一般保險的基本原理

1. 危險共同分擔：保險是危險共同分擔的制度。被保險人的風險危害發生不可預測，亦即發生的時間、地點、場合、所需的費用均不可預測，有時發生的後果嚴重，非個人或家庭得以獨立承擔者，如意外死亡、火災、墜機、重大疾病等。

2. 大數法則：危險共同分擔的方法，必須採大數法則。所謂的大數法則，是在二項分布的機率分布下，只要實驗的次數 n 夠大，則事件發生的次數比 x ／ n，從機率的觀點來看，就會很接近真實的發生率 p。根據抽樣統計資料顯示，某一現象在若干次的重複中，將會有規則性的出現，當抽樣數愈大時，該一現象的出現愈規律。

在經營上保險與一般生產及銷售事業最大的不同點在於，其主要營業成本，即賠款支出，無法於訂定保險契約時確知，必須等到保險期間屆滿，保險責任完全履行後始能確定，所以保險要依賴過去的損失經驗，預測未來的賠款成本，據以釐定合理費率，而該項賠款的預測是否準確與保險費率是否穩定合理，要看其承保危險單位是否眾多而定，如果危險單位數量愈多，則大數法則愈能充分運作發揮，整體損失得以適當預測，使費率合理化，保險事業亦能穩定經營。

3. 避免引導道德危險：由於投保後，若發生危險可以獲得理賠，所以保險要避免人為故意造成的危險，以之要求賠償。為了避免引導道德危險的發生，投保金額要少於投保物品的實際價格。

(二) 健康保險財源籌措

財源籌措考慮原則有四：

1. 公平性：公平性可從兩個方向加以考慮，受益原則（使用愈多者，需負擔愈多費用）、量能原則（依實際財務能力來決定負擔的多寡）。

2. 效率性：在既定的費率前提下，投入成本的多寡，是效率高低的衡量指標。投入的成本愈高，效率愈低，投入成本愈低，效率愈高。保險人與投保單位徵收保險費成本的行政成本，民眾申報與繳費的時間成本，以及其他可能的政治、社會成本都應包含再投入成本的計算。

3. 充足性與穩定性：財務自給自足是財務規劃的重要原則，因此財源穩定與否及成長速度快慢，都應納入考慮。在穩定方面，盡量避免選擇會因景氣波動而嚴重影響收入的財源。收入的成長速度應配合醫療費用的成長速度，以確保財源充足。

4. 中立性：在財源籌措的過程中，應儘量避免扭曲生產要素（如資本、勞力）的相對價格，以免資源錯誤配置，造成無謂的損失。希望財源對總體經濟的不良影響能降至最低。

健康保險所需的經費，理論上可以一般稅、指定用途稅、保險費、部分負擔及基金孳息來支應，但有些財源在實務應用上卻有限制。世界各國在健康保險的財源籌措方面，幾乎都是以一般稅或保險費為主要財源。

商業保險與社會保險之相異點

	商業保險	社會保險
目的性	追求利潤	社會安全
公平性	講求個人的公平，危險性高者，保險費高；理賠水準高者，保險費也高。	講求的是社會的公平，同樣所得者，負擔相同的保險費（水平的公平）；富有者相較於貧者，負擔較高的保險費（垂直的公平），而在患病就醫時，享受相同的醫療照護。
保險人對被保險人之選擇性	由於是商業行為，將本求利，因此對高危險性者，加以拒保或收取極高的保險費。	目的為增進社會安全，且採行社區費率，故只要合乎保險身分資格者，只要身分合乎規定，一律納保。
被保險人投保之自由性	可以自由選擇購買哪一家或哪一種保險。	必須強制投保，必須依賴法律的強制性，因此社會保險應於立法後方得實施。

健康保險的財務來源

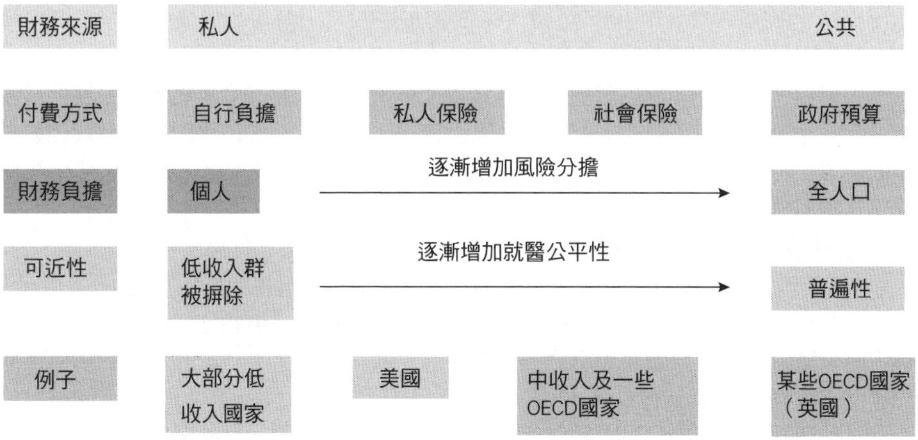

財務來源：私人 → 公共

付費方式：自行負擔｜私人保險｜社會保險｜政府預算

財務負擔：個人 —逐漸增加風險分擔→ 全人口

可近性：低收入群被摒除 —逐漸增加就醫公平性→ 普遍性

例子：大部分低收入國家｜美國｜中收入及一些OECD國家｜某些OECD國家（英國）

＋ 知識補充站

以財務風險分擔及就醫的可近性而言，健康保險的目標為增進全民醫療就醫的公平性，及財務風險由多人分擔，進而推動長期照護保險。

10-2 全民健康保險

我國《憲法》第 155 條及第 157 條分別明文規定：「國家為謀社會福利，應實施社會保險制度」及「國家為增進民族健康，應普遍推行衛生保健事業及公醫制度」。1992 年國民大會臨時會制定《憲法》及 1997 年修憲，增修條文第 10 條第 5 項，明定「國家應推行全民健康保險」。

(一) 全民健康保險

政府於 1994 年公布《全民健康保險法》，並於 1995 年正式開辦全民健康保險，我國醫療服務正式邁入社會保險國家之林。全民健保制度經司法院釋字第 472、524、533 號解釋，確定全民健保應為社會保險之基論；目標在建立一項有效率又可承擔國民健康重任之醫療安全制度，以保障全體國民公平就醫的權利。

相較於過去的公保、勞保及農保僅保障特定職業族群，全民健康保險是臺灣第一個普遍照顧全民的社會保險。全民健康保險從開辦以來的三項總目標為：1. 全民納保、平等就醫；2. 財務平衡、永續經營；3. 提升醫療品質、促進國民健康。當被保險人及其眷屬發生了生育、疾病及傷害事故時，全民健康保險能適時提供醫療給付，以保障全體國民都能獲得適當之醫療服務。

2010 年全民健保的全國納保率 99.51%，但原住民納保率僅 93.6%，有超過 3 萬原住民尚未加入全民健保；而健保卡被鎖卡的 20 萬人當中，原民就占 2 萬 6 千多人，比例高達 13%。目前被鎖卡的 20 萬人，有些是忘記、出國或聯繫通知不足，針對無能力繳交者，政府必須提供經費補助以再提高納保率。

全民健保的實施令多數民眾受惠，且所得愈低者，其受益程度愈高，全民健保已成為社會安全體系不可或缺的一環。實施全民健保不但大為減少民眾因病而貧或因貧忌醫的現象，從全國標準化死亡率下降，國民平均壽命延長，均直接或間接彰顯全民健保存在的價值。

(二) 健康保險財源籌措

全民健保開辦時，約需2000多億元經費，當時所徵得的所得稅也約為2,000多億元，因此至少需將稅率提高一倍，才能支付健保所需，但加稅一倍必定引起民眾反彈。因此，將保險財務獨立於國家預算之外，讓保險自負盈虧，才不至於因保險虧損而造成國家財務不利的影響。

立法明定保險費率的修訂以精算方法推估保險費率為基礎。保險費的分擔在政府、雇主及被保險人三個群體中，但這三者該如何分擔，不但是個經濟問題且是個政治問題。由於沒有理論可以導出政府、雇主的最佳分擔比率，國外一般方法為受雇者自付 50%、雇主付 50%，自營作業者本身為雇員兼雇主，因此自付 100%。

多數實施健保的國家，常採用大約每 5 年為一次費率平衡週期，即精算 5 年的平衡費率，週期的最初 2 年有結餘為準備金，後 2 年以後準備金挹注短絀，以避免年年調整保險費率。

全民健康保險的特色

納保方式	強制保險
管理	單一保險人、政府經營
財源	●以薪資計算保險費 ●被保險人、雇主、政府共同負擔 ●菸品捐等補充收入
給付	●就醫給付範圍全民相同 ●就醫需自付部分負擔
醫療提供者	●健保特約醫療院所 ●特約率占全國所有醫療院所的 92%
支付制度	在牙醫、中醫、西醫基層、醫院各總額下以「論量計酬」為主，搭配多元支付制度。

醫療費用支付制度之改革

1995年	1998年～2002年	2001年	2004年	2010年
論量計酬論病例計酬	總額預算	論質計酬	相對值表	住院診斷關聯群

各總額實施期程：

1998年：牙醫

2000年：中醫

2001年：西醫基層

2002年：醫院

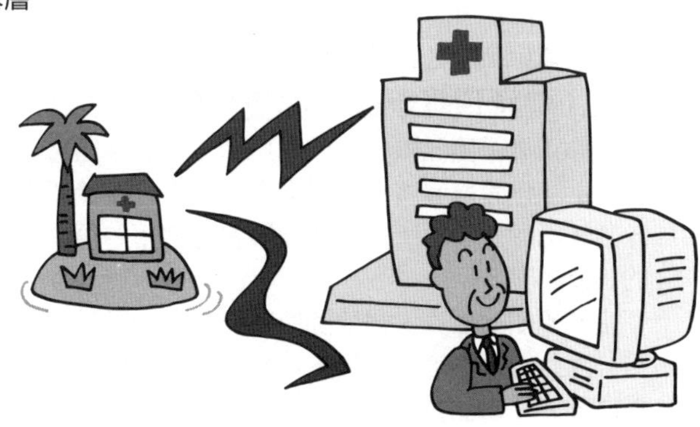

10-3 支付制度

(一) 健康保險付費方式

1. 醫療服務提供者直接向被保險人收費，再由後者向保險機構申報費用稱之為償付制。
2. 直接由保險單位付費給醫療院所稱為支付制。

支付制只涉及特約醫療院所與保險人之間的作業，其行政成本遠低於前者，故很多國家對醫療費用採支付而非償付方式。支付制度對醫療費用、醫療服務效率、醫療品質、醫療資源之分布及行政效率皆有很大的影響。

好的支付制度不但能控制費用成長於合理之範圍，更可進一步影響醫療服務提供者之服務效率。論服務量計酬之支付，其行政成本高於論人計酬。

支付基準，係指健康保險或政府支付費用給醫療院所時使用之支付單位。一般而言，支付基準可針對服務項目訂定支付標準，或以住院日、以病例或以人來當作支付單位。

(二) 健康保險支付制度

1. 論服務量計酬：依實際提供醫療服務之種類及數量支付費用，可適用在門診及住院診療。採用論服務量計酬為支付基準的國家，如我國和日本的門診及住院診療皆採用這種方式。在醫師費用的支付方面，大部分國家皆採用論量計酬，如美國、加拿大、法國、義大利等。

2. 論日計酬：論日計酬之費用係依據醫院全年之住院者日數乘以標準之每日平均住院費。

3. 論病例計酬：依病例組合分類而非依服務項目訂定付費標準。病例組合之發展嘗試將病人依照某些特質（如資源耗用量、成本或品質）分類為同質性的組群，使組群間該特質之變異極大化，組群內該特質之變異極小化。

4. 論人計酬：依據被保險人之人數及其醫療需要（如被保險人的年齡、健康狀況、性別或是標準化死亡比等），事先決定該年度支付給醫療提供者之費用，而不考慮被保險人實際醫療服務之利用，故又稱為預付制度。此制度由於與醫療服務提供量無關，可提供強烈經濟誘因，促使醫療院所提供較有效率之服務類型，如增加提供預防保健服務以減少疾病之發生、降低醫療服務利用和費用，或以低成本服務取代高成本服務。

(三) 總額預算制或總額支付制

總額預算係指保險機構或政府預先針對某類醫療服務提供部門（如醫院服務或門診服務）或整體醫療服務以協商方式訂定一般期間內（通常為一年）支付之總金額，以涵蓋該部門一年內所提供醫療服務之費用，再以上而下的方式分配費用，使財務平衡的一種制度。

由於預知總預算，醫療院所缺乏誘因去以量制價，再加上同才制約與審核制度的規範，因此使醫療服務漸趨於合理，而且由於總額預算的原因，醫療院所仍維持自由競爭之形態（以品質爭取病人來診），故服務之品質、可近性較不受影響，但可以合理控制費用。

健康保險支付制度的優缺點

	優點	缺點
論服務量計酬	●自動反映個案之複雜度，不受限於價格。 ●醫療提供者之報酬直接依據服務的產出計算。 ●醫師報酬因與服務量有關，較不會減少必要的服務。 ●供給者需申報資料，故醫師執業形態之檔案資料透明化。 ●在世界各國廣為使用，易被醫師接受。	●缺乏節約之誘因，供給者容易過度提供醫療服務。 ●單項價格不易訂定且常有爭議。 ●申報手續繁雜，保險單位審查時亦難以訂定統一標準，且行政成本較高。 ●鼓勵將服務愈拆愈細，使成為各自獨立申報費用之項目，助長醫療費用上漲。 ●若支付標準不能完全反映成本之結構，醫師易選擇利潤高之服務項目申報或提供。 ●服務量之成長推估不易，不利事先編列預算。
論日計酬	行政作業簡單易懂	未考慮病人疾病的嚴重度，醫院為了獲取更高之利潤常傾向於選擇病情較輕的病人或儘可能延長病人之住院日數（因同一病人住院期間愈長其每日平均成本將會降低），使得平均住院日數提高，促成住院費用之上漲。

+ 知識補充站

總額支付制的兩種類型

支出目標制	預先設定醫療服務支付價格及醫療服務利用量可容許之上漲率，當醫療服務利用量低於預先設定之目標時，將會有盈餘，但實際利用量超過目標時，超出部分將打折支付，以適度反應醫療服務變動成本之支出，因此實際支出可能超出原先設定的目標。
支出上限制	預先依醫療服務成本以及服務量之成長訂定健康保險支出之年度預算，醫療服務之支付以相對點數反應各項服務之成本，但每點支付金額採回溯性由總預算除以實際之總服務量（以點數計算），當服務量超出原先協議之預算時，每點支付金額將降低，反之則增加。由於固定預算而不固定每點支付金額，故可精確控制預算。

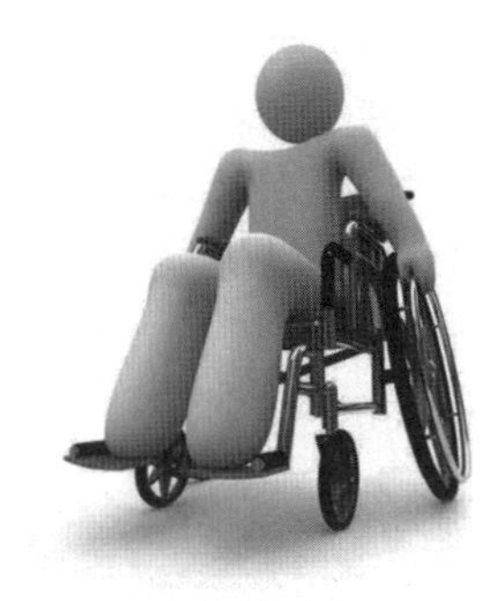

10-4 健康照護

健康照護是人類基本權利，人人享有健康照護是世界各國共同的目標。1978 年世界衛生組織與聯合國兒童基金會在哈薩克首府阿拉木圖的《Health for All 2000》的宣言，表達全世界各國都應採取緊急行動，以基層醫療保健為手段，保護並促進全世界人類健康。

我國醫療法第一條條文指出「為促進醫療事業之健全發展，合理分部醫療資源，提高醫療品質，保障病人權益，增進國民健康」即為健康照護體系提供一項明確的目標。我國於 1995 年開辦全民健保制度，確定總體健康照護政策的目標是提供全體國民適切的健康照護，增進全民健康。

(一) 健康照護體系的組成

健康照護體系是指一項整體性的健康照護服務提供。傳統上，認為健康照護體系是指醫學人力與設施，廣泛一點則包括醫學教育、醫療器材、醫療技術、研究發展等。

世界衛生組織的健康照護體系模型中，將增進健康、保障財務風險和回應民眾需求，視為健康照護體系的目標。

健康照護體系為提供組織化的健康照護，形成健康照護資源，包括：1. 培養醫事人力、建構相關設施與設備；2. 提供照護及籌組資源，需先籌措財源；3. 適當的法律規範管理，不論是提供照護、照護資源形成及財源籌措均需要規範和管理，包括：憲法、醫療法、健保法及各種醫事人員法規、乃至醫院評鑑、支付標準、醫療審查等。

(二) 健康照護體系的分類

在 1960 年代，世界衛生組織嘗試將健康照護體系分類，分為：公共輔助、社會健康保險及國家健康照護體制三大類。

公共輔助係指多數開發中國家，健康照護並不普及，政府為宣示其對民眾醫療照護的責任，在少數都會區設置公立醫院。健康保險為德國首創，德國政府早在 1880 年代就已將國民健康照護的責任視為社會責任。在保障國民公平就醫機會的首要宗旨下，由政府規範或介入建立醫療服務及財務系統，由集體納保的方式分擔健康風險，幾乎所有的國民都受到健康保險的服務，在生病時能減低其經濟上的負擔。

國家健康照護體制係指英國在 1948 年起實施的制度。財源以一般稅為主，照護體系內的醫事人員大都是受雇於國家的公務員，特別是專科醫師及醫院的醫師，機構亦均為政府擁有及經營管理。

依財務方式來看各國健康照護體系的型態，則可以分為政府用稅收提供健康照護、政府辦理健康保險、政府立法監督自主經營的社會保險、強制醫療儲蓄帳戶、商業保險、自費等不同方式。

財源的籌措方法不限於一種方式，經常含有兩種以上方式並行的制度。臺灣先由政府辦理全民健保，但同時也用稅收補助了近 30% 的健康保險費用。

健康照護制度發展的目的與方向

六大目的	●改善醫療水平（世界各地的健康水準落差相當大） ●減少健康不公平（起因於醫療照護體系資源分配不均） ●改善體系對民眾期望的回應 ●增加效率 ●保障個人、家庭及社會免於財務損失 ●增加健康照護財務及健康服務之公平性
五大方向	●服務範圍能擴及全民納保 ●成效上能夠有成本效益的考量 ●財務上能達到公平負擔 ●費用負擔能達到有效率的購買醫療照護 ●能提供有品質的服務

健康照護體系的組成及目標界定

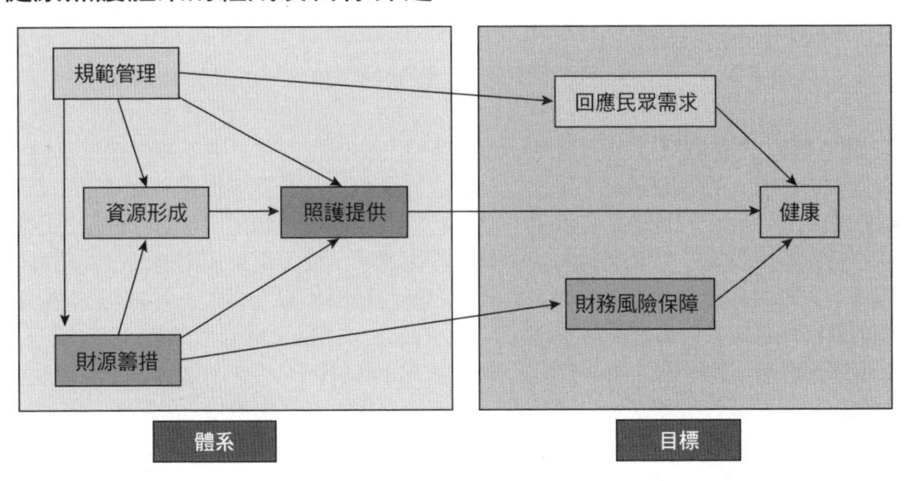

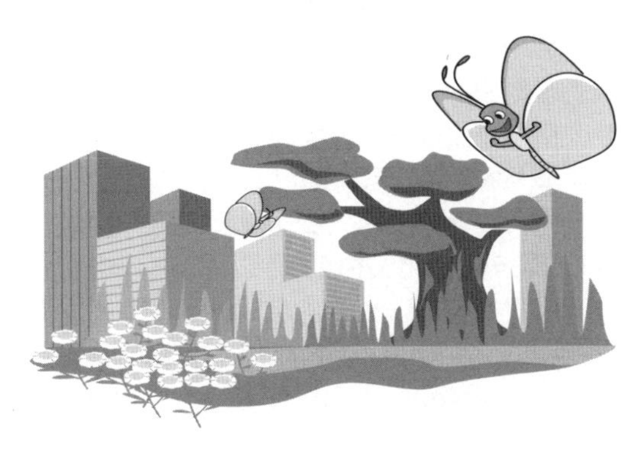

10-5 醫療網計畫

(一) 醫療網

籌建醫療網的目的，在於均衡各地區醫療資源發展，使醫療人力及設施能合理成長及充分發揮功能，並能全面提升醫療服務品質，使每位國民於需要時，均能在最短時間內得到適當的醫療保健服務。

《醫療法》第 88 條規定，中央主管機關為促進醫療資源均衡發展，統籌規劃現有公私立醫療機構及人力合理分布，得劃分醫療區域，建立分級醫療制度，訂定醫療網計畫。

我國自 1986 年起開始分期推動醫療網計畫，第一、二、三期計畫著重於硬體建設、人力規劃，主要在解決醫療資源數量不足及分布不均的問題；第四期「新世紀健康照護計畫」及第五期「全人健康照護計畫」除了延續區域資源均衡發展外，還要追求醫療品質及重視病人安全。

醫療網計畫將臺灣地區分為 17 個醫療區域，目的在以區域為單位規劃醫療人力與設施，以期望每個區域能建立區域性的服務網。

(二) 特殊健康照護體系

健康照護體系除了一般健康照護體系外，醫療網計畫特別將特殊醫療體系列為重點。

1. 緊急醫療救護體系：過去臺灣地區到院前心肺停止的存活率不高，民眾具備心肺復甦術（CPR）的能力普遍不足，強化緊急醫療救體系是重要課題。近年來緊急醫療救護體系在全國都已成形，到院前心肺停止的存活率已大幅提升。目前的重點已轉向建立毒化災、核災、大量傷患、空中緊急救護體系，成立國家級與地區級災難醫療救護隊，以整合並有效利用緊急醫療資源，發展災難醫療服務模式，使病人在適當醫療機構獲得所當的緊急醫療照護服務。

2. 精神疾病照護體系：精神疾病健康照護方式應包括：門診、急診、急性住院、慢性住院、日間或夜間留院、社區復健（如康復之家、社區復健中心及職能工作坊）及居家治療。目前臺灣地區對精神病患的醫療照護主要以長期養護為主，社區性的積極治療和復健較缺乏，精神病患回歸社區是目前精神照護體系最重要的工作目標。《精神衛生法》於 1990 年公布後，對嚴重精神病患規定需要強制鑑定及住院治療，衛生署於 1992 年度開始辦理嚴重病人強制住院期間醫療補助措施，而全民健保實施後，精神醫療費用納入健保給付範圍，解決大部分精神病人照護問題。

3. 安寧緩和醫療體系：隨著人口結構及疾病形態改變，自 1982 年起，癌症已成為我國十大死因之首。到了 2005 年每十萬人口即有 164 位，全年共有 3 萬 7 千多人死於惡性腫瘤。《安寧緩和醫療條例》於 2000 年公布施行，保障癌症病患選擇醫療服務方式的權利。我國安寧照護服務受限於傳統觀念起步較晚，並由民間宗教團體開始發展，目前臺灣地區有 25 家醫院提供 353 張病床，供安寧居家療護服務。自 1996 年起中央健康保險局已依《行政院衛生署安寧居家療護納入全民健保試辦計畫》，將安寧居家療護納入全民健保給付範圍。

醫療網計畫期程與重點變革

期程 (年)	一、二、三期 1986～2000年	四期 2001～2004年	五期 2005～2008年
計畫名稱	醫療網計畫	新世紀健康照護	全人健康照護
醫療資源	劃分 17 區 63 個次區域	健保 6 大分區 17 個醫療區 63 個次區域	健保 6 大分區 17 個醫療區 63 個次區域
醫事人力	培育公費醫師 專科醫師制度 醫事人員繼續教育	培育公費醫師 專科醫師制度 醫事人員繼續教育	一般醫學訓練 培育公費醫師 專科醫師制度 醫事人員繼續教育 專科護理師
醫療品質	供輸血品質保證 醫療儀器審查 院內感染控制 臨床檢驗品質 病歷管理制度 辦理醫院評鑑	供輸血品質保證 醫療儀器審查 院內感染控制 臨床檢驗品質 病歷管理制度 辦理醫院評鑑 品質指標	病人安全 以病人為中心 醫院評鑑改革 電子病歷 健康服務 e 化 器捐制度化 持續性品質改進
特殊醫療	緊急醫療 精神醫療網 長期照護及復健醫療 山地離島醫療	緊急醫療 精神醫療網 長期照護 山地離島醫療	緊急醫療（EOC） 社區精神醫療 自殺防治、藥癮 長期照護中心 感染症醫療網

第六期醫療網規劃之健康照護體系

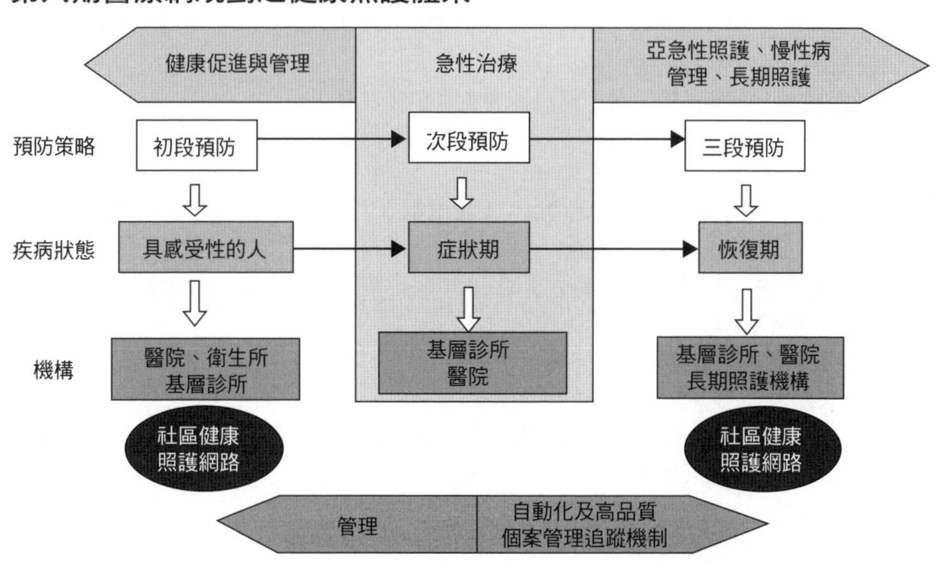

11-1 老年人口

人口快速老化已經是世界已開發國家人口結構變遷的普遍現象，愈來愈多的國家面臨「高齡化」所帶來的種種衝擊，臺灣也在其中。根據內政部的統計，我國在 1993 年老人占總人口比率達 7% 以上，正式邁入聯合國所定的高齡化社會。行政院經濟建設委員會 2008 年 9 月出版之《中華民國臺灣民國 97 年至 145 年人口推計》，我國老年人口比率於民國 106 年將增加為 14.0%，達到國際慣例及聯合國所稱的「高齡社會」，民國 114 年老年人口比率再增加為 20.1%，民國 145 年則將超過 37.5%，屆時扶老比為 71.8%，亦即平均每 1.4 位工作人口需扶養 1 位老人。

歐美先進國家老年人口倍化期間約需 40 至 115 年，我國卻僅需 25 年。此意謂著，我國人口高齡化之歷程加快，而因應人口老化預為準備的時間也較短。

依據 1948 年聯合國《世界人權宣言》及人權公約，老人人權之意義及指標包括下列內容：1. 老人應有維持基本生活水準之所得；2. 老人應有地點、設計及價格適當之居住環境；3. 老人應有依個人意願參與勞動市場之機會。

面對人口老化之趨勢，我國政府係以《聯合國老人綱領》所揭示之獨立、參與、照顧、自我實現與尊嚴等要點為目標，規劃推動相關政策與服務措施，以促進老人在經濟、健康、照顧、社會參與等各方面之權益。

《老人福利法》於 1980 年 1 月公布施行，並於 1997 年進行第一次全面性修正，將老人之法定年齡由 70 歲降低為 65 歲，自此我國與先進國家相同，以 65 歲之年齡作為各項老人福利措施和相關給付之準則。

老年預防保健及健康促進觀念，尚未全面落實在社區及家庭中；我國老人自殺死亡率居高不下，老年人自殺問題確有日亦嚴重之趨勢；我國尚未全面建置多重慢性疾病老人之整合性醫療照護服務，使得老年患者疲於多次掛號與就診，並增加重複用藥之風險及醫療資源之浪費。

有關臺灣老人保護措施，法令修訂與安養規劃雙管齊下：

1.1997 年修正公布《老人福利法》，增加第 4 章保護措施，計有第 25 條至第 27 條，及罰則第 30、31 條。

2. 行政院於 1998 年、2002 年和 2005 年核定第一、二、三期「加強老人安養服務方案」。

3. 在「加強老人安養服務方案」為期 10 年的政策推動下，地方政府推動「老人保護網絡」內容包括：

（1）獨居老人緊急救援系統安裝。

（2）失蹤老人協尋機制。

（3）老人福利法所規範的老人保護工作（含保護專線、受虐老人服務、無人扶養生活陷入困境的老人安置）。

長期照護規劃背景：失能人口變動趨勢

年度／項目	預估失能人數			預估服務對象數（較前一年增加量）
	65歲以上長照十年計劃	5-64歲	合計	
2012 年	424,566	262,194	686,760	98,023（↑ 20,664）
2013 年	443,939	263,572	707,511	128,463（↑ 30,440）
2014 年	463,975	264,267	728,242	160,274（↑ 31,811）
2015 年	486,403	264,544	750,947	204,121（↑ 43,877）

我國老年經濟安全體系及適用對象示意圖

<table>
<tr><th>身分
保障層次</th><th>軍職人員</th><th colspan="3">公教人員</th><th colspan="2">勞工</th><th>一般國民</th><th>農民</th></tr>
<tr><td>第三層
個人保障</td><td colspan="8">私人商業保險、個人儲蓄、家庭互助</td></tr>
<tr><td rowspan="2">第二層
職業年金</td><td>軍職人員退伍金</td><td rowspan="2">公務人員退撫基金（註 1）</td><td rowspan="2">政務人員離職儲金</td><td rowspan="2">私校教職員工退撫基金</td><td rowspan="2">退工退休金（註 2）</td><td rowspan="2">約聘僱人員離職儲金</td><td rowspan="2"></td><td></td></tr>
<tr><td>榮民就養給與</td><td>老農津貼</td></tr>
<tr><td>第一層
強制體系</td><td>軍保</td><td colspan="3">公教人員保險</td><td colspan="2">勞工保險</td><td>國民年金</td><td>農民健康保險</td></tr>
<tr><td>第零層
社會救助</td><td colspan="8">中低收入老人生活津貼</td></tr>
</table>

註 1：公務（職）人員、公營事業從業人員、公立學校教職員。

註 2：公民營事業勞工、職業工會勞工、政府機關：司機、工友、技工、臨時人員。

+ 知識補充站

65歲以上人口占總人口比率：2017年：14%（高齡社會）；2025年：20%（超高齡社會）；2060年：42%。

	1993年	2010年	2017年	2025年
總人口	2,100萬人	2,316萬人	2,340萬人	2,343萬人
65歲以上人口	149萬人	249萬人	328萬人	475萬人

17 年增 100 萬人，7 年增 79 萬人，8 年增 147 萬人

11-2 老人健康狀況

(一) 老化現象

老化會從細胞至組織至器官，使人體產生結構及功能持續衰退。人體老化的現象包括：心肺功能降低、腎臟及膀胱功能降低、消化系統運作速度減慢、葡萄糖耐受力變差、性荷爾蒙分泌減少、生殖系統功能減少及性徵改變、神經系統全面衰化、肌力下降、骨質密度減少、關節穩定性及靈活度變差。

在心理方面，知覺、記憶、認知、思考、情緒、學習動機等能力與人格改變均受影響。在社會方面，因老人的社會角色、地位、權利與義務皆隨其生理、心理而改變，或社會之結構及制度也會有所改變。

人體老化理論包括隨機偏誤理論、DNA 跨鍵連接理論、自由基理論、生物時鐘學說、內分泌衰退學說、自體免疫學說、免疫低下學說、磨損理論，但目前仍然沒有一個可以被所有研究者接受的理論。對老化的原因，唯一明確的是，影響老化的原因是多重且超越生物、心理、社會三方面。因此，老化理論也多從生物學觀點、心理學觀點及社會學觀點三方面加以探討。

(二) 老人的生理變化

老人胃酸分泌減少、胃腸蠕動降低、胃腸血流不足、藥物在胃腸道之吸收因此改變，脂肪組織增加、體液減少、白蛋白濃度下降、因而改變藥物在體內之分布，老化使肝臟質量變小、肝臟血流量下下降、使藥物之代謝減緩，腎臟功能降低，藥物經由腎臟之排除亦減少；老人對藥物之敏感性亦比年輕人高，因此老人接受藥物治療時，須從小劑量開始，然後逐漸調整以避免毒性反應。

老人常有許多慢性與退化性疾病，因此同時多科看診與多項藥物使用，也是老人用藥之重要問題，而其中有部分可能無效、非必要或重複，多項藥物使用亦增加不良藥物交互作用之危險性。

老人維持恆定現象之能力不足，許多未見於年輕人之副作用，可能發生於老人，如老化所導致壓力受體障礙與腦血流自動調節功能缺陷，容易造成姿態性低血壓，因此老人若服用降壓劑、三環抗憂鬱劑、血管擴張劑等時，應慎防突然由坐臥姿態站起，以避免跌倒，站起時最好有支撐物扶持。

老人的健康情況基本面變差、易罹患疾病、就醫頻繁、住院日數也增加、藥品的使用或消耗也隨之膨脹，所牽涉的問題趨於複雜；大多數老人會固定使用某些藥物，其中以女性更是顯著；一般老人慣常使用一種以上的藥物，包括治療處方及依指示或自行使用者；老人的健康狀態隨年齡的增加而趨向更大的歧異性，用藥上呈現高度的個人化。

小博士解說

老人常見的疾病或健康問題：關節炎、關節問題、消化道潰瘍、慢性支氣管炎、聽力障礙、惡性腫瘤、氣喘病、肺氣腫、視力障礙、骨質疏鬆症、跌倒、掉牙、意外事故、睡眠障礙問題、失眠、牙周病、便秘、腹瀉、譫妄、高血壓、痔瘡、腦血管疾病、心臟病、大小便失禁、營養不良、糖尿病、攝護腺肥大、貧血、腰酸背痛、脊椎疾病、憂鬱症、健忘、腹腔脫腸、老年性癡呆、其他精神心理問題等。

老化過程主要的生理變化

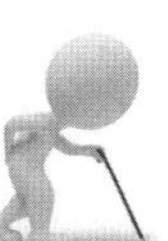

系統	變化	系統	變化
皮膚	・皮膚缺乏彈性、脂肪層喪失、變薄、鬆垂、形成皺紋	心臟血管	・心臟唧筒力量減少
			・動脈變窄且彈性減少
	・手腕及手部出現老人斑		・經過變窄動脈血流量減少，心臟負荷增加、心室肥大
	・皮脂及汗腺分泌減少，皮膚乾燥易發癢		・心臟儲備能力減低
	・不耐寒冷、不耐熱		
	・對痛較不敏感	呼吸	・呼吸肌變弱
	・指甲薄而易碎		・肺組織缺乏彈性
	・白髮/禿髮、髮質乾燥		・呼吸困難、桶狀胸
			・咳嗽能力降低
肌肉骨骼	・肌肉萎縮、強度減低	消化	・唾液腺萎縮，唾液減少
	・骨質流失容易骨折		・缺牙及吞嚥困難
	・關節僵硬疼痛		・食慾減低
	・身高漸減		・消化液分泌減少
	・身體活動減少		・對油炸及肥肉難以消化
神經	・老花眼、白內障、視力降低		・腸蠕動減少、脹氣、便秘
	・味覺、嗅覺減低	泌尿	・腎血流量減少、腎萎縮
	・腦細胞漸失		・腎功能減低
	・健忘、近期記憶喪失		・紅血球生成素減少而貧血
	・反應能力漸差		・頻尿、急尿
	・易發生急性混亂、頭暈		・夜尿
	・睡眠型態改變		・尿失禁

＋ 知識補充站

75歲老人的生理功能剩餘能力比率

生理功能	剩餘能力比率(%)	生理功能	剩餘能力比率(%)
腦重量	90	味蕾數量	36
腦血液流量	80	最大吸氣量	40
心臟血液輸出量	70	肺活量	56
腎臟過濾率	69	手握力	55
神經纖維數量	63	基礎代謝率	84
神經傳導速率	90	體內的水容量	82

11-3 周全性老人評估

一位老人在進入長期照護系統時，尤其是進入機構之前，應該經過老年專科醫師的評估。以社區為基礎的老人評估門診，可以預防不適當的護理之家入住。護理之家入住前的周全性老人評估（comprehensive geriatric assessment）可以避免對可治療的疾病和功能障礙之診斷不足或未加以報告。同時，可做到預防上的考量，如流行感冒疫苗及肺炎雙球菌疫苗的注射、視力及聽力障礙的篩檢、牙齒的照護、行動力的評估等。而一般性的失智症、情感性疾病、甲狀腺疾病、癌症的篩檢也應在入住前依據病人狀況及需要性加以安排。

1. 周全性老人評估目的在於：

（1）建立病患基本資料，以便長期追蹤變化。

（2）了解進入系統前的狀態。

（3）發掘醫療上、功能上、社會上、心理上的問題。

（4）了解病患本身的偏好或對其較安全的方式。

（5）安置場所合宜性的評估。

（6）預估出院或離開長期照護的可能性。

（7）擬定病患為中心的個人照顧計畫。

2. 長期照護當中有關周全性老人評估的流程，是依據各醫療單位的組織不同而評估：

（1）由具社工或護理背景的個案管理人負責，先就功能及心理社會層面的需求加以評估，再依問題轉介給團隊成員。

（2）由評估團隊各成員負責，團隊成員再共同討論、交換資訊以決定治療計畫、目標及安置，即所謂科際整合照護計畫。基本團隊成員或照會成員也可以包括營養師、藥師、神經心理師等。

3. 一般周全性老人評估的內容：

除了一般性主訴、現在病史、過去病史、用藥史及目前用藥外，尚須評估：

（1）智力狀態：是否有失智症？若有失智症應檢查是否有可回復的原因。是否有譫妄？

（2）情緒狀態：是否有憂鬱症等？

（3）溝通能力：視力、聽力、語言能力。

（4）活動力狀態：活動力變化、基本身體功能、跌倒病史及活動力評估（一般使用站起來及行走試驗）。

（5）平衡力狀態：有跌倒病史或站起來及行走試驗異常者。

（6）大便功能：是否有便秘、失禁等？

（7）小便功能：是否有排尿困難、失禁等？

（8）營養狀態：是否有體重減輕？是否有營養不良的現象？進食是否有困難？牙齒狀況如何？

（9）日常生活活動：過去及現在日常生活活動（ADL）及複雜性日常生活活動（IADL）的評估。

（10）社會功能：家系圖及家庭成員互動關係，嗜好、菸酒狀況，參與社區活動狀況及目前所使用的長期照護資源等。

巴氏日常生活功能量表

項目	分數	敘述
進食	10	可自行進食或自行取用穿脫進食輔具，不需別人協助。
	5	需協助取用穿脫進食輔具。
	0	無法自行進食或餵食時間過長。
移位	15	可自行坐起，由床移位至椅子或輪椅不需協助，包括輪椅煞車及移開腳踏板，且無安全上之顧慮。
	10	在上述移位過程中需些微協助或提醒，或有安全上顧慮。
	5	可自行坐起，但需別人協助才能移位至椅子。
	0	需別人協助才能坐起，或需兩人幫忙方可移位。
個人衛生	5	可自行刷牙、洗臉、洗手及梳頭髮。
	0	需別人協助。
如廁	10	可自行上下馬桶不會弄髒衣褲並能穿好衣服使用便盆者，可自行清理便盆。
	5	需幫助保持姿勢的平衡，整理衣物或使用衛生紙；使用便盆者可自行取放便盆但需仰賴他人清理。
	0	需別人協助。
洗澡	5	可自行完成（盆浴或淋浴）。
	0	需別人協助。
平地上走動	15	使用或不使用輔具皆可自行行走 50 公尺以上。
	10	需稍微扶持才能行走 50 公尺以上。
	5	雖無法行走但可獨立操縱輪椅（包括轉彎、進門、及接近桌子、床沿），並可推行輪椅 50 公尺以上。
	0	無法行走或推行輪椅 50 公尺以上。
上下樓梯	10	可自行上下樓梯（可抓扶手或用枴杖）。
	5	需稍微扶持或口頭指導。
	0	無法上下樓梯。
穿脫衣褲鞋襪	10	可自行穿脫衣褲鞋襪，必要時使用輔具。
	5	在別人幫忙下可自行完成一半以上動作。
	0	需別人完全協助。
大便控制	10	不會失禁，必要時會自行使用栓劑。
	5	偶而會失禁（每週不超過一次），用栓劑需別人協助。
	0	需別人協助處理大便事宜。
小便控制	10	日夜皆不會尿失禁，或可自行使用並清理尿布或尿套。
	5	偶而會失禁（每週不超過一次），使用尿布或尿套需別人協助。
	0	需別人協助處理小便事宜。

＋ 知識補充站

巴氏量表，又稱為巴氏指數（Barthel Index）是一種日常生活功能評估量表，是目前臺灣長期照護最常用來評估個案的身體功能之量表。現行規定（1）巴氏量表的分數35分以下及（2）年滿80歲且巴氏量表分數60分以下可以申請外籍看護工。

11-4 長期照護

長期照護是指對失能者或失智者，配合其功能或自我照顧能力，所提供之不同程度之照顧措施，使其保有自尊、自主及獨立性，並且享有品質之生活。其內涵為：對身體功能障礙缺乏自我照顧能力的人，提供健康照顧、個人照顧、社會服務。服務可以是連續性或間斷性，但必須針對個案的需求，通常是某種功能上的障礙，提供一段時間的服務。因此長期照護應包含診斷、預防、治療、復健、支持性及維護性的服務。

評定長期照護的需求，基本上需依照功能狀態。身體功能障礙若以 Katz 氏日常生活活動（ADL）評估，包括穿衣（dressing）、吃飯（eating）、活動移位（ambulatory）、上廁所（toileting）、洗澡或梳洗等個人衛生照顧（hygiene），簡記為英文單字 DEATH；若以 Lawton 和 Brody 氏的複雜性日常生活活動（IADL）評估，包括購物（shopping）、家務打掃（housekeeping）、理財（accounting）、備餐（food preparing）、交通運輸（transportation）及電話使用（telephone），簡記為英文單字 SHAFT，並加上服藥（medication）、及洗衣（laundry）共八項。

依照衛生署的定義，長期照護的服務方式，依支援單位提供的資源不同，可分為：居家式、社區式、機構式。

1. 居家式：

（1）家庭照護：家庭照護是長期照護的骨幹，由家人、朋友或鄰居所提供之非正式性的服務。

（2）居家服務（在宅服務）：指社政單位對低收入戶提供日常生活的照顧服務。

（3）居家照護：指衛政單位所提供的居家照護。

2. 社區式：

（1）日間照顧（日間托老）：為社政單位對低收入老人日間的照顧服務。

（2）日間照護：由衛政單位提供，接受照護者仍留居於家中只有部分時間前去接受治療或照顧。

3. 機構式：

（1）居住照護：分為老人安養服務及老人養護服務。老人安養服務：申請對象必須符合年滿 65 歲以上，身體健康行動自如，具生活自理能力者，院內提供居住服務、生活照顧服務、三餐飲食供應、疾病送醫、文康休閒活動、親職連誼活動。老人養護服務：申請對象必須符合年滿 65 歲以上，生活自理能力缺損，且無技術性護理服務需求者，院內提供的服務比老人安養服務多增加了護理及復健服務。

（2）護理之家：提供 24 小時的日常生活功能方面、行動方面、精神方面及監督按時服藥的個人及護理照顧，並有物理治療、職能治療、營養諮商等，也提供臨時性非重症的醫療服務。

健康照護服務的範圍

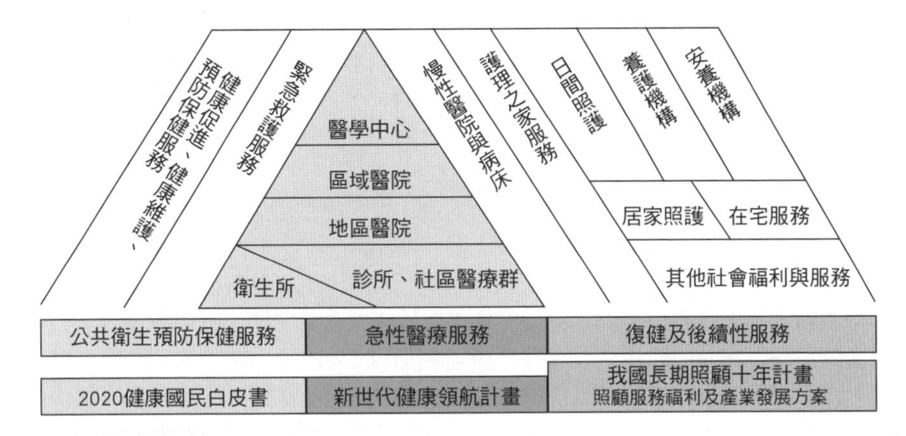

長期照護制度規劃三階段

	長期照護十年計畫	長期照護服務法	長期照護保險法
服務項目	八項服務 ●照顧服務 ●居家護理 ●社區及居家復健 ●輔具購買、租借及居家無障礙環境改善服務 ●老人營養餐飲服務 ●喘息服務 ●交通接送服務 ●長期照顧機構服務	延續八項服務 ●長照服務網 ●人力訓練、登錄 ●機構設立、評鑑管理 ●服務內容：居家、社區、機構 ●接受長照服務者權益保障 ●罰則	●保險人、保險對象及投保單位 ●保險財務 ●保險給付及支付（給付類別、擬訂給付等級、上限及支付標準） ●保險服務單位提供服務 ●安全準備、行政經費及資金運用
經費來源	公務預算	公務預算 設置長照基金	社會保險，保險人分擔

＋ 知識補充站

相關國家老人長期照護方式

國家	年代	65歲以上老人佔全人口百分比	65歲以上老人接受居家／社區是照顧百分比（%）	65以上老人接受機構式照顧百分比（%）
瑞典	1990	17.8	13	5.4
挪威	1990	16.3	14	7.1
英國	1990	15.6	13	5.1
丹麥	1990	15.6	17	6.4
芬蘭	1990	13.4	24	7.0
美國	1990	12.5	4	5.4
臺灣	2001	8.8	1.5-1.6	2.0

資料來源：OECD（1996）、內政部（2001）、衛生福利部（2001）

11-5 長期照護的倫理

倫理是一種「關係」，醫療基礎就是醫師與病患之間的關係，因此思考兩者的關係「好」是否就沒有紛爭存在的問題，就可以用同理心照顧治療病患，與病患「搏感情」，少了醫療資訊不對等的問題，而每項醫療行為都必須知情同意，對象不限病人，可與家屬一同溝通，互相參與，避免許多無謂的糾紛。

長期照護倫理問題的起因是因為社會的變遷、人們對生活品質的要求提高、人權意識提升、主導照護工作者的改變。

長期照護中重要的倫理原則為尊重失能者的「自主性」，但有很多時候常被忽略，不管是家屬或是專業照顧人員，甚至不加以尊重病人之自主權，長期照護專業人員經常要面對倫理兩難是「自主性」與「仁慈專制原則」，所謂「自主性」是指自由、隱私權、自由選擇、自我管轄、自我規律以及道德上的自立；而「仁慈專制原則」是指基於當事人的福利、快樂、幸福、需求、利益與價值的原則，而干預他的行為自由，而有時候會面臨遭到濫用仁慈專制原則，最好的避免方法即是邀請家屬一同參與，使家屬「知情同意」。

某些在安養護機構或護理之家的住民，多半為年長以及身體或心智失能者，其中某些人之所以住進機構中，是屬於非自願性。而入住到哪一家機構，也非自己選擇，往往是經由出錢的家屬所挑選，而家屬的考量，多著重於價格以及距離的遠近，對於機構的照護方式是否適合需求，則是其次的考量。

年長者入住機構時，某些人需經歷整個人際網路以及社會支持系統的劇烈轉變。某些機構對於訪客的設限，造成住民維持人際關係及尊嚴的困難，因此建議應維持通信、電話甚至電腦通訊的自由。同時也應舉辦機構外的遊覽或參觀，避免將住民隔絕於社會之外。

某些機構內居住的空間狹窄，且多與他人共用房間，住民毫無隱私，而且有些照顧者在協助被照顧者換尿布時，甚至連隔簾都未拉上。另一方面，由於所有工作人員都可翻閱個人資料，或於老人面前討論病情，易造成病情資料外洩。

當服務對象接受面談、檢查、治療和護理時，應尊重並維護其隱私，也要給予心理支持。保守服務對象的醫療隱私，在運用其資料時，需審慎判斷，經服務對象同意或遵循法令程序處理。提供醫療照護活動時，應善盡告知責任，經確實知悉同意後執行，但緊急情況除外。執行醫療照護、研究或實驗性醫療時，應維護服務對象的安全及權益，而且秉持同理心，提供符合服務對象能力與需要的護理指導與諮詢。對服務對象的疑慮應給予充分的說明及協助，以維護其權益。對服務對象及家屬應採取開放、協調、尊重的態度，並鼓勵其參與計畫及照顧活動。察覺工作團隊成員有不適當的醫療照護行為時，應立即主動關懷瞭解，採取保護服務對象的行為，同時報告有關管理人員或主管。當服務對象有繼續性醫療照護需要時，應給予轉介並追蹤。

國內居家照護常見倫理問題與處理

問題呈現	原因／說明	個案表現	處理
照顧者的選擇	當家屬忙於工作、家庭之間，無暇照顧家中的老人時，若老人期望能留在家中療養時，家人便不得不聘請外人協助照顧，在照顧者的選擇上是難以預料的。	(1) 可能為兩極化表現：與照顧者感情勝於家屬，或是個案與照顧者無言以對。 (2) 可能受到照顧者的虐待而未被發現。	(1) 可至多家仲介公司、看護中心比較。 (2) 可暗中查訪照顧者的行為。
就醫就診	當個案出現與以往不同的生命表徵時，會感到不知所措，常會在是否就醫，還是在家處理的問題而猶豫不決。	個案出現不正常的生命徵兆，像是意識不清、臉色蒼白、尿液減少、常胃出血等，家屬此時會出現驚慌失措的感覺，需要專業者的協助。	(1) 在接案之初即應告知未來可能發生的事件，並事先教導預備的處理方式。 (2) 固定護理人員照顧，讓家屬能直接與照顧的護理人員取得溝通討論。 (3) 護理人員可至家中或電話清楚的告知處理步驟。
約束	老人因出現自我傷害的的行為，像是拔管線、抓傷皮膚。老人情緒不穩無法溝通時，工作人員為了讓老人減少傷害或因為工作方便而將老人加以約束。	(1) 老人會呈現負面情緒：憤怒、自卑、失控、失去尊嚴、對人生放棄等。 (2) 不合作態度、拒食、拒絕一切治療等。 (3) 約束同時會讓家屬感到傷心。	(1) 約束的同時不論老人是否清醒，應多與老人及家屬溝通。 (2) 盡可能多陪伴老人，少約束。 (3) 透過其他活動轉移老人對傷害行為的產生。
下床活動	因人力不足，老人下床機會比較少。	(1) 長期臥床合併症的發生，像肢體攣縮、姿勢性低血壓等。 (2) 老人會有失去自由的感覺。	盡可能讓老人下床活動，並設計與其他老人同伴們互動，以避免智慧退化。
復健	老人的復健是每日無時無刻都要執行，但機構因人力不足，復健機會減少。	長期臥床合併症的發生。	(1) 需安排足夠的復健師協助復健工作。 (2) 設計床上復健器材。 (3) 鼓勵服務人員及家屬也學會復健工作，以便隨時可以協助老人復建。

12-1 醫療機構的分類及任務

(一) 醫療機構的分類

1. 診所：不管是公辦、私辦，都只提供當日當次的診療與檢驗，不提供病床或住診服務；診所可以設洗腎床、觀察床，但這些床位原則上都是當日使用，當日離去，不構成住診的條件。

2. 開放性醫院：開放性醫院係指院外的開業醫師可將自己的病人分別送至與其訂有合約的醫院住院，使用醫院的設備及人員（如實習醫師、住院醫師、護理人員、藥師等）來診察、治療、手術等各種處置。原則上除了住院醫師及實習醫師外，醫院沒有聘請專任的主治醫師。所有主治醫師都是合乎醫院所規定的資格與條件，而與醫院簽約使用醫院設備與人員的開業醫師。醫院不支付主治醫師薪資。主治醫師直接向病人收取醫師費（包括診察費、治療費、手術及接生等技術費）。

3. 閉鎖性醫院：除顧問醫師外，醫院聘用專任醫師（包括主治醫師及住院醫師）從事醫療工作，且不准院外開業醫師使用醫院設備及人員，即閉鎖性醫院。閉鎖性醫院之特性：（1）醫院聘用專任主治醫師及住院醫師。（2）開業醫師不能使用醫院的設備及人員，工作時間長且進修機會少，導致開業醫師的醫療水準與醫院醫師的醫療水準差距較大，全國的醫療水準參差不齊且偏低。（3）專任主治醫師較有時間準備教學資料，對住院醫師及實習醫師的教學比較認真。（4）病人無法接受連續的診治，醫師與病人之間較生疏，缺乏安全感。（5）門診部很大，其他相關單位，如藥局、檢驗、病歷等業務也較開放性醫院大。（6）醫務部的組織較健全，容易管理，工作效率亦較高。

4. 半開放性醫院：醫院除了要有一定的專任醫師之外，也開放部分病床或門診供開業醫師使用，即開業醫師可將自己在診所或醫院門診看診的病患，因其病患需要住院，由半開放性醫院提供設備、各項專業人員的支援，特約醫師也可在其專業範圍內實施治療或為病患施行手術，醫師僅收取合理的醫師診療費及技術費，而其餘收入歸醫院所有。

(二) 醫療體系

臺灣醫院九成以上是急性醫院，但政府正進行建立慢性醫院或急性醫院慢性病床體制。

1. 急性病醫療體系：即急性（病）醫院（平均住院日在 30 天以內者）形成之體系。包括急診醫療體系、重病（加護醫療）醫療體系。

2. 慢性病醫療體系：精神病醫療體系、復健醫療體系、傳染病醫療（結核病、痲瘋等）體系、長期照護體系（護理之家等）、居家護理體系。

3. 聯合門診：在專科醫師多之城市地區，集合數位不同專科的醫師（包括一般科醫師）於同一地點共同執業，共同使用設備、儀器及聘用人員，至於特殊設施如 X 光、檢驗、藥局等，則可延攬專業人員投資設立；或由各醫師共同投資設立，再僱用人員任之。

國家醫療體系

國家醫療體系

- 急性病醫療體系（急性醫院）
  - 一般急性病診療科部
  - 急診醫療科部
  - 重症醫療科部
  - 精神病醫療科部
  - 復健醫療科部
  - 長期照護科部
- 慢性病醫療體系（慢性醫院）
  - 精神病院
  - 復健醫院
  - 長期照護設施
  - 護理之家
  - 居家照護
  - 傳染病醫院
  - 結核病院
  - 痲瘋病院
- 診所

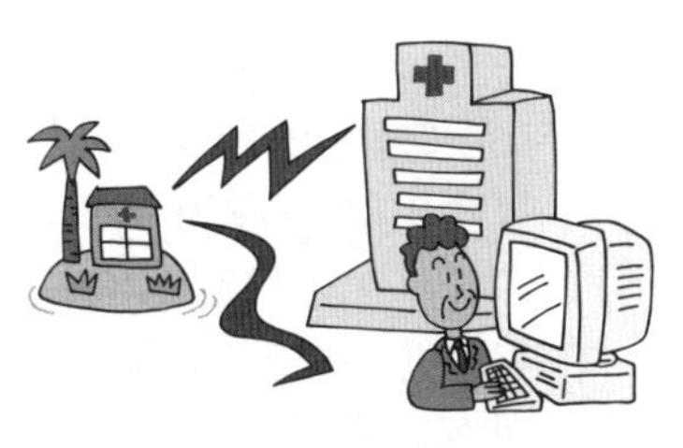

醫院的分類

依所有權分	公立醫療機構 私立醫療機構 財團法人醫療機構
依服務項目分	醫院 診所 其他醫療機構
依服務功能分	基層醫療單位 地區醫院 區域醫院 醫學中心
依是否具有教學功能分	教學醫院（我國醫院評鑑規定凡申請為醫學中心及區域醫院者，需同時申請為教學醫院） 非教學醫院
依主治醫師僱用方式分	開放性醫院 閉鎖性醫院 半開放性醫院

12-2 現代醫院的社會特質

醫院是社會的產物；醫院在眾多社會機構中如何定位，是一般民眾及醫療衛生工作人員首先要認識的課題。

(一) 醫院的特質

1. **醫院是公益性的服務機構：**醫療工作有所與也有所取，其服務有對價。故醫療並不是慈善事業，但具有慈善的色彩。醫院是非營利性的服務機構，在多數的醫院裡，若所得的金錢尚有剩餘，不可裝進老闆或出資人的口袋，而要留在醫院作為改善設備或增進品質之用。

2. **醫院為專業集合、寡頭獨占的服務事業：**醫院以醫生為代表，集合 200 多種專業為人類服務。醫院人才培養不易，一位主治醫生要 11 年的時間培養，設備投資龐大，儀器動輒千萬元或上億元，醫療是一個不完全競爭的行業，由少數業主寡占。

3. **醫院為社會的公器：**臺灣初期，衛生的一大施政為每縣都有適當規模的公立醫院。學校、醫院、教堂（寺廟）是穩定社會的三大基礎公器。醫院的占床率則以 80% 最具績效。要保留 20% 的床位作為社區緊急災害，或嚴重病人需要入住醫院時之用，以免驚動原來現住的病患。

(二) 健康促進醫院

以往醫院的服務主要與個體疾病的治療有關，而不是大眾的健康促進。1990 年代世界衛生組織緊接著發展「健康促進醫院」計畫，最主要是為了提供醫療機構發展健康促進醫院的概念、方法及如何應用。

世界各國體認到影響個人的健康因素是多重的，包括有生活型態、環境及社經狀況等，光是降低個人的罹病率和死亡率對增進健康的效果是有限的，而 1986 年世界衛生組織的渥太華宣言中提到醫療服務系統應該將服務的內容導向健康促進，而不僅止於疾病的診斷及治療。

由於現代醫院已經變成一個複雜的機構，組成人員如專業人員超乎想像的多元與獨立性，專業化分工的結果，各個分科的專業人員特質遠超過醫院與專業團體所能掌握的範圍。因此許多醫院現已面臨了整合困難與失調的困境，再加上內外在環境的變化，如 DRGs 的實施、專業人員生涯的重新規劃、管理制度的改革、勞基法的規範、績效的考核、勞工安全衛生的規範以及醫療品質的改進等措施，都影響醫院的經營與管理，更遑論目前正推動的醫療作業標準化、實證醫學或病人安全的發展，這些概念更加深醫療產業的競爭性。

健康促進醫院的起始，除了在醫院的環境中整合健康促進的原則與策略，主要目的乃在維護及促進員工、病患／家屬以及社區居民的健康，進而提升醫療服務體系的服務品質，建立一個健康的組織，這個概念提供醫院主動落實維護和增進健康、預防疾病的挑戰；因此，健康促進醫院是一個綜合性、整合性的醫院介入方式，並積極與醫院的目標及任務呼應的一種策略。

健康促進計畫針對的群體與內容

群體	醫院						
	Chemnitz	Aletn Eichen	Philipps	Koranyi	Padova	Silesian	Warsaw
病人與家屬	提升病人對自身、疾病以及治療的認知	K計畫小組（針對病人）、E計劃小組（主要針對營養）	提供一般科別的急診服務、病房電腦連線作業出院病人後續服務、病人及家屬給予心理衛生教育	病人教育計畫、醫院員工的個人健康保護和大眾衛生計畫	老年人口對於健康的需求評估，對於婦產相關照護服務品質的改善、營養的飲食與健康、醫院禁菸計畫	健康的學校、健康食品計畫、醫院為禁菸的場所，醫院是文化促進的場所以及壓力處理	營養與健康、預防醫院兒童及員工B肝的感染，促進病童心理和社會的健康、無菸醫院
醫院員工	提升護理品質、醫院員工的健康促進	G計畫小組（針對員工的健康促進）、E計畫小組（主要針對營養）	員工的社工諮詢服務、小組監督及管理	醫院員工的個人健康保護和大眾衛生計畫	醫院工作人員所面對的危險因子，營養的飲食與健康醫院禁菸計畫	健康食品計畫、醫院為禁菸的場所，醫院是文化促進的場所及壓力處理	營養與健康，預防醫院兒童及員工B肝的感染，無菸醫院
社區	與社區團體合作促進社區居民的健康		與一般開業醫師合作並提供一般科別的急診服務	醫院員工的個人健康保護和大眾衛生計畫以及病人教育計畫	老年人口對於健康的需求評估	醫院是文化促進的場所及壓力處理、健康的學校、健康食品計畫	營養與健康、無菸醫院
醫院組織	全面品質管理與生態相關的健康問題	P計畫小組（針對護理人員）	提供一般科別的急診服務以及病房電腦連線作業出院病人後續服務	護理學士後訓練	醫院禁菸計畫營養的飲食與健康	廢棄物處理、健康的學校、醫院是文化促進的場所及壓力處理	醫院——健康教育的來源及聯合相關部門在健康促進的計畫上

現代醫院的策略目標

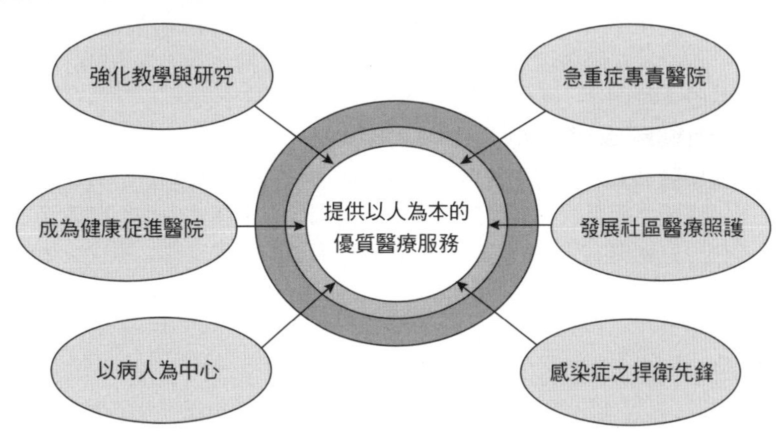

12-3 醫院經營

醫院效率足以影響醫院之財務表現，亦即若資源使用效率較高，則預期獲利率也會愈高，而醫院可將其利潤再投資，以提高未來在市場上的競爭力，或回饋給員工，或清償負債。對一家經營不善的醫院來說，所引發的不只是醫院本身財務不佳，更可能使醫療服務品質低 ，進而加重健保財務危機，因此醫院之經營管理策略可分為下列幾個層面：

(一)因應外界變革

1. 了解並分析組織所在環境：因應新制度擬定經營策略時，必須以醫療機構之永續生存為最優先考慮的條件。2. 發現困境、反應困難、提供主管機關修訂政策之建議：由於外在環境之惡劣，有些情況不是醫療機構可以解決的，此時需有衛生政策之配合，方可解決困難。3. 自我審視找尋自身利益／特別化。4. 多角化經營：增加新的服務或進入新的市場，分為相關產業多角化與非相關產業多角化。5. 產業整合：目的為提供給顧客價值做大的服務，分為水平整合（整合與自身組織同階段的照護服務〉與垂直整合（不同層級照護服務的整合）。

(二)增進外部顧客滿意度

1. 設計容易使用的掛號系統：提供方便操作的掛號系統，滿足各類型病人的需求。2. 明確的動線規劃與指示標誌。3. 簡化服務流程：縮短病人等候時間。4. 提供夜間與周末門診服務。5. 提供諮詢與健康教育服務：由醫療人員協助解說。6. 提高資訊可近性。7. 成為能夠持續學習的組織。

(三)強化內部管理

1. 提升決策品質：醫療作業管理方法可幫助評估各種流程之合理性，分析不同策略之優缺點。2. 建立高效能之資訊系統：包括醫院資訊系統、放射資訊系統及檢驗資訊系統。3. 強化人力資源專業能力：為因應目前多變之外在環境，優秀之管理行政人員更是不可缺乏。4. 提升醫療服務品質：將企業管理之品管工具應用在醫療機構之品質管理上。5. 加強健保申報作業：成立內審委員會或專責之審查單位。6. 採用成本會計建立責任中心制度：在院內組織成本分析小組，透過建構健全的成本會計制度，合理的成本分攤基礎，建立分（單位）責任體制。7. 建立績效制度。

(四)增進內部顧客滿意度

1. 建立醫院整體共識：醫院之特色、信念、核心價值。2. 鼓勵員工參與決策及管理工作。3. 提供誘因：運用薪資基礎以外的財務誘因，促進績效表現與顧客滿意程度，視員工為夥伴，定期與之分享利益。4. 實務與研究上的基礎支援：提供有用的資訊或技術支援給員工。

建立醫療院所共同合作之機制

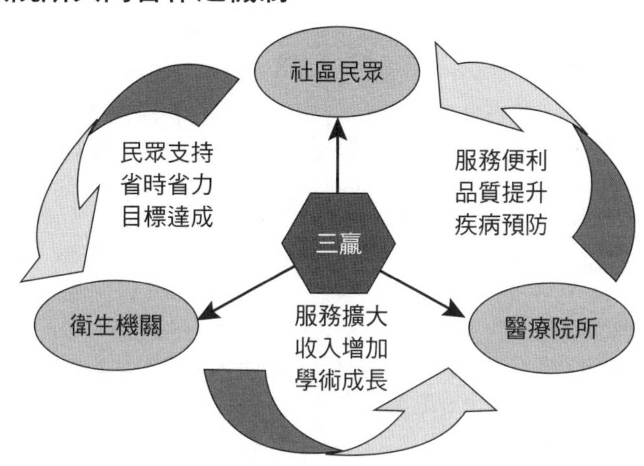

醫療院所因應多元支付制度下不同的經營管理策略

支付制度	經營策略
論量計酬	詳細診療檢查 滿足病患門診住院需求
論病例計酬	控制住院日 推行臨床路徑 減少不必要的服務項目 提高資源利用的效率
論人計酬	提倡預防保健定期檢查 鼓勵民眾建立健康的生活型態 嚴格控制門診住院利用 減少不必要的服務項目 個案管理

+ 知識補充站

醫院投入與產出

醫院投入	1. 醫師數，其中包含西醫師、中醫師及牙醫師； 2. 總病床數； 3. 其他醫事人員，包含護理師及護士、藥劑師（生）、醫事檢驗師（生）、醫用放射線技術師（士）、助產士、鑲牙生、營養師等。
醫院產出	1. 門診人次，含門診及急診次數； 2. 住院人日； 3. 手術人次，含門診手術人次及住院手術人次。

12-4 醫院管理

面對醫療成本逐漸上漲，而給付金額卻不增加的情況下，使得醫療院所的經營備感艱辛，更使得醫療院所的競爭更趨白熱化。在環境競爭日益激烈的情況下，醫院經營策略上，有愈來愈多的醫院除了加強內部管理之外，亦積極尋求與外部的互動，以確保醫院的生存與成長。

不同型態的醫院在經營醫療服務本業的策略應用，本質上不脫離「重視效率」、「降低成本」、「建立品牌」、「維持財務健全」、「創新人力資本」、「提升醫療品質」及「體認社會責任」等。

這些醫院管理作業層面上的採用策略，其幅度大小與優先順序，取決於醫院經營管理決策上的基本方針。換言之，醫療院所經營管理在未來方向決策上所需做的決策包括到底要採取擴張決策、縮小決策或維持決策。

(一)危機管理

危機管理是組織對於所有危機發生因素的預測、分析、化解與防範等，所採取的行動與模擬演練。危機具有威脅性、時間緊迫性、階段性等特性，對於醫院而言，危機可能來自於外部環境（如因地震或食物中毒導致醫院必須臨時接收大量病患），或內部環境（如醫院發生大火或輻射外洩時，醫院必須進行病患重置作業），或醫院經營管理（如醫療糾紛或營運危機所導致醫院聲譽與財務受損）等。

(二)資材管理

資材是維持醫院各項業務活動的基礎，從顧客服務到院內行政作業，其所需之儀器設備與材料皆可納於資材管理的管轄範圍，像是初診顧客在服務臺所使用的初診資料表單和筆、診間的病歷單張、病歷夾，以及診療後續之檢驗試劑、藥品等，都屬於資材單位的管轄。

資材管理之目的即以最經濟的成本和適當的時間，在適當的地點，供應適當的品質與適當的數量之資材給醫院各部門，使醫療服務作業順暢，故資材管理是各級醫院非常重要之控制作業。

(三)品質管理

醫療品質向來是醫療服務體系中的核心價值之一，品質的評估、確保與持續改進也是各國政府十分重視的工作。在健保財務壓力與同業競爭下，醫院引用各種品質管理理論與概念，如臨床路徑、全面品質管理、品管圈活動、國際品質標準認證（ISO）等，以求積極改善作業流程，降低成本，提升醫療品質，增加市場競爭力，其中品管圈活動為醫院最常用來改善品質提升效率的團隊活動。

醫療品質的要求必須奠基於組織價值體系（組織文化）之建立，進而延伸出整體品質管理（TQM）之策略作為，並達到安全、有效（效果與效率）、以病人為中心、適時及公平的目標。基於上述理念，一切品質改善措施均應從流程中著手。

全面品質管理之基本要務是在建立「組織文化」。「人」是組織最重要的資源，而主宰組織內的「人」能生生不息地運作的動力，則是上下一致共同遵循的價值體系——組織文化。

醫院管理理論與實務架構

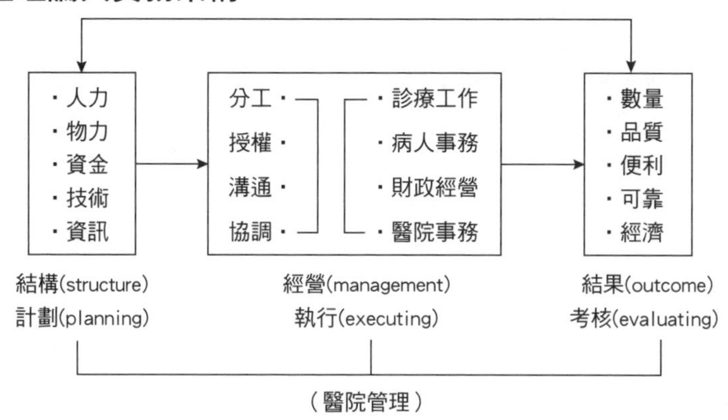

醫療品質促進模式

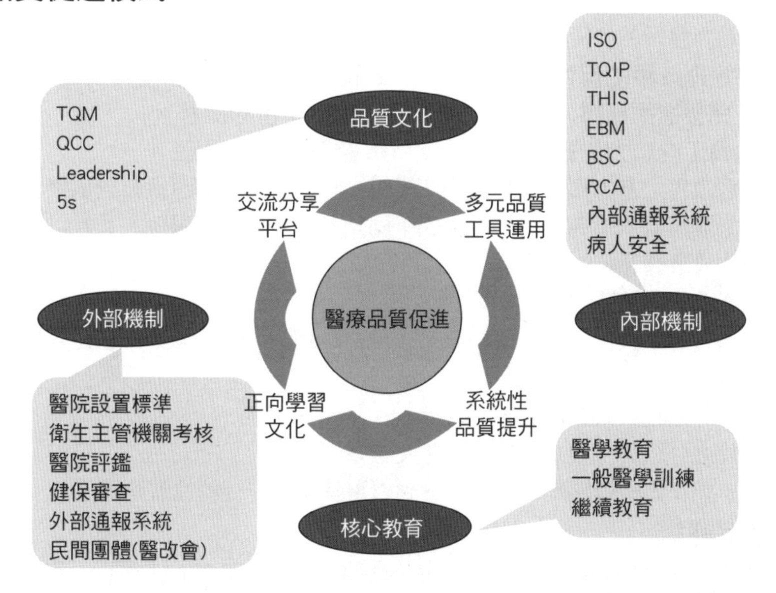

＋ 知識補充站

醫院的資材供應系統一般由供應、採購、庫存與補給、需求等五組業務組合而成。圖中顯示醫院資材供應系統的投入（input）為廠商供應，其產出（output）則是顧客資材需求的滿足。

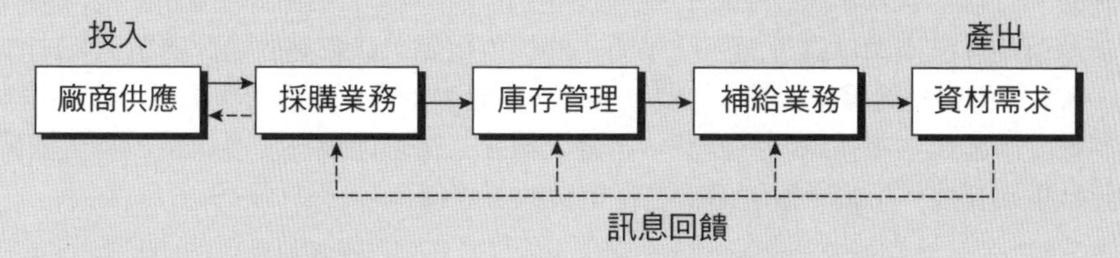

12-5 醫院評鑑

評鑑是健康照護機構自我評值和接受外部同儕審查的過程。根據既定的標準來精確評值自我的表現，並訂出執行方案以持續改進健康照護制度。

美國於 1918 年由外科醫學會開始對醫院作評鑑。1951 年醫院評鑑聯合會（JCAH）成立，統合了由各醫學會分別作醫院評鑑的評鑑工作。目前全世界約有 30 個國家正式實施醫院評鑑。我國是全世界第 5 個，亞洲首位實施醫院評鑑的國家。

醫院評鑑的法源依據為《醫療法》第 28 條：中央衛生主管機關，得視需要辦理醫院評鑑；《醫療法施行細則》第 15 條：中央衛生主管機關依本法第 28 條規定辦理醫院評鑑，應訂定醫院評鑑標準及作業程序。前項醫院評鑑，中央衛生主管機關得邀請有關學者、專家組成評鑑小組為之，必要時得委託財團法人醫院評鑑暨醫療品質策進會辦理。《全民健康保險醫事服務機構特約及管理辦法》第 9 條：申請住院診療者，應經中央衛生主管機關醫院評鑑合格。

醫院評鑑對醫院的價值如下：

1. 醫院管理成果的自我檢視。
2. 組織再造的契機。
3. 建立完整檔案資料。
4. 標竿學習的機會。
5. 院內員工向心力的凝聚。
6. 醫院形象的塑造。

醫院評鑑改善之基本思維為打破病床規模、科別設置之醫療品質分級迷思，強調以社區民眾的健康需求為導向，鼓勵發展不同類型之特殊功能醫院，並且以醫療品質及醫療服務的成效為評核的標的。

醫院評鑑改善之策略如下：

1. 由強調各專業技術之認定，朝向系統性「以病人為中心」的評核目標，訂定評鑑標準。
2. 對評鑑的過程與方式加以檢討改進。
3. 對醫院之分級與分類系統加以檢討及調整。
4. 建立定期不定時追蹤輔導機制，達到對醫院品質作持續性監測與改善。

新制醫院評鑑

新制醫院評鑑之核心價值為建立安全、有效、以病人為中心、適時、效率、公正優質的評鑑機制；透過各職類的人員團隊醫療之運作，提供符合社區民眾健康需求的醫療服務；鼓勵醫院發展特色及專長、追求卓越。評鑑改善的重點：醫院評鑑新制之建構，以強調醫療品質、醫院功能為原則，透過瞭解病人整體照護過程，以及醫院的宗旨來作評鑑。

新制醫院評鑑標準以過程面與結果面之評核為重點，以疾病的醫療處置過程來作評鑑，確實瞭解醫院的醫療作業、品質及態度，亦能避免醫院評鑑資料申報不實的情況。新制醫院評鑑作業將強調醫院自評，自評表傳達了醫院的現況及優缺點，委員依醫院自評結果來查核，可給予醫院適當之肯定與改善建議。

臺灣醫療品質管理演進

法規的要求
醫師法
醫療法
醫療機構設置
標準

政策及制度建立
醫療網
醫院評鑑
專科醫師制度

全民健保實施
滿意度調查
專業審查
合理門診量

醫院自發性活動
TQM，QCC，ISO，臨床路徑
品質指標，證據醫學

非政府組織的促進
品質學會
醫策會

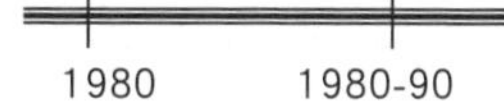

1980　1980-90　1995　2000　2003

醫院評鑑制度分級方向

<table>
<tr><th colspan="3">建議評鑑制度醫院分級方向</th><th>醫療機構設置標準分類</th><th>功能及任務</th></tr>
<tr><td colspan="3">醫學中心
醫學院附設（主要）教學醫院
非醫學院附設（主要）教學醫院</td><td>綜合醫院</td><td>1. 提供三級醫療之醫療服務（包括特殊專科、細專科以及急重症醫療）。
2. 從事醫學研究及臨床教育。
3. 輔導社區醫療之發展，接受社區醫院之轉診。
4. 應有完善之行政管理體系。</td></tr>
<tr><td>區域醫院</td><td rowspan="2">新制分類</td><td>甲類：
一般醫療服務型
特殊醫療服務型</td><td rowspan="2">綜合醫院、醫院、專科醫院</td><td rowspan="2">1. 一般醫療服務型：參與社區共同照護，在社區醫療體系擔任主導角色。
2. 特殊醫療服務型：以社區特性及相關健康需求為主要考量，以疾病醫療流程為導向，提供專科服務，如癌症醫院、胸腔病院、SARS專責醫院、RCW等。
3. 應有完善之醫院管理。</td></tr>
<tr><td>地區醫院</td><td>乙類：
一般醫療服務型
特殊醫療服務型</td></tr>
<tr><td colspan="3">精神科醫院</td><td>精神科醫院</td><td>配合精神醫療體系，接受社區醫院精神病人轉診，提供精神病人完善的醫療照護。</td></tr>
</table>

12-6 臺灣的醫院問題

我國之健保納保率極高，醫生素質整齊且優秀，費用相對低廉，整體而言，構成了高品質的醫療體系，實為國人之福。然而，我國醫療體系仍然有其缺陷之處，長期以來未能改善，而且有惡化之虞，對醫生、病人，以及所有健保納保人，都造成權益之損害。

1. **醫院管理者將獲利最大化視為醫院經營之目標，造成人事、耗材支出不當之減縮：**私人的醫院管理者，往往將醫院定位為營利機構，企圖將醫院之獲利最大化。此管理標的一旦設立，醫院管理者往往分科計算本益比，互相競爭，以當成獎懲之依據。為達目標，有時一線人員不惜使用較低劣的耗材，以壓低材料成本，而且有時會犧牲醫護人員之工作品質及病患之醫療品質，減少醫護人員的人力，遇缺不補，或是裁減較有經驗能力的正職人員，而去任用薪資較低的約僱人員。此風氣既成，往往公營醫院也傚尤跟進。

2. **醫院管理高層常移出醫院結餘，讓醫院結餘無法成為提高醫院品質之投資：**醫院減少醫護人員薪資支出，以及各種物料成本所帶來的結餘，往往並未用於醫護人員的福利，亦不投資醫院設備。許多民營醫院，有其他的營利事業部門，或是往往有其他形式的非營利機構，因此管理高層常常挪用醫院結餘，投入其他事業部門，甚至有些醫院經營者會利用醫院獲利，進行股票投資，或是參與經營權競爭，確實有負醫院之經榮宗旨。

3. **住院醫師之職班制度有害醫生之醫療品質：**目前許多醫院施行的職班制度，住院醫師從當天上午 8 點上班，下班時間過後負責整夜的職班工作，到第二天繼續上班至下午 5、6 點下班方能回家休息。在此制度下，如果夜間職班時間，遇到真正緊急的事故，醫師本身已經疲累，則難以妥善處理緊急事件。在第二天上班的時間，還要負責看診，無論醫生再怎麼努力認真，對病人的診療品質也必會大打折扣。

4. **床位（尤其是健保給付之床位）不足，甚至有時被院方有意箝制而不釋出：**許多病人需要住院治療時，被告知已無床位而無法入院，或是無健保床位而需自費。在醫院如此告訴病人的時候，事實上醫院往往仍有病床，甚至還有健保病床，欲蓄意欺瞞病患，此現象對病患權益損害甚重。究其可能原因有三，第一是醫院壓低醫療人員編制後造成人力不足，第二是欲迫使病人用自費方式住院，第三可能是有意預留空間，做人情給有力人士。

5. **住院名額被限縮，導致急診室人滿為患，使病人、家屬和醫護人員三方煎熬：**由於醫院往往策略性不開放病床，使許多病人停留在急診室高達數日。許多大醫院急診室不但擠滿病患，而且管理惡劣，病人之飲食便溺起居尚成問題了，更遑論休養康復；家屬挪騰坐下的空間都不夠，更遑論過夜休息；醫護人員在兵慌馬亂的環境確認病人身分都有困難，更遑論診療醫治。急診病人常常需要在急診室（甚至急診室外走廊上）等候數日，不但受盡折磨，而且若有得到傳染性疾病的病人在此，急診室可能成為嚴重的傳染場所。

醫院經營面臨的問題

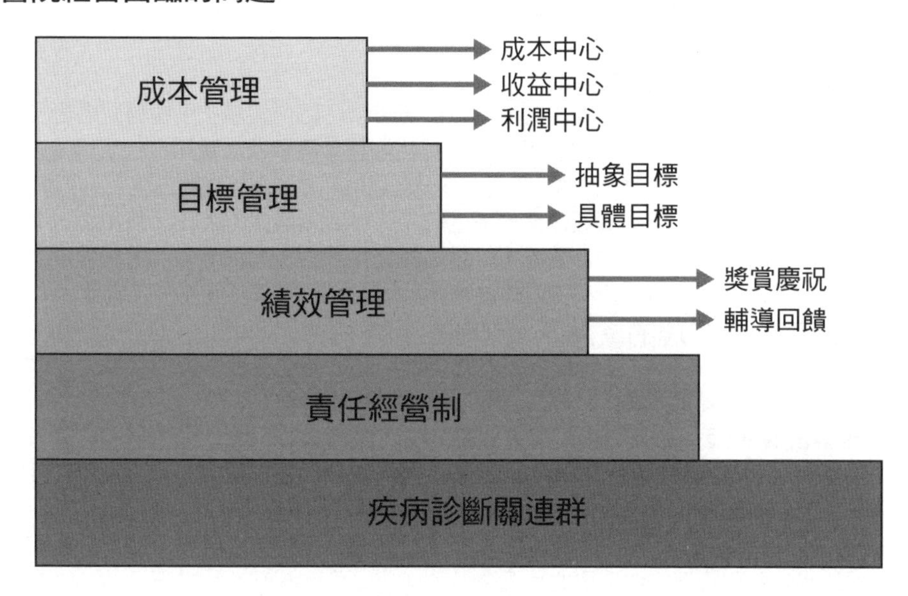

醫院的經營成本與醫療品質經常是衝突的

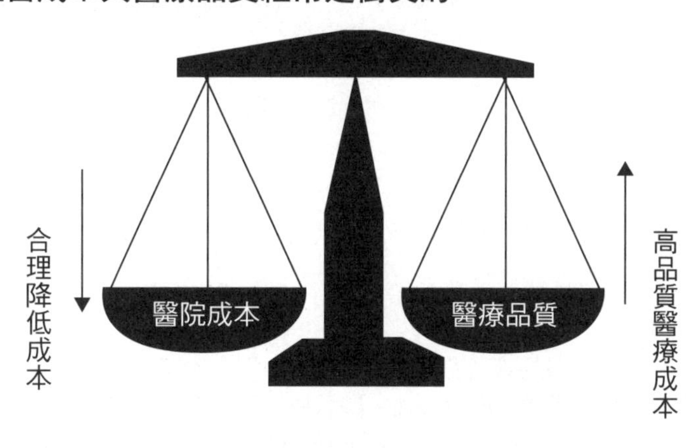

+ 知識補充站

提高醫療水準、降低醫院成本的改善方案：

1. 宜立法限制醫院經營結餘之移轉、捐贈、投資之使用；
2. 在醫策會所負責的醫院評鑑之中，醫療人員之數量指標，宜納入醫院評鑑之中；
3. 修改醫院夜間職班制度，增加夜間職班之人力；
4. 醫院床位使用資訊宜提供公開查詢，並即時更新。

12-7 醫院財務管理

(一) 醫院財務管理的功能

醫院財務管理之功能包括：提供管理者做投資決策之財務資訊；引導醫院各分支財務系統 之營運，以達最低成本之目標；提供評估醫院營運績效之資訊。

財務管理之內涵包括理財、投資、管理三部分。理財（融資）為資金之流入（來源），其目標在追求最佳的資金結構與最低的資金成本。投資為資金之流出（使用），其目標在追求最佳的投資與最低的營運成本。醫院財務管理則為如何有效的管理理財及投資的活動，以獲得合理的利潤及善盡社會責任，使醫院能永續經營及茁壯成長。

(二) 醫院財務管理的重點

1. 營運資金管理： 又稱流動資金或周轉資金，係指醫院在正常營運循環中所需營運周轉之資金，主要包括現金、有價證券、應收帳款及存貨。

2. 資本投資決策： 為吸引病人前來就醫，醫院競相購買昂貴新型的醫療設備，而資本投資決策是醫院最重要且最困難的決策，因為醫療設備的購買不但會減少短期的營運資金，增加醫院的固定成本，長期而言也會影響醫院的發展和生存。

3. 成本分析與績效管理： 醫院實施成本會計制度和責任中心制度，成本分析與績效管理是醫院財務管理工作重要的一環。

4. 全民健康保險費用的申報與管理： 全民健康保險實施後，醫院的收入約有 80% 來自健保局。因此醫院應在規定期限內申報，以快速獲得暫付款的撥付，以增加營運資金，更要分析被核減的原因及研擬解決的方案。

財務報表：

財務報表為醫院表達其經營成果及財務狀況等事項的報表，財務報表的內容已能表達下列事項為基本原則：

1. 對於醫院之財務狀況及其經營成果，必須有真實詳盡之表達。
2. 對於醫院之財物及其經營狀況所為之表達必須明確，不致造成利害關係人錯誤之判斷。
3. 主管機關對於財務報表之編製訂有準則者，從其規定編製。

損益平衡分析：

經營績效（利潤）是醫院管理者在經營醫院的過程中最關心的事之一。損益平衡分析係表明固定成本與變動成本的重要性，顯示銷售收入對利潤的影響，預估單位售價及其相對銷售數量預測，並用以提供經營決策者對售價、生產量及成本控制之參考。

變動成本是指其總成本會隨著營運量變化而出現相同比例增減變動的成本項目。固定成本是指不論營運量在攸關範圍內有何變化，其總額始終維持不變的成本項目。

部門成本分析：

成本分析的種類，可分為部門成本分析及單項醫療服務成本分析兩種。單項成本分析是單獨考量每項醫療作業所耗用的醫療資源，並依據每一項醫療作業程序中所實際投入的人力、物力及設備等耗用之成本，以求各單項作業之成本。部門成本分析係將責任會計制度下累計之成本，重新加以分類及歸屬，其分析結果可用來衡量各部門經營績效。

損益平衡點圖

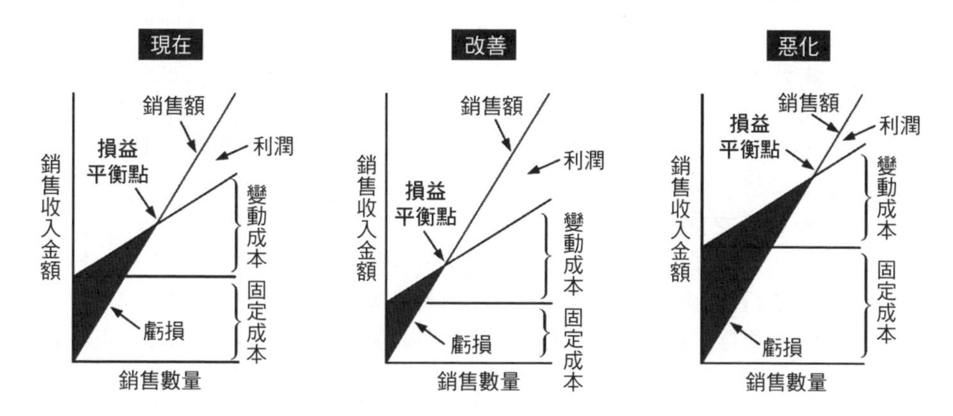

資本來源與財務結構

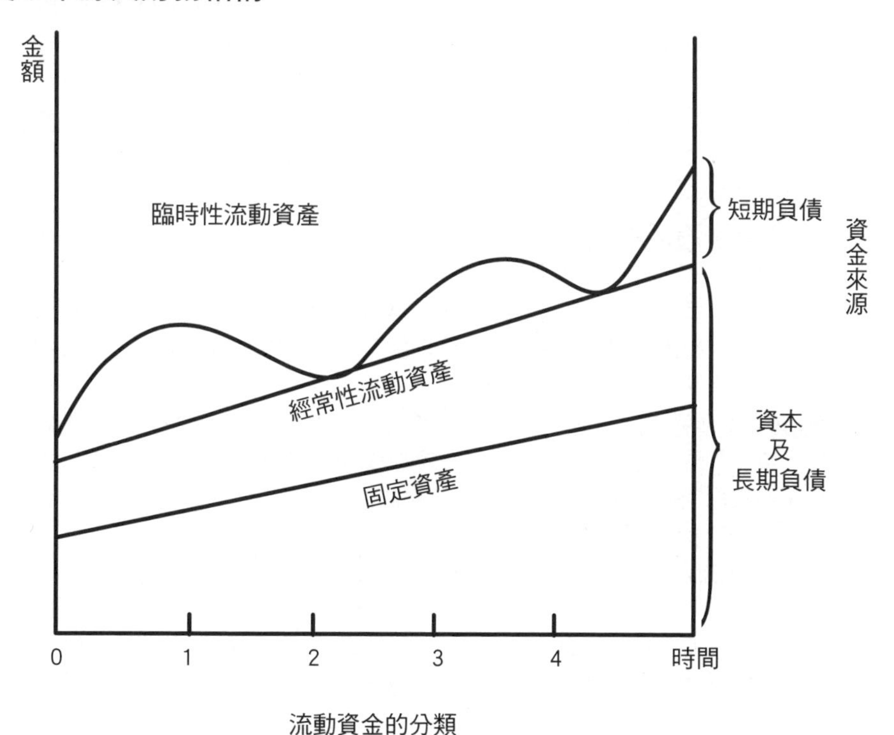

流動資金的分類

13-1 醫事衛生法規

(一) 醫事法的領域

醫事法的領域有二：其一為醫事機構（業務）管理法規，以醫療機構、醫療業務之管理，病人權利之保護以及均衡醫療資源等為規範內容。其二為醫事人員管理法規，以醫事人員之資格、執業、業務與義務、公會組織等為規範內容。

(二) 醫事法規之內容包括：

醫事法規之內容包括：1. 國家與人民之醫事法律關係：包括國家醫療保險之提供、醫療救濟、醫療行為之管制、國家與雇主之醫事法律關係等。此等法律關係之核心概念為生命權、身體權、健康權之保障。2. 國家與醫事人員之醫事法律關係：包括醫事人員之管理（包括其權利、義務、懲戒等）、醫藥衛生之管制、醫藥分業等。此等法律關係之核心概念為工作權之保障。3. 國家與醫療機構之醫事法律關係：主要為國家對醫療機構的管理，包括醫療機構與醫療法人之設立、醫療機構之義務、健保局與醫療機構之特約醫事服務機構的關係。此等法律關係最主要之核心概念為營業自由權。4. 人民與醫療機構、醫事人員之醫事法律關係：主要係人民前往醫療機構就醫所發生之醫療糾紛，包括民事責任與刑事責任問題。此等法律關係之核心概念為生命權、身體權、健康權等。5. 醫事人員與醫療機構之醫事法律關係：醫事人員就公立醫療院所而言，有傳統的特別權力關係，與私立醫事機構則為一般僱傭契約關係，此外整個醫療體系係以醫師為核心，因此醫師與其他醫事人員（如護士）之法律關係，亦為討論重點。此等法律關係之核心為工作權。

(三) 醫事法規適用的基本原則

《憲法》第 157 條：「國家為增進民族健康，應普遍推行衛生保健事業及公醫制度」，這是醫療法規的法源依據。《憲法增修條文》第 10 條：「國家應推行全民健康保險，並促進現代和傳統醫藥之研究發展」，這是實施全民健保的依據，可以解決有關未施行「公醫制」的爭議（因為「後法優於前法」）。

1. 特別法優於普通法：法規對其他法規所規定之同一事項而為特別之規定者，應優先適用。如《罕見疾病防治及藥物法》、《管制藥品管理條例》是《藥事法》的特別法，罕見疾病藥物問題應優先適用《罕見疾病防治及藥物法》，麻醉藥品用藥應優先適用《管制藥品管理條例》。

2. 後法優於前法：就同一事項，後頒布的法令修正前頒布的法令，前法令不再適用。如關於公立醫療機構醫事人員的分級，《醫事人員人事條例》第 4 條：「分為師級及士（生）級，師級人員並再分三級」；《公務人員任用法》第 5 條：「公務人員的官職等分為簡、薦、委」，因此《醫事人員人事條例》（1999 年公布）優於《公務人員任用法》（民國 75 年公布）。

醫事法的領域

醫療業務管理主要法規	
●醫療法（民國 75.11.24 公布，民國 107.1.24 修正） ●人體器官移植條例（民國 76.6.19 公布，民國 104.7.1 修正） ●精神衛生法（民國 79.12.7 公布，民國 96.7.4 修正） ●優生保健法（民國 73.7.9 公布，民國 98.7.8 修正） ●藥事法（民國 59.8.17 公布，民國 107.1.31 修正） ●管制藥品管理條例（民國 18.11.17 公布，民國 106.6.14 修正） ●傳染病防治法（民國 33.12.6 公布，民國 108.6.19 修正） ●人類免疫缺乏病毒傳染防治及感染者權益保障條例（民國 79.12.17 公布，民國 107.6.13 修正） ●全民健康保險法（民國 83.8.9 公布，民國 110.1.20 修正） ●緊急醫療救護法（民國 84.8.9 公布，民國 102.1.16 修正） ●安寧緩和醫療條例（民國 89.6.7 公布，民國 110.1.20 修正） ●解剖屍體條例（民國 37.11.26 公布，民國 73.6.16 修正）	
醫事人員管理法規	
●醫師法（107.12.19） ●藥師法（107.12.19） ●護理人員法（107.12.19） ●醫事檢驗師法（107.12.19） ●醫事放射師法（108.4.10） ●營養師法（107.12.26） ●物理治療師法（107.12.26） ●職能治療師法（107.12.26）	●心理師法（107.12.26） ●呼吸治療師法（107.12.19） ●助產人員法（107.12.19） ●語言治療師法（107.12.19） ●聽力師法（107.12.19） ●牙體技術師法（98.1.23） ●驗光人員法（107.12.19） ●社會工作師法（107.12.19）

醫療機構之分類

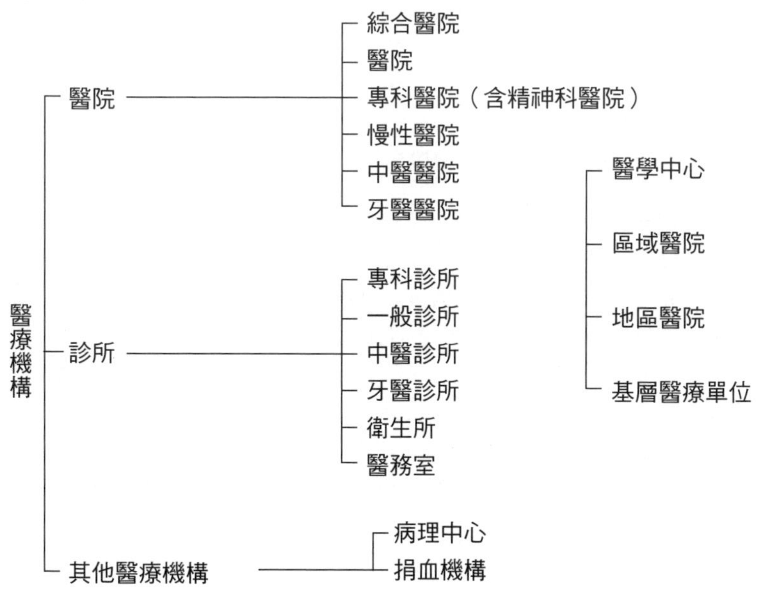

13-2 醫療糾紛的定義與原因

(一)醫療糾紛的定義

醫療糾紛（medical malpractice），直譯為醫療不當執業，泛指病人或其家屬親友，在醫療過程中，或經診療後，對醫療的過程、內容、方式、結果、收費或服務態度不滿所導致或發生的形式紛爭或擾亂。

醫療糾紛是醫療法律的核心議題，主要是指醫病之間因為醫療傷害所生之責任歸屬的爭執。醫療糾紛事件背後所隱藏的「醫療傷害」及「醫療錯誤」，更是攸關全民健康的公共衛生議題。醫療糾紛的處理會間接影響醫療成本、醫療品質及醫療可近性。

1999 年美國的研究報告指出，因醫療錯誤所帶來的醫療傷害乃是全美十大死因的第 7 位，每年造成至少 4 萬 4 千名美國人死亡，高過於高速公路車禍、乳癌及愛滋病的死亡人數。

日益增多的醫療糾紛訴訟使得醫師心理受到打擊，大部分醫師對法律制度感到厭惡不耐煩，對其病人失去信任，在醫病關係中變得更為警戒，甚至在其專業生涯中變得更去道德化。醫師因為恐懼醫療糾紛所生的防衛性醫療更是直接攸關到醫療品質。

(二)醫療糾紛的原因

醫療糾紛通常是由於「不滿」引起，為什麼近年來醫療糾紛日益增加？分析原因，找出錯誤的因素，加以改正缺失，彌補不滿是非常重要的。

廣義的醫療糾紛泛指醫病之間的一切爭執，依其爭執的內容細分，可進一步分為三類；狹義醫療糾紛則專指第三類關於醫療傷害責任歸屬的爭執。

病人主張因為醫師的醫療行為使其受「生命」（包括健康）之損害，向醫師請求「賠償」，過程中醫師之「名譽」受損，更嚴重者還會有「坐牢」的風險。只要有醫療傷害就不可避免會有醫療糾紛，與其纏繞在「事後」醫療糾紛的紛爭解決，正本清源之道在於「事前」的預防錯誤。

我國採單一保險人制的全民健康保險制度，對醫療費用訂有詳細的《全民健康保險醫療費用支付標準》，且《醫療法》第 17、18 條堆醫院的收費標準亦有規範，因此關於醫病之間費用爭執的問題，實屬健保承保範圍或醫療院所詐欺與濫用的問題，病患只要向中央健保局或衛生主管機關申訴即可。

醫病溝通不良是醫療糾紛的導火線，病患願意對醫師的權威態度忍氣吞聲，希望能夠早日康復。不良的醫病關係就是病患提出醫療傷害責任的主因。

研究指出，有七成的醫療傷害是可以避免的。但前提是要能建立一個誠信、不必害怕受到懲罰的醫療疏失通報系統，才能真正的面對問題，解決問題。因此，建立一個完善的體系，給予醫護人員一個安全的環境，是絕對必要的。此外，還必須使醫護人員學習正確的「醫學倫理」，同時兼顧保障病患的權益，才是解決問題的最佳途徑。

一般常見的醫療糾紛

醫療糾紛的種類	醫療糾紛的原因
1.醫療不當 2.診療錯誤 3.延誤治療 4.延誤轉診 5.用藥不當 6.接生不當 7.手術不當 8.急救不當 9.護理不周	1.服務不周、態度不佳所引起 2.收費過高或家屬不滿收費所引起 3.不明第三人之行為而導致就診治療所引起 4.診斷過程未詳為告知所引起 5.誤診、漏診所引起 6.不滿意醫療程序所引起 7.醫療或手術有疏失不當之處所引起 8.醫病關係信賴不足所引起 9.醫療知識進步，不滿醫療品質所引起 10.第三者介入所引起

廣義的醫療糾紛分類

費用的爭執	病患出院時對病房差額費的收取過高不滿、醫院帳單上的項目與健保給付的項目重疊、病患對健保不給付的項目有疑義。
醫德的爭執	醫師態度不佳、醫師讓掛號在後的病患插隊、醫師收受紅包。
醫療傷害	醫師的過失（診斷錯誤以致延誤病情、處方或處置錯誤）、護理人員的過失（護士拿錯血袋、輸錯血、打錯針、術後照護疏失）、其他醫事人員的過失、醫院管理的過失。

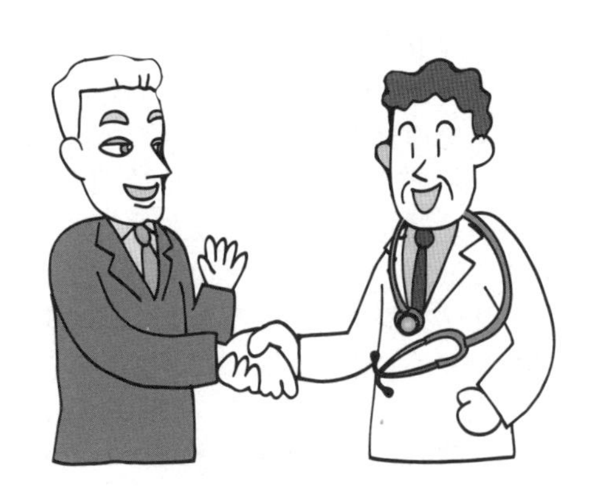

13-3 醫療糾紛的處理與預防

臺灣對於醫療傷害事件並沒有特殊的規定，原則上是用一般民法中侵權行為，醫療契約之債務不履行責任，以及刑法中關於業務過失之相關規定，是採過失責任主義。

根據衛生福利部所頒布的《預防接種受害救濟要點》及《藥害救濟辦法》中，對於因預防接種導致傷害，以及因正當用藥所生的藥害有特別的賠償規定，這兩種賠償方式，不以證明過失為必要，且賠償主體為一基金，乃屬於以損害為基礎的無過失保險賠償模式。

(一) 醫療傷害賠償責任

一般傷害有三種主要模式：

1. **以過失為基礎的賠償模式**，是誰的過失行為所引起的損害，就由該過失行為人負責；這是最常見的責任類型，也就是我國目前主要的民事賠償責任模式。

2. **以原因為基礎的賠償模式**，是誰的行為造成損害，就由該行為人負責。此類型只問造成損害的原因，而不問過失之有無；英美法上將之稱為「嚴格責任」，典型態樣為商品製造人責任。

3. **以損害為基礎的賠償模式**，只要有損害，就有賠償，而不問損害之成因；典型態樣為保險責任。

當醫療傷害是過失行為所引起時，由於我國與世界多數國家一樣，採取過失責任主義，故由行為人依照過失之有無以及過失之比例來負責。主要的責任基礎是我國《民法》第 184 條以下的侵權行為責任。《民法》第 184 條前段規定：「因故意或過失不法侵害他人之權利者，負損害賠償責任」。當醫療傷害是複數以上的醫事人員的過失所造成時，則依照第 185 條規定：「數人共同不法侵害他人之權利者，連帶負損害賠償責任」。

(二) 如何妥善處理醫療糾紛

國際學者一致同意，處理醫療糾紛並不會有一個完美的制度出現，只能就損害填補、公平正義、經濟效益三者之間協調出一個最適制度。

在美國與英國，早已訂定「醫療人員強制責任險」，以藉由一個公平、合理的體制來釐清醫療人員因疏失而造成病患權益受損的責任歸屬。另一方面，在發生醫療疏失時，病患及家屬往往都能獲得非常高的賠償，因此因醫療疏失而造成的暴力事件很少。

妥善處理醫療糾紛應有的政策建議：積極建立一套病患安全系統，降低可避免之醫療錯誤所帶來的醫療傷害，從根本降低醫療糾紛的風險。致力於推動告知後同意，透過醫病之間的資訊分享醫療中「合理可期待之安全」的範圍，也能有效降低醫療糾紛責任風險。

要預防醫療傷害，並不是責任制度能夠達成的，需要一個更安全的醫療給付環境，如建立完善的醫療團隊、做好醫療分工、不讓醫師超時工作等。醫師應正視病人對知的需求，善盡其說明義務，幫助病人瞭解醫學乃是一門發展中的科學，以建議一平等互信之醫病關係來降低醫療糾紛。

醫療糾紛之預防與處理

醫療糾紛之預防	醫療糾紛之處理
1.能依工作標準正確執行醫護技術 2.能有良好訓練及在職教育，提升品質 3.能正確記錄（說寫做一致） 4.能尊重病人、將心比心、替病人著想 5.能與病人建立良好人際關係，視病猶親 6.能正確討論分析醫療糾紛實例，以提高警覺	1.態度冷靜誠懇（定、靜、安、慮、得） 2.妥善處理病人及家屬的抱怨 (1)了解原因 (2)向病人道歉 (3)採取適當應對措施 (4)找出令對方滿意的解決之道 (5)改善缺點 3.改變場所，撤換當事人 4.請第三者協助 5.以說明、溝通代替衝突 6.提供物證、病歷記錄 7.充分舉證 8.請教法律專家

醫療傷害有過失及無過失之分類圖示

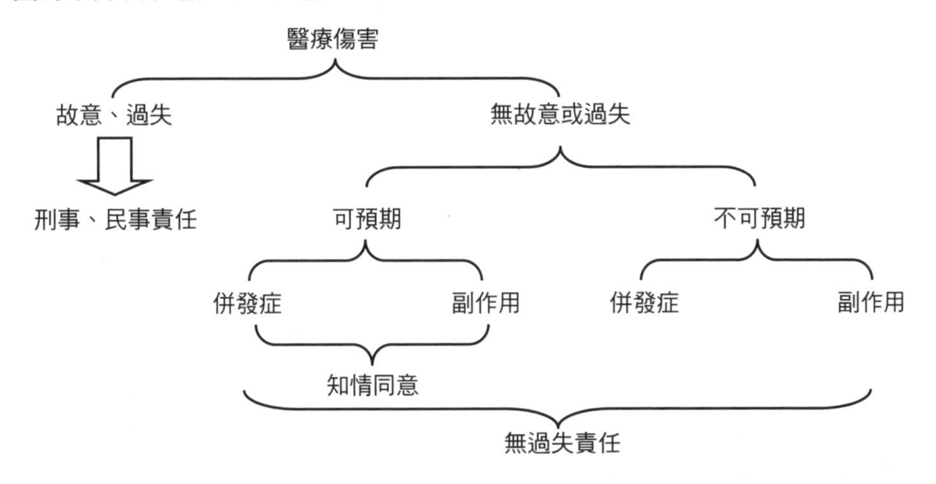

＋ 知識補充站

防範醫療糾紛之倫理原則

自主原則	尊重病人自己做決定的原則，如果醫護人員盡到告知之責任，決定是由病人自主決定的，就不會有醫療糾紛。
不傷害原則	不讓病人身心受到傷害，在行善與不傷害原則發生衝突時，更要智慧處理，兩害取其輕，兩利取其重，加上個人意願，才能做智慧的判斷。
行善原則	醫學之父希波克拉底（Hippocratic），認為行善就是「做對病人有益，或至少不對病人做有害之事」。要預防病人受傷害，注意病人安全，增加病人舒適，減輕病人痛苦為原則。
公平原則	用平等、公正、不偏不倚、客觀的態度來處理，尤其是在資源缺乏時，最易發生醫療糾紛。

13-4 衛生倫理學

倫理學是一種對善惡真偽之探求，有其學術的基礎。倫理教學不是權威的實證性資料傳授，更不該以主觀見地來認識其學問的本質。倫理學強調理性思考與探索，提升人與人之間的關係，並幫助人類達到至善的境界。

(一) 從醫學倫理到公共衛生倫理

醫學倫理在 1960 年代末期興起，以回應當時各種醫療環境變遷下的倫理難題。從較早的醫病關係、醫學專業主義，到後來的器官移植、基因工程、生殖科技、以及醫療資源分布等。這些醫療倫理處理的議題，呼應了當時對於臨床研究的浮濫、病患權益以及高科技發展的反思與關注。從 1990 年代中期開始，公共衛生倫理便逐漸受到歐美社會的重視。

利用倫理學的理論以及研究架構，探討醫學領域中所有倫理問題的研究，就稱為醫學倫理，主要在降低醫學科技與人性需求的衝擊，同時深入了解倫理的內涵與真義，研究範圍相當廣泛，包括所有醫事人員、學術研究、醫療機構與醫療體系。

公共衛生倫理學可以簡單被定義為一門「試圖運用道德哲學」的學說與原則，以協助公共衛生專家進行公共衛生相關研究與制定、執行衛生政策時，對於所可能遭遇的倫理難題與道德衝突做出適當的因應。

由於公共衛生所關切的事物相當龐雜，連帶公共衛生倫理之研究範疇也極為廣泛且不易界定，致使相關的研究資源難以投入，其研究成效也難以評估。近年來因廣泛抗藥性結核病與各式新興傳染病，如嚴重急性呼吸道症候群（SARS）、H5N1 禽流感及 2009 年於全球爆發大流行的 H1N1 新型流感的出現，加上全球暖化所導致許多熱帶疾病（如登革熱）傳播至亞熱帶甚至溫帶區域等諸多全球公共衛生事件，公共衛生領域有關傳染病防治的倫理議題，亦逐漸開始受到生命倫理學者的重視。

公共衛生不同於醫療，常以比較寬廣的視野來理解與解決人們的健康問題。公共衛生傳統中的家長主義、社群主義，與醫療倫理中所強調的個人自主存在著很高的緊張關係。公共衛生中的倫理議題焦點可以從健康促進與疾病預防、風險削減、流行病學與公衛研究以及健康的結構與社經不平等四個面向來開展。

(二) 病人安全問題

當缺乏醫學倫理作為根基，醫療品質受到影響，病人安全也跟著出問題。這幾年來，病人安全已經是世界衛生組織及歐美國家最重視的議題了。所謂病人安全，是對於健康照護過程中引起的不良結果或損害，所採取的避免、預防與改善措施。這些不良的結果或傷害，包含了錯誤、偏差與意外。

小博士解說

醫學倫理的原則

自主性	尊重個人自決與保護喪失自主性的個人。
仁愛或善意	以個人的福祉為最優先考量與最大程度來增益個人的健康。
非惡意	避免傷害個人，或至少減低傷害。
公正	以公平、公正態度對待每個人，儘可能公平的分配保健的福利與負擔。

倫理與法律、道德之異同

	倫理	法律
目的	規範人類之行為	規範人類之行為
特質	多元化、個別性，隨情境、文化而異。需要理性之思考與論證。	具強制性、普遍性、明確性、有制裁力。這是倫理的最低標準。
	倫理	**道德**
Beazley（1985）	倫理是原則	道德是實踐
M.C. Silva（1990）	關切人類道德中合理、系統性和重要性之思想。	經由文化傳承而建立和確認之是非標準
Tompson（1981）	以哲學的理由來說明社會標準	個人依據社會所接受之標準而推行的行為

＋ 知識補充站

美國醫學學會將21世紀新健康照護體系定位在「以病人為中心的照護」，其做法必須具備：

1.尊重病人價值、喜好與表達出的需求，讓病人得知必須的資訊，讓病人參與，和醫師共同做決定。

2.協調與整合的照顧，主要照護者應提供對病人協調並整合各部門的服務，確保正確即時的資訊，能在適當時間到達需要者的手中。

3.提供生理上的舒適，對於病人的疼痛症狀提供即時且個別化的專業治療，緩和病人的疼痛，減少受苦。

4.提供情緒上的支持，對病人要有耐心、細心，同時安撫病人的情緒，解除病人的恐懼和焦慮。

5.家屬與朋友的參與，應該包含病人可能依賴的家屬或朋友，支持家屬醫療照護者的角色，認可家屬的貢獻，讓家屬在照護環境中覺得舒適。

6.告知、溝通與教育，病人應可無障礙地取得自己的醫療資料，以及相關醫療知識，用病人可以聽得懂的的方式，以開放的態度，和病人共同面對疾病，進行溝通。

7.交接與連續性的照護，應該建立一個完整的系統，讓醫師以及各相關醫療組織單位可以積極合作溝通，持續交換資訊，並在醫療服務上達成共識。確實做到完整的治療計畫交接與連續性的照護，不會因為不同的醫療提供者，讓病人受到不同步的處置。

8.醫療可近性，醫療機構提供各種就醫資訊、醫院的設施及作業流程，以便於民眾就醫，醫事人員及第一線人員自發性提供病人可近性的服務。

9.充分了解病人疾病的過程，與病人在醫院外治療的經驗。

10.了解健康的決定因素、健康照護與健康大眾的關聯，以及醫療專業人員的責任。

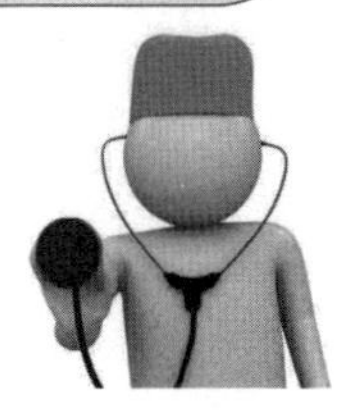

13-5 人體試驗

人體試驗是醫學進步不可缺少的一環。許多新醫療，雖然用於動物身上獲得良好效果，但用在人體身上的效果，並不一定與動物試驗的結果相同。因此在醫師們接受某項技術成為常規醫療之前，必須先進行人體試驗，收集相關資訊，了解是否在人體也具有療效，以及可能產生的副作用等，且須透過人體試驗的嘗試，找尋最恰當的治療方式。

(一) 人體試驗定義

《醫療法》第 8 條：所謂人體試驗，係指醫療機構依醫學理論於人體施行新醫療技術、藥品或醫療器材之試驗研究。《赫爾辛基宣言》：所謂人體試驗之對象即包含任何可辨識之人體組織或資料。

人體研究除法令規定外，凡以研究為目的，取得、分析、調查人體之組織或個人之行為、理念、生理、心理、社會、遺傳以及醫學有關資訊之過程均屬之。人體研究應本最佳之科學實證與假設規劃，在資料取得、分析處理與成果運用之過程中，非經受研究者同意，均不得揭露其個人隱私資料；並應盡最大之可能管控風險發生；對於研究過程中可能導致之損害，應有包括損害補救措施在內之妥善因應計畫。

(二) 醫護人員的責任

主持人體試驗之醫師有義務熟悉並遵守下列取得告知同意之相關倫理和法律原則：

1. 病人的同意必須是在不受壓力且具備決定能力的情況下所做的決定。

2. 除非在緊急狀況或法律另有規定的情形下，醫師欲施行檢驗、治療或其他任何醫療介入時，都必須取得病人的同意。人體試驗之同意必須由受試者簽署書面同意。

3. 醫師應採取適當步驟與方式，提供受試者下列相關資訊，使受試者清楚了解自身病情和人體試驗治療方法之相關事項，例如試驗的目的、方法及相關檢驗；受試者的責任，包括試驗進行中受試者之禁忌、限制與應配合事項；對受試者或對胚胎、嬰兒或哺乳中幼兒的可預期的危險或不便處；可合理預期的臨床利益，如無預期的臨床利益應告知受試者；其他的治療方式或療程，及其可能的益處及風險；試驗相關損害發生時，受試者可得到的補償或治療；受試者為自願性參與試驗，可不同意參與試驗或隨時退出試驗，而不受到處罰或損及其應得之利益等。

4. 具有行使同意決定能力的受試者有權利拒絕接受參與。

5. 對於無行為能力或限制行為能力的受試者，醫師應按醫療法之規定，辦理書面同意書之簽署。法定代理人可以代替無行為能力人行使同意權。受試者為限制行為能力人時，須與法定代理人共同行使同意權。

依目的分類之臨床試驗

試驗類型	研究目的	研究實例
人體藥理	●評估耐受性 ●定義及描述藥動學及藥效學 ●探討藥品代謝及藥品交互作用 ●估算活性	●劑量耐受性試驗 ●單劑量及多劑量之藥動及藥效學試驗 ●藥品交互作用試驗
治療探索	●探討目標適應症 ●估算後續試驗劑量 ●確認試驗之設計、指標及方法之根據	●用替代指標、藥理指標或其他臨床目標於明確界定族群進行短期性的初期試驗 ●劑量——療效反應的探索試驗
治療確認	●顯示／確認療效 ●建立安全性資料 ●提供適當依據以評估效益／風險之關係，以支持是否核准藥品。 ●建立劑量——療效反應之關係	●適當且有合適對照組之試驗以建立療效 ●隨機，平行之劑量反應試驗 ●評估死亡率／罹病率結果之試驗 ●臨床安全性試驗 ●大規模的簡單試驗 ●比較性試驗
治療使用	●深入瞭解在一般或特定族群或環境中之效益／風險的關係。 ●確認較少發生之藥品不良反應 ●進一步修正劑量	●比較性療效試驗 ●評估死亡率／罹病率結果之試驗 ●其他指標之試驗研究 ●大規模的簡單試驗 ●藥品經濟學試驗

人體試驗管理機制

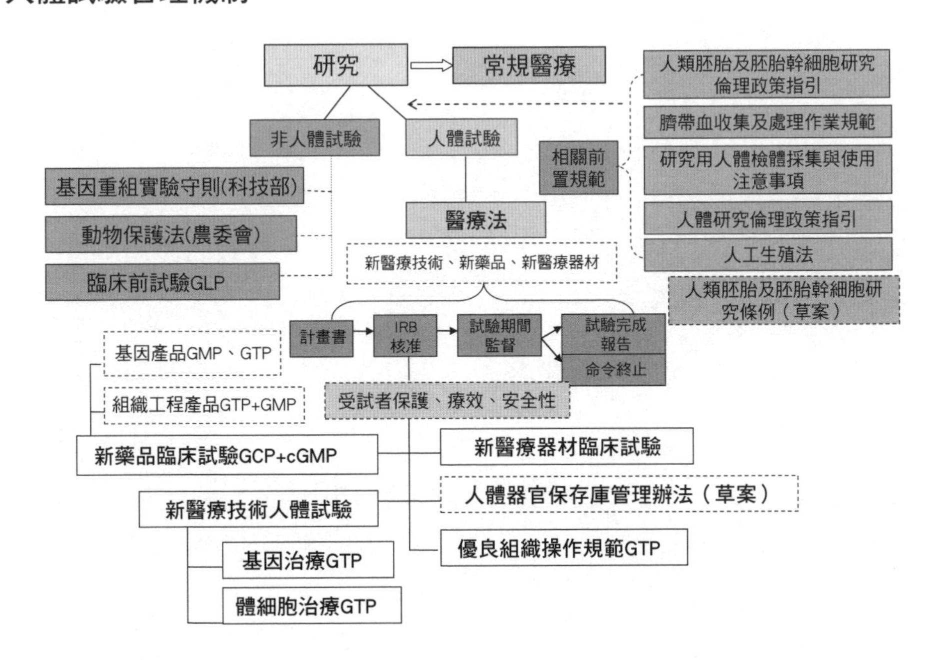

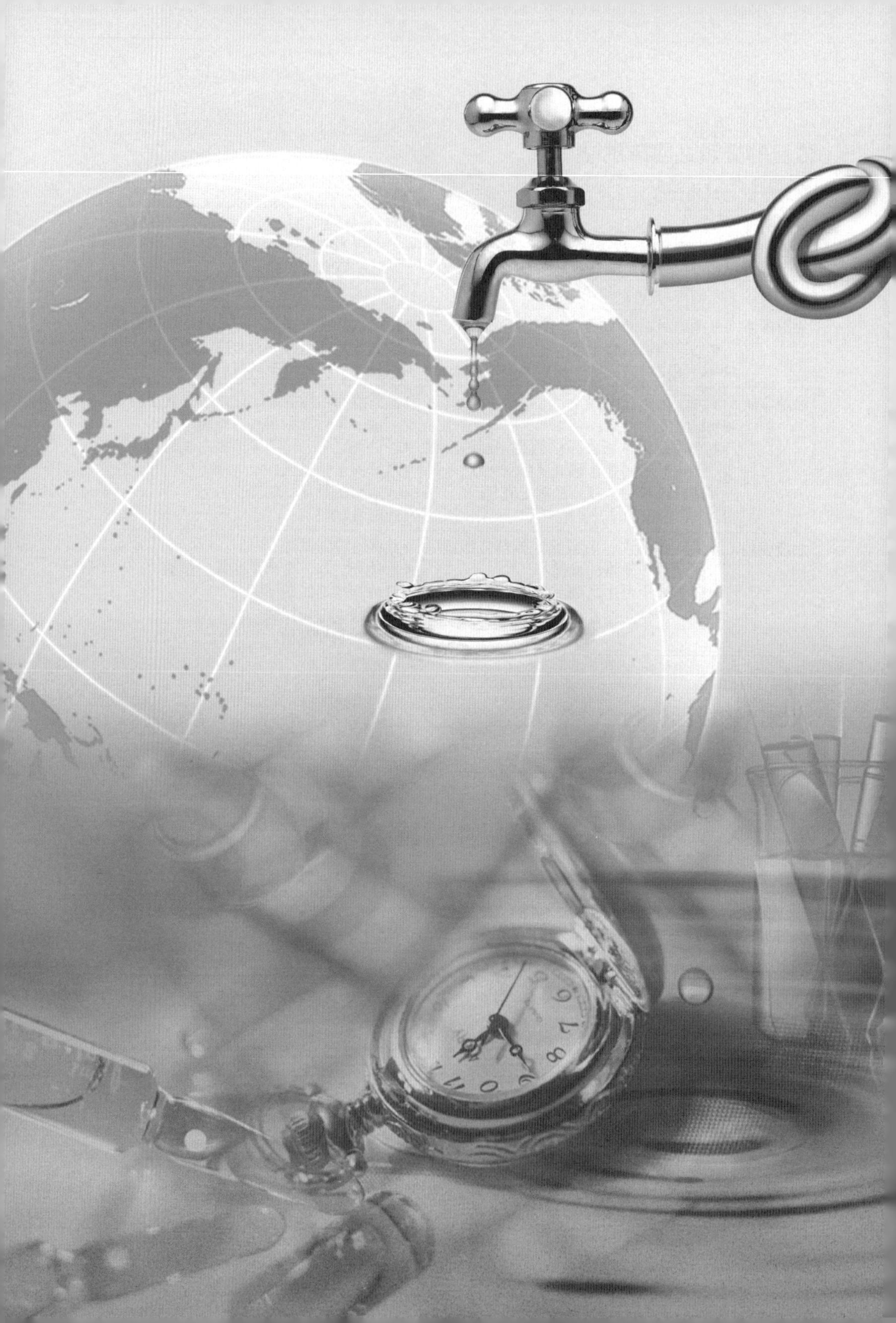

四、環境與職業衛生

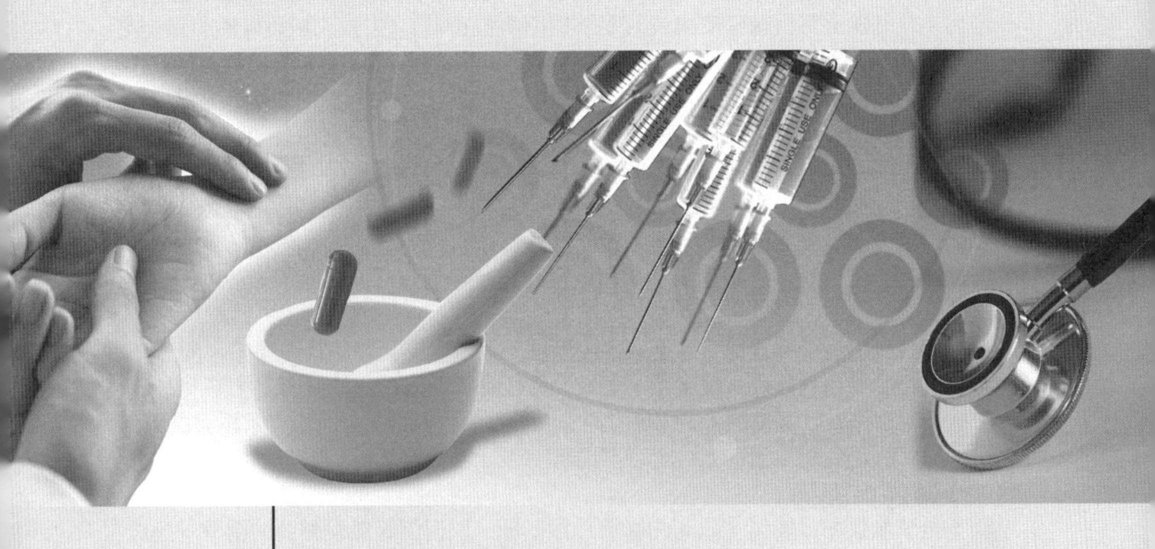

14-1 環境資源與永續發展

(一)永續環境

1987 年，聯合國世界環境與發展委員會（WCED），發表「我們共同的未來」報告，將永續發展定義為：「能滿足當代需求，同時不損及後代子孫滿足其本身需求的發展。」永續發展應包含公平性、永續性、共同性的原則；就社會層面而言，主張公平分配，以滿足當代及後代全體人民的基本需求；就經濟層面而言，主張建立在保護地球自然系統基礎上可持續經濟成長；就自然生態層面而言，主張人類與自然和諧相處。

環境資源是國家永續發展的基礎。臺灣地區快速發展的過程中，環境資源相對出現退化的現象。不僅自然環境品質下降，人為活動更造成了各類污染公害。 永續環境政策與行動綱領中，自然保育政策重在事先防範，公害防治政策重在有效防治，環境規劃政策則重在資源永續的利用。

依據《行政院國家永續發展委員會設置要點》之規定，國家永續發展委員會之任務為：

1. 研訂國家永續發展願景與策略，審議國家永續發展相關重大議案。
2. 協調推動水土資源永續利用、永續城鄉建設及綠色生活，促進國人活動與自然環境之融合共生。
3. 協調推動生物多樣性保育及健康風險管理，以確保國人健康及生態系平衡。
4. 協調推動綠色科技及永續產業，促成高環境品質及永續經濟發展之共享。
5. 推廣永續發展教育宣導，提升政府與民間社區夥伴關係，全面落實永續發展工作。
6. 推動永續發展國際合作，積極參與國際環保及永續發展事務，善盡地球村成員之責。

(二)減緩與調適

隨著全球氣候變遷與溫室效應的影響日益明顯，如何因應氣候變遷的衝擊，達成自然系統的穩定平衡，以確保國家安全與永續發展，乃是當前必須面對且應積極解決的挑戰。自溫室效應被發現且由科學家提出警訊至今，聯合國及各國政府與非政府組織即著手研擬各種不同類型之減緩策略，包括節約能源、提高能源效率、開發新興與再生能源、發展溫室氣體減量技術等；然而全球暖化和氣候變遷的趨勢，已非靠人類減少溫室氣體排放所能避免。

因此，如何透過社會與經濟發展模式的調整，使人類能夠適應氣候變遷所造成的影響，在極端天氣事件與暖化效應下，持續謀求生存、生活與發展，這是與減緩同等重要的工作。為此，「減緩」與「調適」已同為當前各國政府因應氣候變遷威脅的兩大重要策略。

1. **減緩：**係指以人為干預的方式，減少溫室氣體的排放量或增加溫室氣體的儲存量，以減緩氣候變遷問題的發生速度或規模。
2. **調適：**係指為了因應實際或預期的氣候衝擊或其影響，而在自然或人類系統所做的調整，以減輕危害或發展有利的機會。

小博士解說

全球環境變遷的共同根源來自於：1.人口急遽增加。2.個人消費增加。3.合成化學物質種類和用量增加。4.生產及消費模式均一化。

氣候變遷減緩與調適的關係

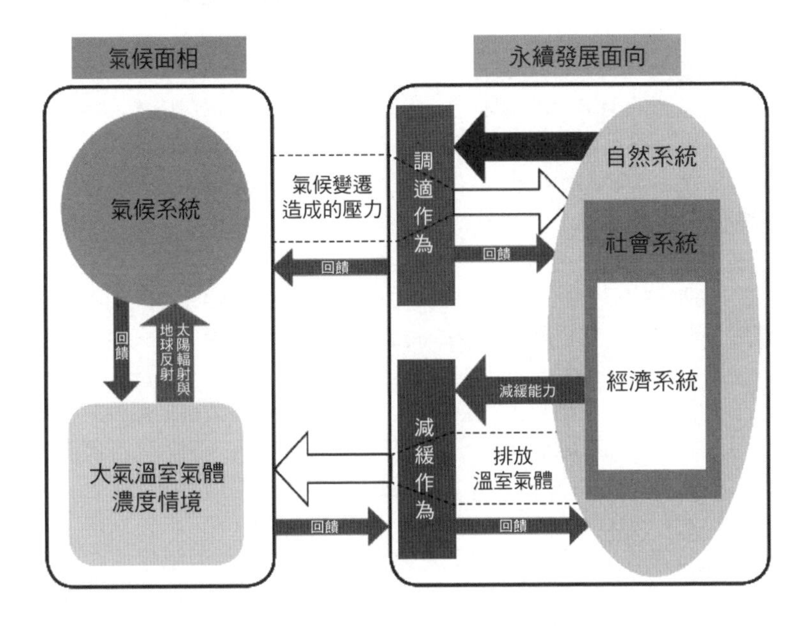

國家調適工作架構

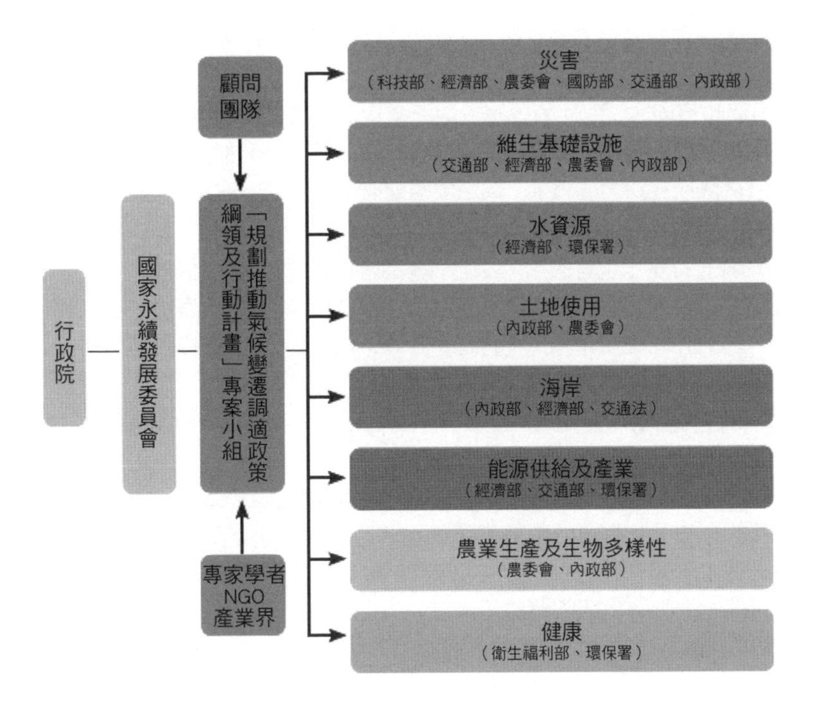

14-2 全球環境變遷的公共衛生衝擊

(一) 氣候變遷

氣候變遷及其相關的環境與社會變化，也可能對人類健康造成影響。歷史上，人類生活與生產行為對這些生態與生理環境所造成的改變，在經濟利益之外，也使公共衛生產生了新的危機，如轉移傳染源、減少潔淨水的供給與降低農業生態系統的生產力。

(二) 熱效應

全球氣候變遷除了使夏季更熱和冬季暖化之外，也可能伴隨著熱浪頻率和強度的增加。熱浪來襲所造成的額外死亡率是因為心血管、腦血管及呼吸性的病因所造成的，其他如熱衰竭、熱痙攣、熱昏厥和汗疹的病症也會因熱浪而產生。與熱壓力相關的慢性健康損害，也可能表現在生理功能、代謝過程和免疫系統的傷害上。

極熱的夏季對人體健康的衝擊，可能因為濕度升高而更形嚴重。熱浪的頻率和嚴重性增加可能導致疾病和死亡數的增加，特別是幼童、老年人、窮人、身體虛弱和罹病者以及那些沒有能力裝設空調系統的人。另外，特定接受藥物治療而影響到體溫調節能力的人也是較敏感的族群。

熱浪在都市地區造成的健康衝擊，似乎遠大於鄰近的市郊及鄉村地區。因為熱島（heat island）效應和持續的夜間活動，使得城市通常會出現較高的溫度。在城市地區空氣污染通常比較嚴重，而高污染通常也會伴隨熱浪產生。

(三) 極端事件

全球暖化會增加極端氣候事件的次數及嚴重性，如暴風雨、水災、乾旱和颶風，甚至導致山崩和大火災，這樣的災害會增加死亡率和患病率，而其對健康的影響可分為立即性、中期和長期。立即性的效應主要是事件發生時的大量傷亡，如水災時的溺水、受大水衝擊撞到堅硬物體的傷亡，以及救難人員的傷亡與熱相關疾病的發生。中期的效應主要包括傳染性疾病的增加；長期效應則有營養不良、過敏原滋生、心理創傷等。

(四) 空氣污染

不同氣象因子的變化也會影響污染物傳輸與前趨物質反應生成機制，而影響空氣污染物的組成與濃度，如生物性空氣污染物（如花粉）的產生與釋放，或人類產生的空氣污染物，或由於能源需求增加而產生的空氣污染物。人們暴露於空氣污染物中，已陸續證實會直接或間接造成嚴重的健康影響。

(五) 傳染性疾病

許多重要的傳染性疾病，尤其在熱帶國家，都是藉由病媒傳播。由於這些病媒無法調控自體內部體溫，因此對於外界的溫度及濕度變化反應較敏感。氣候變遷可能會改變病媒物種的分布，依據氣候對於繁殖地點的有利與否決定其分布範圍的增減（例如植被、宿主或水源方便性）。溫度也會影響病媒體中病原體的複製與成熟速率及其存活率，因而進一步影響疾病的傳播。

臺灣氣候變遷

溫度	臺灣暖化現象十分明顯，平地年平均溫度在 1911 年至 2009 年期間上升了 1.4℃。在季節特性方面，百年變化以秋季溫度的暖化幅度最大，但近 30 年的變化以冬季的增溫幅度大於其他三季。高溫日數百年變化呈現增加的趨勢，以臺北增加幅度最大。
降雨	臺灣降雨日數呈現減少的趨勢，以 100 年來看，趨勢為每 10 年減少 4 天；但若看最近 30 年，則增至每 10 年減少 6 天。統計資料顯示大豪雨日數（日雨量大於 200mm）在近 50 年和近 30 年皆有明顯增多的趨勢；且近 10 年極端強降雨颱風數目倍增；與灌溉和水資源保育有關的小雨日數則大幅減少。
海平面上升	1993 年至 2003 年間臺灣附近平均海平面上升速率為每年 5.7mm，上升速率為過去 50 年的 2 倍，此數值大於同時期全球平均值上升速率（每年 3.1mm）。

氣候變遷的過程、特性及威脅

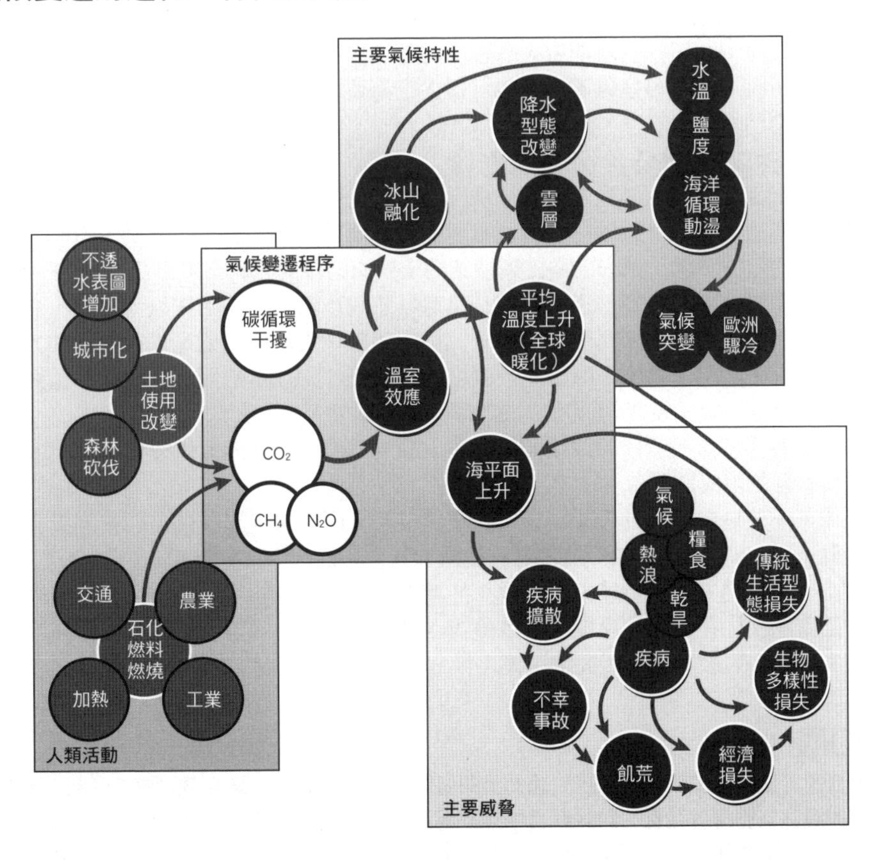

14-3 全球暖化

聯合國政府間氣候變遷委員會（Intergovernmental Panel on Climate Change，IPCC）分別於 1990、1995、2001 及 2007 年提出四份報告，明確表示：自從工業文明發展以來，人類活動已經顯著影響全球自然環境系統，1950 年代以後更是快速升高。當人類活動對於地球環境造成的各種影響，超越地球動態平衡的臨界點，便會引起各種快速、非線性、難以預測的物理、化學、生物的變遷，其中以大氣的變化最為顯著，特別是全球暖化現象。

(一) 溫室氣體

存在地球大氣層溫室氣體有主要有二氧化碳（CO_2）和水蒸氣，還包括甲烷（CH_4）、氟氯碳化物類（含 CFCs、HFCs 及 HCFCs）、全氟碳化物（PFCs），及六氟化硫（SF_6）等。它們在大氣中停留的時間（生命期）相當長。二氧化碳的生命期為 50 至 200 年，甲烷 12 至 17 年，氧化亞氮為 120 年，氟氯碳化物（CFC-12）為 102 年。這些氣體一旦進入大氣，幾乎無法回收，只有靠自然的過程讓它們逐漸消失。

溫室氣體的影響是長久且全球性的。從地球任何一角落排放至大氣的二氧化碳分子，在它長達 100 年的生命期中，有機會遨遊世界各地，影響各地的氣候。即使人類立刻停止所有的人造溫室氣體的排放，但從工業革命之後，累積下來的溫室氣體仍將繼續發揮它們的溫室效應，影響地球的氣候。

(二) 全球暖化對公共衛生的影響

由於大氣溫度升高，導致熱帶傳染病向高緯度地區擴散，目前已有熱帶傳染病擴散的跡象。過去在低溫下難以存活的病毒隨著冬季溫度上升，有全年活動的可能，最近一段時間的監控發現，過去已經得到控制的疾病如結核病等有再度爆發的可能。

臺灣的傳染病中，日本腦炎、瘧疾、傷寒以及登革熱都被認為與氣溫有關。夏秋兩季發生的病例比其他季節高出許多。研究指出傳染性疾病（主要是登革熱）的發展趨勢與環境因子之間（溫度、降雨以及濕度）的關係，如登革熱疑似病例的數量與前一個月平均溫度、降雨及相對濕度之間的關係極為顯著。

醫師需要注意當前氣候的改變如何影響人類的健康，長期的氣候改變則可能惡化一些氣候敏感的健康問題。

全球氣候改變對人類健康的影響，在熱浪侵襲方面，科學家預估可能會有更多的熱浪侵襲，如 1995 年的芝加哥熱浪導致超過 700 人死亡。

在水災、旱災方面，持續氣候改變可能增加水患與旱災的次數與嚴重程度。許多開發中國家居民住在海岸地區或是高危險淹水區，更容易受到傷害；除了面臨可能的經濟損失與死亡人數，還可能面臨腹瀉、飲水污染與黴菌可能引起的呼吸道感染。

小博士解說

聯合國《氣候變遷公約》會議討論的重要議題有：建立氣候災難各國的調適機制、審查先進國家溫室氣體排放減量、討論開發中國家溫室氣體排放量的額度、節能技術轉移開發中國家、使用「適應基金」6000萬美元以協助貧窮受災國家、協商「哥本哈根」氣候變遷公約。

氣候變遷對人類的影響

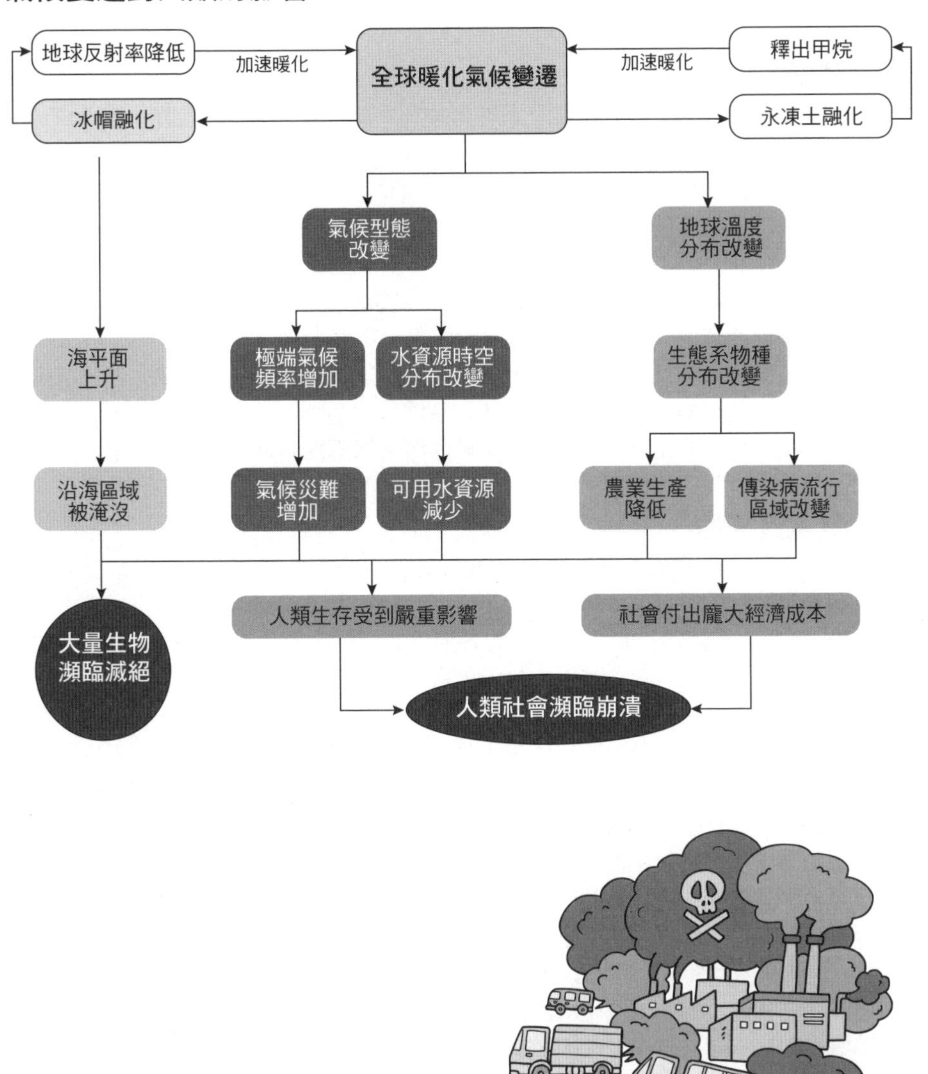

＋ 知識補充站

我國二氧化碳排放量占全球排放總量的0.96%，約為韓國的60%、日本的20%，全球排名第22位；但每人平均排放量為11.41公噸，略高於日本、韓國及OECD平均值，全球排名第16位。

14-4 有害物質的散布

(一)酸雨

酸雨的正確名稱應為「酸性沉降」，它可分為「濕沉降」與「乾沉降」兩大類，前者指的是所有氣狀污染物或粒狀污染物，隨著雨、雪、霧或雹等降水型態而落到地面者，後者則是指在不下雨的日子，從空中降下來的落塵所帶的酸性物質而言。所謂「酸雨」認知為當雨水酸鹼值在 5.0 以下時，即確定受到人為酸性污染物的影響。

一般而言 NO_3^- 及 SO_4^{-2} 為主要的致酸物質，其硫氧化物與氮氧化物轉化而來。在人為污染排放方面，前者則與化石燃料使用、火力電廠、含硫有機物燃燒有關；後者主要源自工廠高溫燃燒過程、交通工具排放等因素。

酸污染對人類最嚴重的副作用就是呼吸方面的問題。二氧化硫和二氧化氮的射出物會引起呼吸方面的問題，例如哮喘、乾咳、頭痛、和眼睛、鼻子、喉嚨的過敏。酸雨造成最嚴重的影響之一是在森林和土壤。硫酸隨著降雨落到地球而造成嚴重損害，土壤中的養分也會流失，因此樹木會因為維持生命所必須的鈣和鎂的流失而枯死。

(二)臭氧層破壞

臭氧（O_3）為大氣中的微量氣體，有 90% 的臭氧集中在平流層中，稱為臭氧層。臭氧具有非常強烈的吸收紫外線的功能，可以吸收掉太陽光紫外線中對生物有害的部分 UV-B，因此，它使得人類和地球上的各種生命能夠生存和世代繁衍。然而人類製造了一種稱為氟氯碳化物（CFC）的物質，用來作為發泡劑、冷煤等，此氟氯碳化物會分解出氯原子，自由的氯原子遇上臭氧分子後，會奪走臭氧分子（O_3）中的一個氧原子，使之變成為普通的氧分子（O_2），且每一個氯原子可以把上萬個臭氧分子變成普通氧分子，而使得臭氧層被損耗，出現了臭氧層變薄，甚至臭氧空洞的現象。

當大氣層上空的臭氧層變薄或出現空洞時，地球的陸地和海面接受的太陽紫外線照射強度會明顯增加，這對生命有多種直接危害，主要有：1. 使微生物死亡；2. 使植物生長受阻，尤其是農作物如棉花、豆類、瓜類和一些蔬菜的生長受到傷害；3. 使海洋中的浮游生物死亡，導致以這些浮游生物為食的海洋生物相繼死亡；4. 使海洋中的魚苗死亡，漁業減產；5. 使動物和人眼睛失明；6. 使人和動物免疫力減低；7. 人的皮膚色斑增多，皮膚癌發病率增高；8. 海洋中的浮游生物大量被紫外線殺死後，大氣中大量的二氧化碳就不能被海洋吸收了，進而導致地球變暖。

臭氧層每損耗 1%，人類的皮膚癌發病率將增加 5.5%。在接近南極臭氧空洞的澳大利亞和紐西蘭，皮膚癌發病率明顯增加。

空氣污染的自然來源及人為來源

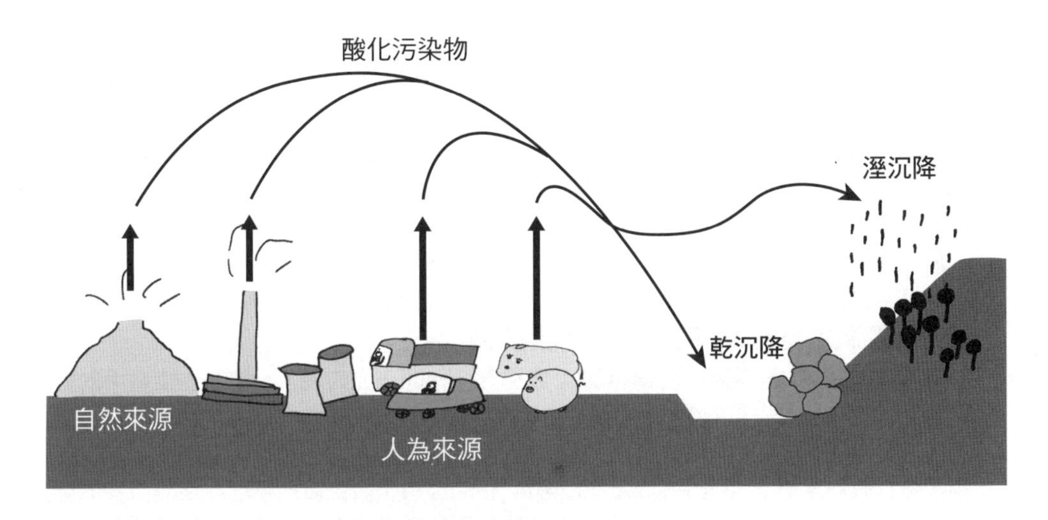

氟氯碳化物（CFC）破壞臭氧層的機轉

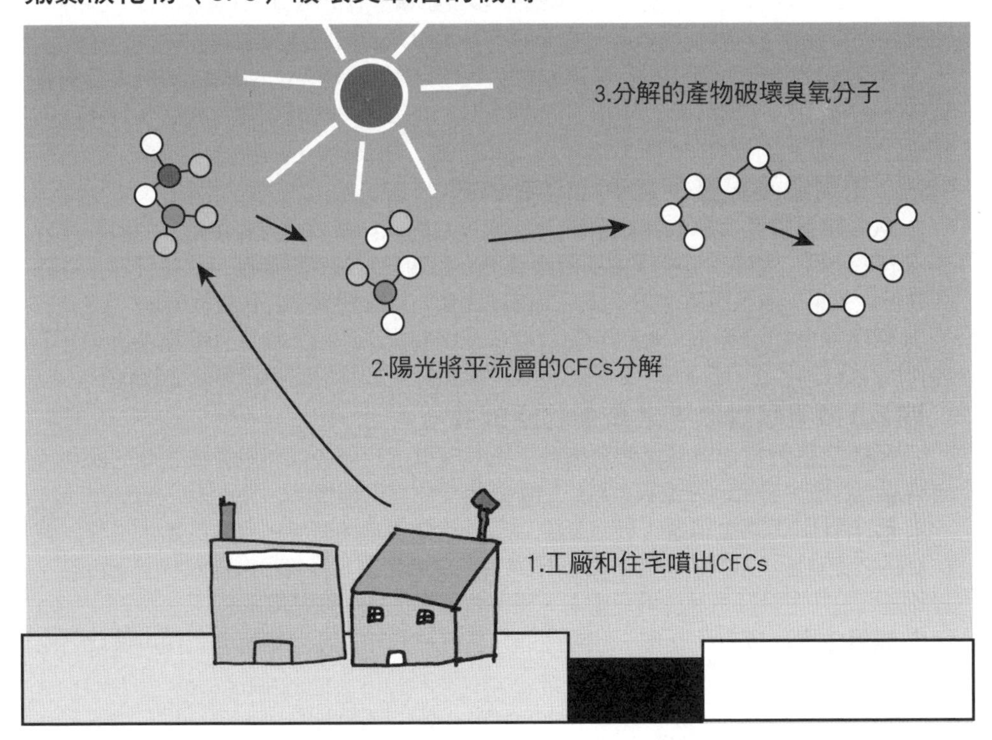

14-5 公共衛生的因應對策

(一) 公共衛生的調適方式

人類的健康有許多面向都直接或間接受到天候的影響。氣候暖化可能造成病媒散布、縮短病原發育時間；可能造成衛生用水不足，糧食生產不足，導致營養不良；可能增加中暑和循環呼吸系統疾病。由於氣候變遷對公共衛生產生影響的因果關係相當複雜，在以下狀況發生時，選擇何種調適策略仍應詳加考量。

1. **激烈氣候：**制定新規劃和建築規範、設置預警系統、發展都市計畫和空調技術。
2. **空氣品質：**加強空氣污染排放控制、限制交通運輸。
3. **傳染性疾病：**加強病媒控制、設置防疫網、加強健康教育。

(二) 臺灣氣候變遷下之短程健康調適

1. **國家型氣候變遷整合計畫推動：**促進更多相關研究的投入，使氣候變遷下的衝擊與調適能夠有更完整的架構與說法。

2. **行為調適：**人民衛生教育之加強，包括衛生教育應該持續深入小學教育、社區等基礎，教導氣候災害發生前的預防、發生時的因應及發生後的處理，衛生條件的維持及疾病的預防措施等。在環境保護、氣候變遷與氣候災害的因應、氣候事件下的疾病預防、溫室氣體減量、消費習慣的變更、環境永續經營的灌輸，皆應該納入教育中，且應該從初等教育持續至高等教育之必修，以深植氣候的因應與調適。

3. **技術加強：**包含氣象配合病媒監視系統的建置、地理資訊系統上的病人及病媒監控、疾病防治與病媒控制技術、緊急醫療技術的建置、氣候預報及災害預警系統的精確，皆應投入大量資源來提升。

(三) 臺灣氣候變遷下之中程健康調適

1. **氣候變遷調適策略的持續評估：**短期策略的執行績效應該要持續監測與評估後續調適之過程，並建立氣候變遷與健康調適之相關執行的考評制度、效益管理，以確保執行之效果，並且隨時修正，甚至是跨國比較，以維持調適之有效性。

2. **架構的重組及強化：**應該在對政府各部門間之合作，工作之分配來重新思考，如何取代各部分立而使公部門效率及效果同步提升，並且達到無縫接軌之效能 。

(四) 臺灣氣候變遷下之長程健康調適

1. **系統之整合：**因應氣候變遷衝擊之廣，應進行政府各部門與組織之間的統整，將資源與行政力整合，或重組系統以因應氣候變化下的衝擊。

2. **都市計劃與國土規劃：**除行為之改變外也應從環境著手，包含流動水工程以減少蚊媒之棲息地、自來水全面普及以杜絕受污水之使用、綠色都市以減少空氣污染、通風良好之住宅設計以減少熱危害等，應將整體國土納入調適範圍。

3. **氣候法律之成立：**企業、社會及個人皆應該利用法律規章強制氣候與環境之保護。

健康領域之調適架構

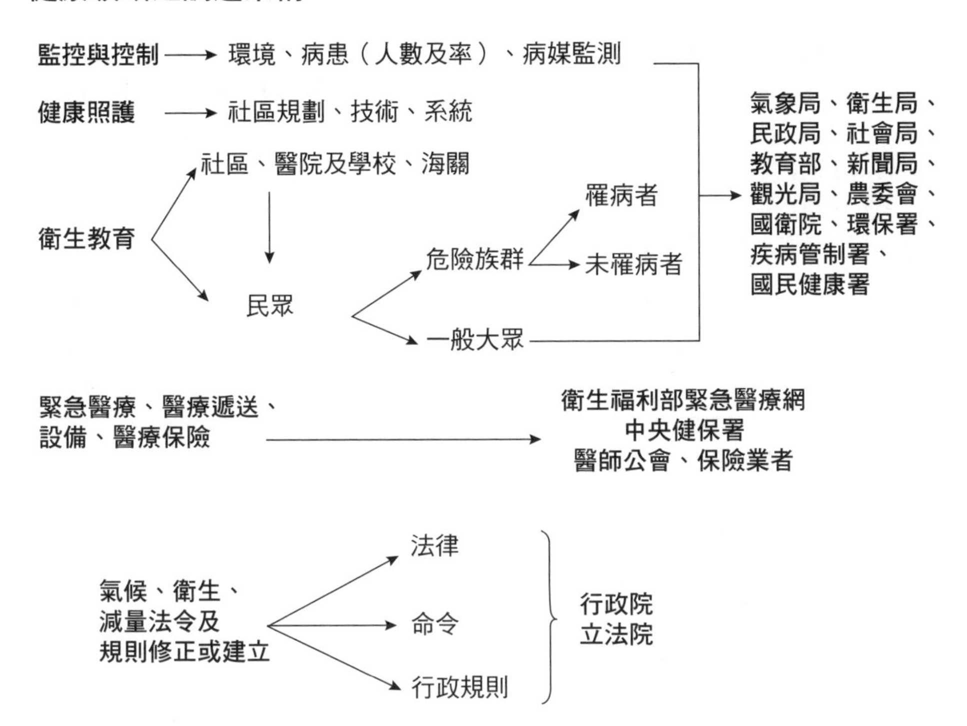

＋ 知識補充站

健康調適策略

總目標：有效改善環境與健康資訊彙整體系，以提升全民健康人年，希望降低每5年氣候變遷相關之失能調整人年5%。

1. 強化法令施行之效能。
2. 增進環境與健康相關部門之績效與分工。
3. 落實各級單位之防災防疫演練。
4. 強化氣候變遷教育與災後防疫知能。
5. 持續進行健康衝擊與調適評估。
6. 擴大疾病相關評估相關資料庫之匯併。
7. 強化監測系統之建置與維護。

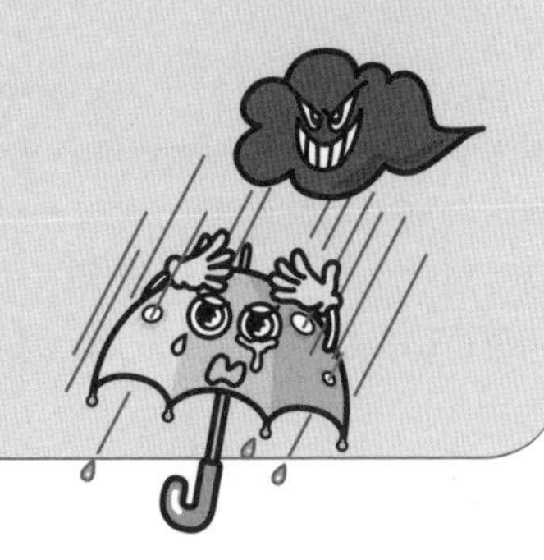

15-1 環境與健康

環境與健康的議題一直是每個國家所關心的焦點，不同的健康體系與生活環境影響民眾的健康，因此如何營造支持性的環境以促進民眾的健康是國家施政之重要項目之一。

影響健康的因素相當複雜，除了個人生活型態之外，環境與公共政策對我們的健康更是影響深遠，如環境的污染、政策的規範、工作壓力、社會經濟狀況與醫療資源分佈等因素，都與我們的健康有密不可分的關係。

生態公共衛生概念的興起，則在對於健康議題的本質改變與世界環境問題對健康的影響的反應，這些新問題，包括臭氧層的破壞、空氣及水污染等環境污染的控制之失敗，以及溫室效應。生態公共衛生的發展有助於發現這些問題，而尋求有效的解決方式；另一方面生態性公共衛生健康強調促進健康與永續發展的關連，著重在健康決定因素中的經濟、社會與環境因素，有效制度健康的公共政策以增進國民健康、促進健康的平等性以及資源永續使用等。

聯合國世界永續環境與發展高峰會議提出一個地球（Planet）、人類（People）、追求繁榮（Prosperity）的 3P 訴求，對應著永續發展三個領域。因此，追求國家永續發展除生態資源保護之外，也包含減少貧困，並在國際競爭日益激烈的情況下，促進國人健康，使國人過著高品質的生活。

環境保護為全球的問題，而全球環境改善問題與健康影響息息相關。1975 年國際勞工組織（ILO）第 59 次年會提出使工作更人性化的三個方針，包括重視工作場所安全健康問題、工作及生活調適問題及工作滿足的問題。要免於在工作場所及直接環境之物理危害及危險，產生身體傷害及疾病，經由人因工程原理的應用，採行對身體及生理能力與習慣的機械裝置及工作程序，防止因為急著趕工及單調工作造成之精神壓力。

戰爭、天然災害、危險物品及毒性物質的使用、危險廢棄物、海洋漏油事件及交通污染等，造成環境的惡化，使人類健康受到威脅，但透過人類永續綠色生產的努力，透過國際協定採取行動，針對水、能源、農業、生物多樣性、自然生態系的經營，降低地球暖化、氣候變遷、酸雨、臭氧層破壞對人類健康的危害，可提升人類的生活品質。

關於環境與發展的《里約宣言》中指出，人是永續發展各種關切問題的中心，人有權過著健康和有福祉的生活，與自然和睦相處。要想實現永續發展的各個目標，必須消除各種普通存在能夠削弱人類能力的疾病，而人類的健康要求所有人皆能夠消除貧窮。現在迫切需要解決健康不佳的根源，包括環境致病根源及其對永續發展的影響，同時特別要重視婦女、兒童、殘障人士、老年人和原住民等社會弱勢族群的健康照顧。

國際環境發展趨勢圖

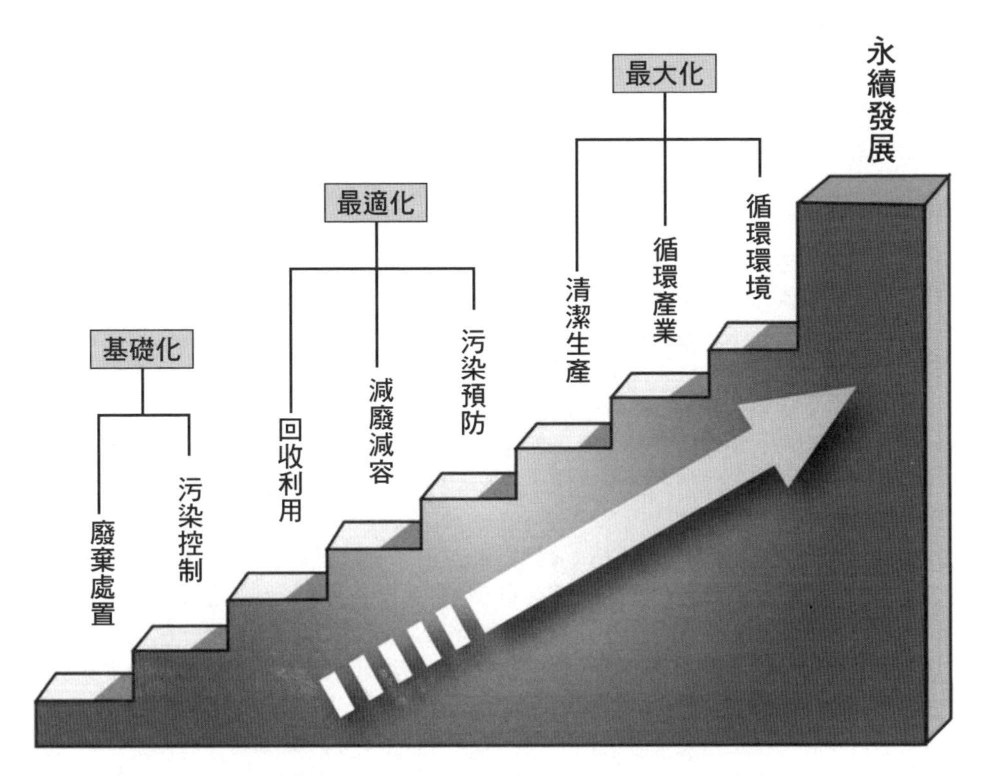

來源：張添晉、高思懷、洪榮勳。2008 年《臺灣大未來——資源與環境的永續發展》。臺北：財團法人厚生基金會。

＋ 知識補充站

生活環境中充斥著許多污染物污染環境，並危害我們的健康，這些污染物可分為室內與室外污染物，室內污染物有：氡、石綿、尼古丁、病原微生物等；室外污染物有：粒狀污染物、二氧化碳、氮化合物等。

室內污染源	建築材料、接著劑、溶劑、化妝品、生物代謝物、清潔劑、香菸、化學合成物、隔熱材質、家具等。
室外污染源	燃料燃燒、燃料不完全燃燒、揮發物、燃燒、塗料、殺蟲劑、防菌劑等。

15-2 職業衛生

職業衛生在工業化各個階段皆有其發展特點。工業化早期工廠規模不大，如有不良的工作環境，受害的員工人數有限，此時職業病防治的重點在於早期診斷、早期治療，職業衛生議題則以個人防護和通風排氣為主。

日後隨著工業發展、生產自動化、貿易國際化，生產規模急速擴增，員工健康維護有了法令規定，必須定期篩檢，早期發現健康問題。職業衛生從環境偵測、生物偵測，到工作環境監測控制也都有明顯進展。近年隨著科技資訊研發、產業轉型，似乎現代科技能夠監測控制各種職場危害，不過職場壓力與日俱增，員工生活型態丕變，因此健康促進成了職場健康需求新趨勢。

職業衛生的首要工作在於確認並評估工作場所中影響勞工身心健康的各種因素，並針對其可能引發的潛在危害採取適當的預防措施與對策，因此對於每一位工作者、各級管理階層均應重視職業安全衛生問題，積極從事解決工作場所所發生之各種問題，包括化學性因子、物理性因子、生物性因子、管理不良及其他因素對勞動者健康、生理、精神等，進而促進勞工安全、健康與其家庭福祉，也可使社會安定、國家經濟發展。

1981 年國際勞工組織（ILO）以《C155 職業安全衛生公約》要求各國對所有產業之所有工作場所的所有勞動者適用職業安全衛生保護，而健康及於心理健康的部分。2006 年國際勞工組織（ILO）再以《C187 職業安全衛生架構公約》進一步揭示，國家應參考 ILO 公約，採取積極步驟，建構國家職業安全衛生體系、實施國家職業安全衛生方案計畫，逐步實現更安全與衛生的工作環境。

我國現階段職業災害死亡率仍較英國、美國、日本等標竿國家為高，而整體職業災害率計入失能（殘廢）及傷病率後，降幅則趨於緩和。就政策面而言，仍有約 400 萬名勞動者未納入勞工安全衛生法的保障範圍；就法規面而言，對機械、設備、個人防護具或化學物質之管理，仍就「末端」的雇主進行管控，而未對「源頭」的設計、製造、進口或供應者規範其產品安全義務，致不合格產品充斥勞動市場，嚴重危及勞工安全健康；再就國家職業安全衛生制度而言，我國於職業健康服務、作業環境監測、職業傷病通報、職業病防治、職業安全衛生管理系統、勞工安全衛生教育訓練、安全衛生文化促進、中小事業協助、弱勢族群照護及職災保險的預防機制等諸多項目，與國際發展趨勢有相當落差。

推動職場健康促進不能只著重於要求員工個人，而忽略工作環境改善，職場健康促進並非全是個人的責任，並不是員工使用個人防護具（配戴耳罩耳塞），就可忽略降低危害因子暴露（降低噪音源）。著重健康促進的員工，日常也要避免生活危害因子暴露（生活噪音），使健康（聽力）得到雙重保障。

不同化學危害因子可能造成人體健康影響

危害因子	健康效應
水銀及除草劑	影響神經系統，造成肌肉疲勞及不能協調
一氧化碳、氰化物	造成缺氧
苦味酸、單寧酸、酚、甲醛	皮膚炎
石綿及游離二氧化矽	塵肺症
多氯聯苯（PCB）	氯痤瘡
苯	引起再生不良性貧血、白血病、顆粒性白血球缺乏
鉛	貧血、傷害中樞神經、伸肌麻痺
氯乙烯	肝血管肉瘤
鉻酸	鼻中膈穿孔、肺癌、鼻癌
TDI（二異氰酸甲苯）	氣喘

＋ 知識補充站

職場職業衛生五大行動綱領

行動綱領	舉例
建立職場職業衛生政策	依法令規定訂定OO公司職業衛生執行辦法
創造支持性環境	工程改善、降低危害暴露、工作環境監控
強化職場職業衛生行動	舉辦職業衛生競賽、活動
發展個人技巧	個人防護具使用、衛生教育
調整職業衛生服務方向	由意外、抱怨、污染處理調整為預防事件學習、演習

15-3 循環性資源與廢棄物

資源永續利用與經濟永續發展為世界潮流，推動廢棄物資源化以促進資源有效運用為產業永續發展之重要環節。環保署於 2004 年提出「零廢棄」政策，以資源管理的角度及「資源價值遞減論」之概念，積極推動廢棄物資源化。

依我國「廢棄物清理法」之定義，廢棄物可依其來源及性質分別定義如下：

1. **一般廢棄物：**由家戶或其他非事業所產生之垃圾、糞尿、動物屍體等，足以污染環境衛生之固體或液體廢棄物。

2. **事業廢棄物：**依有害性與否分為下列兩項：（1）有害事業廢棄物：由事業所產生具有毒性、危險性，其濃度或數量足以影響人體健康或污染環境之廢棄物。有害事業廢棄物之認定標準。（2）一般事業廢棄物：由事業所產生有害事業廢棄物以外之廢棄物。

廢棄物清理內容主要包括貯存、回收、清除、處理，其中處理部分又可分為前處理、中間處理及最終處置等方式。

1. **廢棄物前處理：**廢棄物在收集或進行中間處理之前，將廢棄物加以破碎、分類、篩選、壓縮等以利後續清理作業之過程。

2. **破碎：**破碎處理之目的為方便後續之分離／選別、清運／貯存、焚化／熱分解、堆肥、掩埋等程序。

3. **分選及篩選：**分選及篩選的目的是為了回收資源、再利用可用物質，配合各種不同的處理方法分選，提高處理效率。此外，更要篩選出有害物質，減少二次公害發生。

4. **壓縮：**壓縮處理之目的主要是易於搬運，節省搬運費用，可延長掩埋場有效使用年限，並易於廢棄物固型化處理。

5. **廢棄物中間處理。**

6. **最終處置：**廢棄物處理過程包括貯存、收集、清運、中間處理與最終處理等。在處理過程中，原則上儘可能將其中之有價物質回收再利用，難以再利用者其可燃物質或有機物質可藉焚化、熱分解、堆肥、厭氧消化等化學或生化轉換技術，回收熱能、燃料或有機肥料等。

能源與資源經過一次或多次的設施傳輸及資源化，達到再使用或回到原（次）製程使用之目的。實務上則必須藉由廠商、開發管理單位及其他相關公司部門的合作，顧及環境品質與經濟效能的改善，將參加鏈結之工廠的物質做最佳規劃，進而促成資源循環利用之目的。

依據廢棄物清理法規定，工業廢棄物之回收再利用可透過下列途徑進行：公告再利用、許可再利用、處理機構資源回收再利用、共同處理機構資源回收再利用。

廢棄物零排放（Zero Waste）為國際永續社會重要發展趨勢，整體廢棄物管理為趨向零廢棄目標之重要手段，亦是朝向永續發展目標重要的一環。廢棄物零排放並非真的能做到零排放，而是盡量減少產生，並加強回收再利用，使污染量或其危害性降至最低，以期減少最終處置量。

廢棄物清理架構

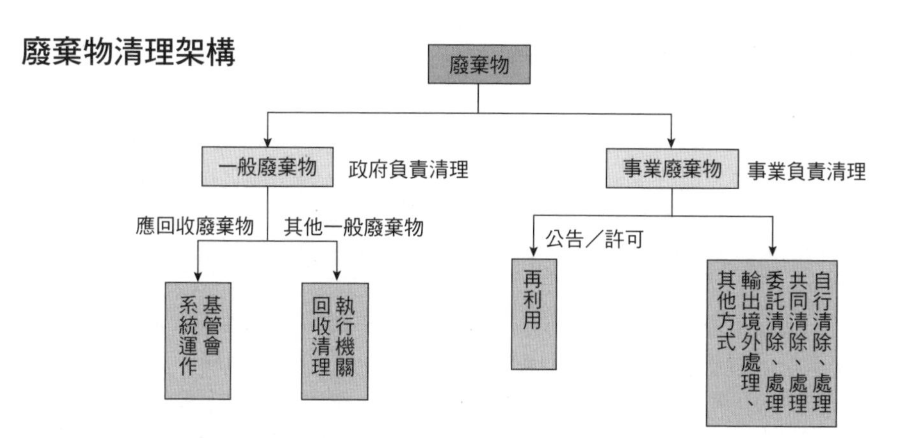

事業廢棄物處理方式

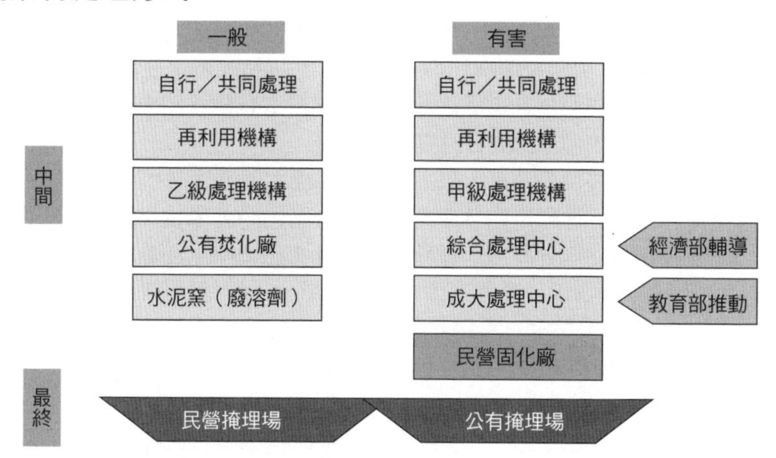

事業廢棄物零廢棄的階段示意圖

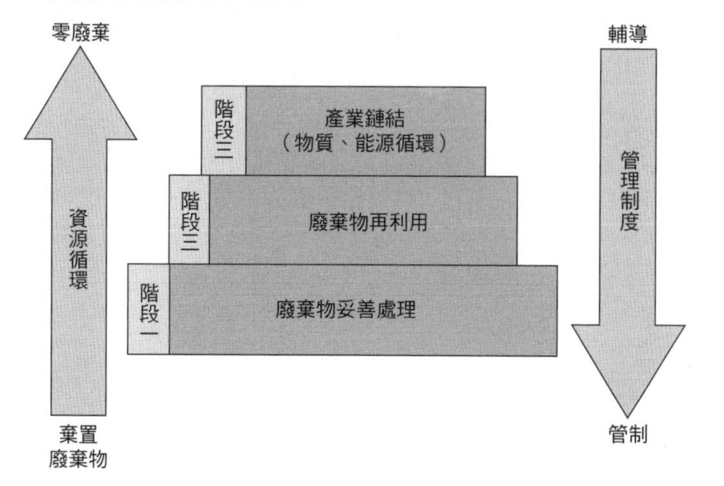

15-4 水質的維護

地球的「儲水槽」可分為海洋與陸地，其含水量海洋占 97%、陸地占 3%。陸地又可分為冰層（75%）、地下水（24%）、其他（1%）。而人類所能直接使用的水是陸地的部分（1%），這部分河流占 20%、湖泊占 20%。臺灣地區因地形陡峭，降雨極易流失，因此雨水無法大量儲存，加上降雨集中在 5 至 10 月，降雨量十分不均，因此我國被列為世界第 18 個缺水國。

臺灣地區 50 條主要河川中只有 20 條（40%）未受污染，30 條河川（60%）受到不同程度的污染。臺灣河川 BOD 污染負荷，污染源每天產生 3127 噸，其中工業廢水占 44.1%，畜牧廢水占 33.8%，市鎮污水占 22.1%，經環保單位之稽查管制結果，污染源每天排放 1497 噸，其中工業廢水占 27.6%，畜牧廢水占 31.8%，市鎮污水占 40.6%。

根據環保署研究報告資料顯示，臺灣地區約 80 萬座建築物污水處理設施，其處理效率僅 10% 至 30%，功能普遍無法發揮，究其因乃民眾未定期清理及正確使用，導致糞尿污水處理成效不彰，且家庭污水之廚房、浴室雜排水均未經處理即行排放，因此河川水體受家庭污水污染比例日益提高。

臺灣河川污染之主要污染源有市鎮污水、事業廢水及畜牧廢水，其可行管制措施：

1. 市鎮污水：（1）推動定期清理制度：如分階段列管學校、機關、軍營、及大型建築物等之建築物污水處理設施；每年定期清理 1 至 2 次；加速水肥廠之興建及功能擴充。（2）宣導家庭減廢，降低生活污水污染量。（3）宣導既有化糞池改建合併式建築物污水處理設施，選定水質水量保護區內產生污染量大之建築物為優先辦理。（4）市鎮污水污染可藉由興建污水下水道系統，將污水匯流到污水處理廠，經妥善處理後放流。

2. 事業廢水：係指先設定河川水質標準及放流水標準，並訂定一系列的法規與防治措施，要求污染源遵守，否則加以處罰。

3. 畜牧廢水：（1）養豬為重污染事業，加上國內飼料大多仰賴進口，若豬肉外銷，頗不經濟，因此必須調整外銷政策，以抑制養豬頭數之成長。（2）所有養豬戶，不論飼養規模大小，必須做好污染防治工作，其排放水應符合環保 要求，否則不得養豬，並優先輔導水源水質水量保護區與都市計畫內養豬戶，短期內加強污染改善，長期輔導其遷移、停養或轉業。（3）養豬廢水之處理利用固液分離及厭氧性生物處理，去除廢水中之固體物及有機污染物，使之合乎放流水標準。（4）改變飼養的方式將平臺式豬舍，改為條形或半條形豬舍，將豬舍分離後，固體部分經發酵後做為堆肥。此法可減少大量之廢水及污染物排出。

小博士解說

臺灣的水資源問題有3項，有時水太多、有時水太少、有些地方水太髒，因此水的管理必須「水量」與「水質」並重。

臺灣地區於 1989 至 1998 年間平均水資源的供給與耗用情形

類別	總量（億噸／年）	百分率（%）	倍數（以水庫總水量為1.0）
一、天然供水量			
降雨量	892	100%	21.2
蒸發量	217	24%	5.2
逕流量和滲透量	675	76%	16.1
二、耗水量（供應量）			
總耗水量	181	100%	4.3
水庫供應量	42	23%	1.0
河川引水量	76	42%	1.8
地下水取用	63	35%	1.5

經濟部水利署各標的用水量統計報告

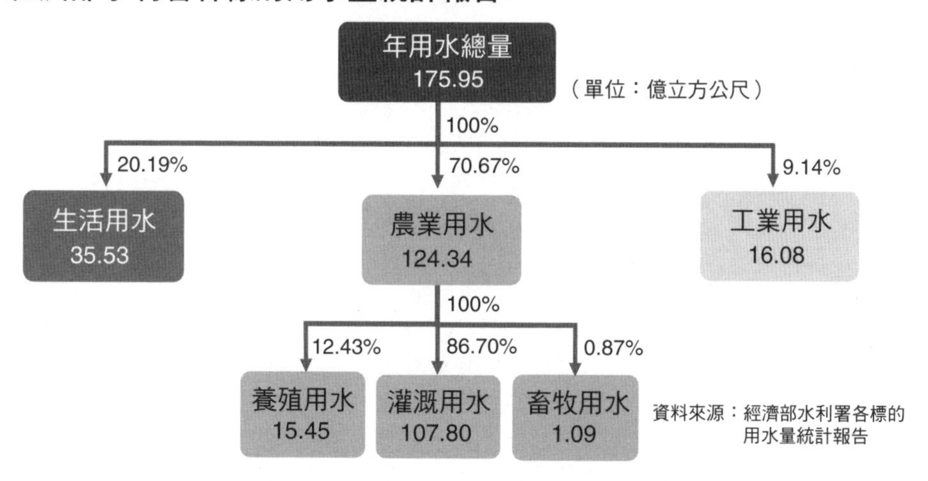

＋ 知識補充站

以水污染指標作為河川污染狀況的重要依據，水污染指標可分：

化學指標	如溶氧量、化學需氧量、生化需氧量、pH 值、氨氮、重金屬含量等。
物理指標	如總懸浮固體物、色度、濁度、溫度等。
生物指標	以水中生物、微生物為指標，可分為未污染、輕度污染、中度污染、重度污染。

15-5 藥品安全監視制度

基於「藥物沒有絕對安全」這樣的觀念，從藥物研發開始，除了探索藥物治療之療效外，最關切的還是藥物使用後是否安全的議題。美國食品藥物管理局設立藥物安全單位（Office of Drug Safety），顯示美國政府對於管理藥物安全及藥物風險非常重視，並希望美國市場上的藥物除了有療效外，藥物也必須是安全的。

由於藥物臨床試驗受試者是經過挑選、受試者人數規模不大（約 200 至 300 人），往往重要的藥物不良反應無法從藥物臨床試驗辨識或顯示出來。根據文獻報告，每 1 萬例藥物暴露或更少，只有 1% 的機會監測出重要藥物不良反應。因此，藥物上市後的重要藥物不良反應，可以藉由良好的藥物監視操作。

疾病與藥物治療之間，所產生之問題皆為環環相扣的，因為藥物相關問題（drug-related problems，DRPS）衍生出來之藥物不良反應，導致病人住院或延長病人住院時間、造成永久性殘疾、先天性畸形、或需要處置以防止永久性傷害、危及生命，甚至死亡等等，所有產生的各種藥物不良反應事件（adverse drug events，ADES），無疑是在提醒醫療相關人員重視用藥的安全。

世界衛生組織對「藥物監視」的定義為：探討與藥物不良反應相關之科學及活動，包括監測、評估、了解及預防藥物不良反應或是其他藥物相關議題。這定義亦包括藥物流行病學研究的應用。

藥物監視的重要研究方法有：被動式監視、主動式監視、比較性觀察研究、目標性臨床探研及描述性研究。

有鑑於民眾之用藥安全，衛生福利部首先於 1998 年，委託臺灣臨床藥學會成立全國藥物不良反應通報系統，並將全臺劃分為北、中、南、東四區，四區各以臺大、臺中榮總、高雄長庚、花蓮慈濟醫學中心為區域通報中心，建立起藥品（包括新藥臨床試驗）、醫療器材等不良反應之通報管道，即時對外發布藥物警訊，訂定用藥安全規範，更進一步建立了本土藥物安全用藥之資料庫。

藥物不良反應通報目的，在於收集國內民眾使用藥物後，產生嚴重不良反應的案例，並經由案例的評估彙整，資料分析以發覺未知的、少見的不良反應，或由已知不良反應發生頻次異常的現象，進而採取必要的措施，如警訊、用藥規範的發布，以提升國人用藥安全。

藥物監視在監視藥物安全上扮演重要的角色。藉由適當的研究方法可以了解藥物與不良反應事件的相關性，因此建立良好的藥物監視系統對一個國家或區域而言是相當重要的。

醫院藥物不良反應通報及評估作業流程

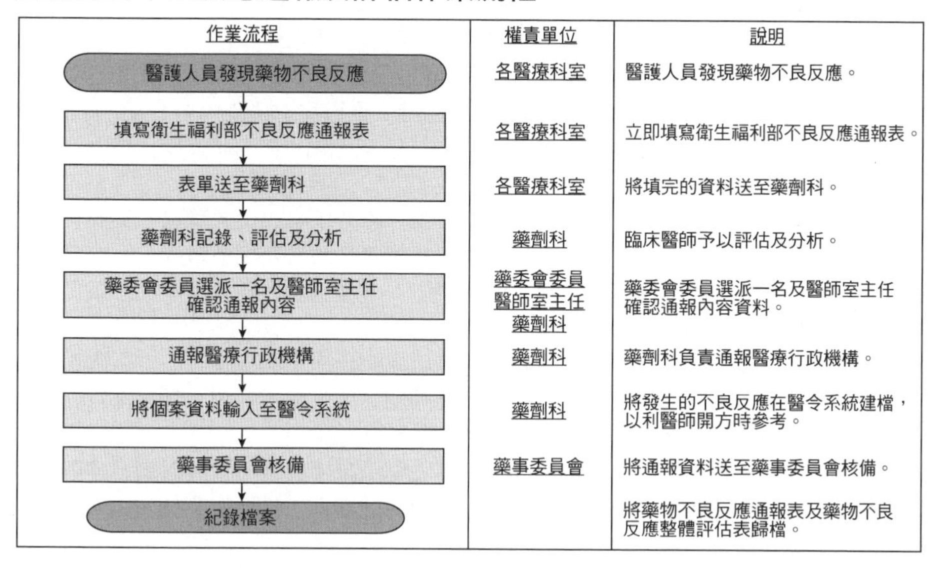

作業流程	權責單位	說明
醫護人員發現藥物不良反應	各醫療科室	醫護人員發現藥物不良反應。
填寫衛生福利部不良反應通報表	各醫療科室	立即填寫衛生福利部不良反應通報表。
表單送至藥劑科	各醫療科室	將填完的資料送至藥劑科。
藥劑科記錄、評估及分析	藥劑科	臨床醫師予以評估及分析。
藥委會委員選派一名及醫師室主任確認通報內容	藥委會委員 醫師室主任 藥劑科	藥委會委員選派一名及醫師室主任確認通報內容資料。
通報醫療行政機構	藥劑科	藥劑科負責通報醫療行政機構。
將個案資料輸入至醫令系統	藥劑科	將發生的不良反應在醫令系統建檔，以利醫師開方時參考。
藥事委員會核備	藥事委員會	將通報資料送至藥事委員會核備。
紀錄檔案		將藥物不良反應通報表及藥物不良反應整體評估表歸檔。

藥物監視的重要研究方法

被動式監視	主動通報	由醫療專業人員、其他專業人士或消費者自願向藥廠，國家藥物監視中心或國家法規最高主管機關通報。
	個案累積	可以提供藥物與不良事件之間相關性的證據。
	強化通報	鼓勵醫療專業人員通報，通報使用上也方便。
	藥品上市後早期促進通報	藥商必須主動提供醫療專業人員有關藥品安全性資訊。
主動式監視	定點監測中心	主要在一些機構設置，如醫院，醫療照護中心，血液透析中心。可以很有效率地執行主動式監視。
	藥物事件監視	由電子處方資料庫或自動化健康保險資料庫可以尋獲病人基本資料，然後可以定期寄發給開處方的醫師或病人一系列的追蹤問卷。
	登記	一份具有相同特徵的病患資料。
比較性觀察研究	橫斷性研究	在一個時間點或一段時間內，不管任何暴露或疾病的情況，蒐集一族群的資料即建立一個橫斷性研究。
	病例對照研究	可以辨識疾病病例（或事件）與暴露因子的相關性。病例對照研究最佳應用於研究藥物與特殊稀有不良事件的關係，也可用於辨識不良事件的危險因子。
	世代研究	危險族群發生的疾病（或事件）可以追蹤一段時間。追蹤期間，每個病人在那一個時間點暴露於那一種暴露因子是很清楚知道的。
目標性臨床探研		當未上市藥物之臨床試驗辨識出有意義的危險訊號，進一步的臨床試驗需要進行評估不良反應的作用機轉，包括藥物動 學族群研究和監測病患及正常自願者體內藥物濃度。
描述性研究	疾病自然病史	流行病學的科學最早集中於疾病自然史的研究，包括病患的疾病特徵、特殊族群的疾病分布以及計算事件結果的發生率、盛行率，包括描述疾病治療方式及不良事件的發生。
	藥物效益研究	細述藥物怎樣上市、開處方和族群怎樣使用藥物以及這些因素如何影響結果，包括臨床、社會及經濟的結果。

15-6 藥政管理

藥物安全管理主要為確認藥物的安全性、療效及品質，以保障一般民眾的使用安全。而整體管理策略是透過風險管理規劃管理制度，從研發（製造者端）到消費者端，建立法規與配套措施，以確保產品安全、衛生、有效及高品質，並建構合理、透明、嚴謹之審查環境。

我國藥政涵蓋諸多管理政策，如醫藥分業政策、衛教用藥政策、藥物、藥商管理政策、藥品廣告管理政策等。政府為了國人健康對於藥品的管理相當嚴謹。凡從藥品的製造或輸入、販售及藥物廣告皆有藥事法的規範，這種層層把關的用意，皆以保障國人身心健康為目的。

國人長久以來存在許多不正確的用藥觀念，如有病治病，無病強身；自行購用處方箋；隨意變更使用藥品的用法、用量或要求醫師開立抗生素或針劑，甚至任意介紹他人使用藥品，因此常發生「未蒙其利，先受其害」的問題。

藥品並非一般消費性商品，為保障國人用藥安全，我國藥事法對於偽藥及禁藥皆有明確定義及管制。經統計，歷年來違反藥事法而負刑事責任者比例不低，尤多屬偽藥及禁藥相關案件。

(一)《藥事法》的藥品定義

製劑依《藥事法》第 8 條，係指以原料藥經加工調製，製成一定劑型及劑量之藥品。製劑分為醫師處方藥品、醫師藥師藥劑生指示藥品、成藥及固有成方製劑。

1. 醫師處方藥：凡使用過程需由醫師加強觀察，有必要由醫師開立處方，再經藥局藥事人員確認無誤，調配之後，稱為處方藥。

2. 醫師、藥師、藥劑生指示藥品：凡藥品藥性溫和，由醫師或藥事人員推薦使用，並指示用法，即為指示藥。指示藥物指醫師、藥師／藥劑生指示藥，其僅能於藥局或藥事人員執業的處所內，經醫藥專業人士指導下，才可購得。雖然不需要處方箋，但使用不當，仍不能達到預期療效。

3. 成藥：係指原料藥經加工調製，不用其原名稱，其摻入之藥品，不超過中央衛生主管機關所規定之限量，作用緩和、無積蓄性、耐久儲存、使用簡便，並明示其效能、用量、用法，標明成藥許可證字號，其使用不待醫師指示，即供治療疾病之用者。

4. 固有成方製劑：係指我國固有醫藥習慣使用，具有療效之中藥處方，並經中央衛生主管機關選定公布者而言。依固有成方調製（劑）成之丸、散、膏、丹稱為固有成方製劑。

(二) 學名藥

學名藥（Generic Drugs），又稱為非專利藥，是指原廠藥的專利過期後，其他藥廠可以以同樣成分與製程生產已核准之藥品，其在用途、劑型、安全性、效力、給藥途徑、品質等各項特性上，皆可以與原廠藥完全相同或具有生物相等性。故學名藥必須在藥品專利過期後才能販售，由其他藥廠推出學名藥，藥品價格由原廠獨賣之賣方市場變成有競爭性之買方市場，價格普遍下降許多，而且原開發廠品牌藥在市場獨賣期失效後，本身也是學名藥。

醫藥分業示意圖

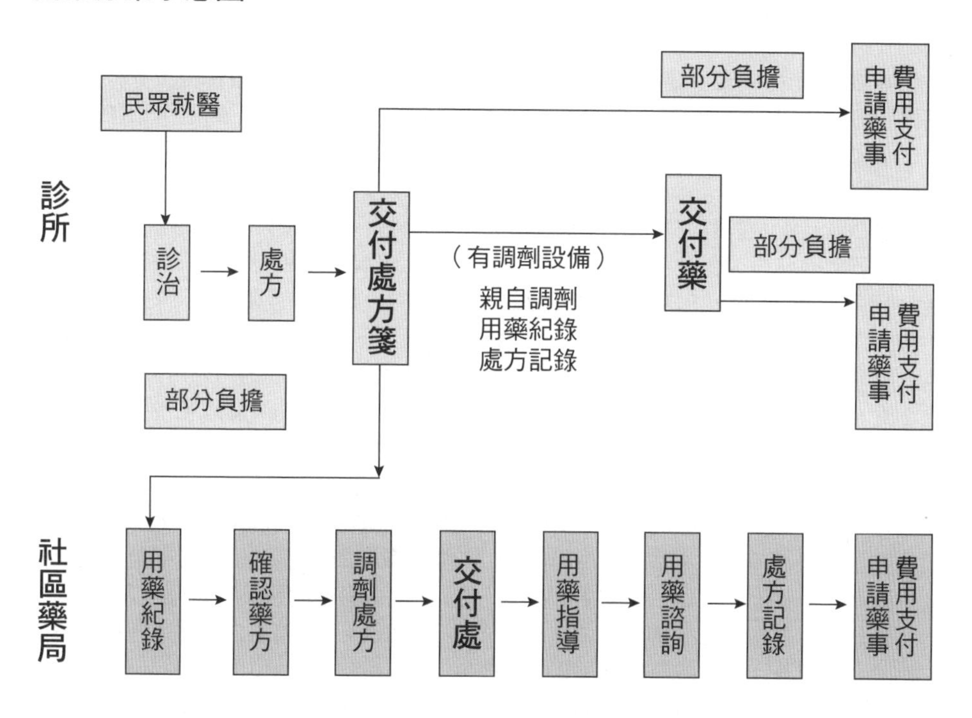

+ 知識補充站

《藥事法》對偽藥、禁藥、劣藥之規定

偽藥	1.未經核准，擅自製造者。 2.所含有效成分之名稱，與核准不符者。 3.將他人產品抽換或摻雜者。 4.塗改或更換有效期間之標示者。
劣藥	1.擅自添加非法定著色劑、防腐劑、香料、矯味劑及賦形劑者。 2.所含有效成分之質、量或強度，與核准不符者。 3.藥品中一部分或全部含有污穢或異物者。 4.有顯明變色、混濁、沉澱、潮解或已腐化分解者。 5.主治效能與核准不符者。 6.超過有效期間或保存期限者。 7.因儲藏過久或儲藏方法不當而變質者。 8.裝入有害物質所製成之容器或使用回收容器者。
禁藥	1.經中央衛生主管機關明令公告禁止製造、調劑、輸入、輸出、販賣或陳列之毒害藥品。 2.未經核准擅自輸入之藥品，但旅客或隨交通工具服務人員攜帶自用藥品進口者，不在此限。

15-7 職業安全與衛生

根據 2007 年世界衛生組織（WHO）受雇狀況與健康不平等的最終報告資料，全球正式的勞動人口超過 30 億，約占世界人口的半數，如果加上非正式工作和在家工作者，全球人口大多數都是勞動人口。研究顯示，至少超過半數勞工都暴露於高危險的職業危險因子中。

過去 20 年間，經濟與科技發展使已開發國家減少了一些職業衛生問題，然而在開發中／貧窮國家裡，職業危害暴露甚至更加嚴重。事實上，開發中國家由於工業化發展，化學物質的傳輸，工作組織的變革和高度剝削的勞動力，導致新流行的職業傷病。

職業傷病對工作族群的健康有深遠的影響，對其家庭、社區造成負擔，對公司和國家造成高經濟損失。據估計，全球每年造成勞工請假 3 天以上的非致死性職業傷害高達 2 億 6 千 4 百萬次，亦即每天有 70 萬勞工受傷；每年約 35 萬個致死性傷害，也就是每天有 970 人因工作死亡。此外，包括傷害、癌症、心血管疾病、傳染性疾病等工作相關的死亡數高達 200 萬，即每天有 5000 位勞工死於工作相關疾病。

國際勞工組織預估，開發中國家的職業衛生服務僅涵蓋約 5% 至 10% 的勞動人口；即使在已開發國家，也只達到 20% 至 50%。鑑於職業衛生服務涵蓋面不足，加上勞動市場面臨全球化、失業、技術層次提升、老化、消費者導向及品質管理、人力縮減、中小企業就業人數增加的轉變；傳統職業衛生著重職場危險因子之認知、評估與控制的做法，已不足以應付新興的職業衛生問題 。

鑑於職業安全衛生之重要性，2006 年通過第 187 號《職業安全衛生促進性架構公約》及其建議書，延續第 155 號《職業安全衛生公約》及其建議書之精神，揭諸以預防性安全與健康文化為主旨，期勉各國發展國家政策、國家體系與國家計畫及其相關國家概況之評析，促進職業安全與衛生的改善，逐步實現安全與衛生的工作環境。

1995 年世界衛生組織提出《全民職業衛生服務的全球策略：健康工作的方法》，該策略提出十項優先目標：

1. 強化國際和國內的工作健康政策及發展需要的政策工具。
2. 發展健康工作環境。
3. 發展健康工作實務和職場健康促進。
4. 強化職業衛生服務（OHS）。
5. 建立對職業衛生的支持性服務。
6. 依據科學性的風險評估，發展職業衛生標準。
7. 發展職業衛生的人力資源。
8. 建立登記和資料系統，對專家提供資訊服務，將資料有效地傳遞並透過公共資訊系統提升民眾自覺。
9. 強化研究。
10. 發展職業衛生與其他活動或服務間的合作。

「世界衛生組織」之基本職業衛生服務策略的四大面向

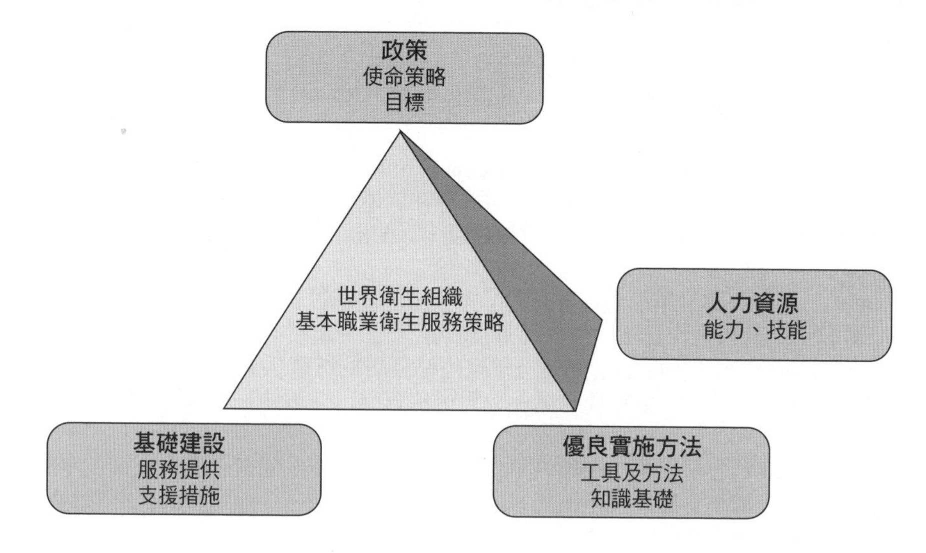

基本職業衛生服務（Basic Occupational Health Services, BOHS）架構內的活動流程圖

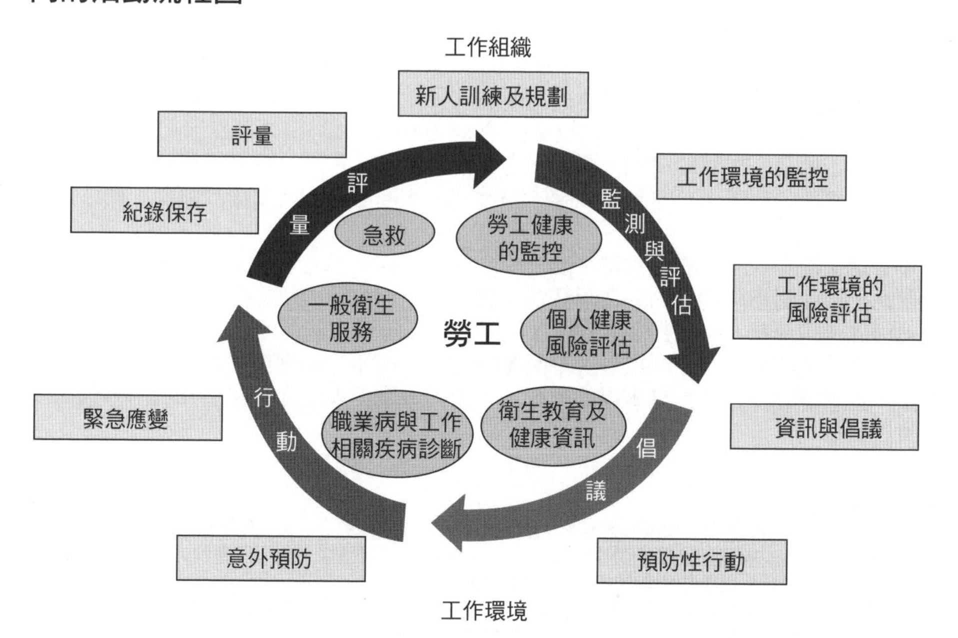

15-8 環境職業醫學

在西元 7 世紀左右，發現在金字塔裡面有關工作和生病關係的文字紀錄：在古代埃及，當時醫生診療建造金字塔的工人，發現很多工人因為搬運石塊都有腰酸背痛現象；這是關於職業醫學最早的文字記載。

職業醫學的正式起源始於拉馬希尼（Bernadino Ramazzini）醫師的第一本關於職業醫學著作《工作者的疾病》，提醒當時的醫師在診療病人時需注意疾病與其職業的相關性；之後，醫師才注意到職業與疾病的關係，拉馬希尼因而被尊稱為職業醫學之父。

過勞死

1969 年，日本報導了第一起過勞死的個案，一名服務於日本最大家報社公司海外運輸部門的 29 歲已婚男性員工，於工作期間中風身亡。起初並沒有引起大家關注，直到 1980 年間經濟泡沫化，某些企業公司幾位較高層的行政人員正值壯年，卻在沒有明顯疾病的情況下猝死。當地傳媒馬上針對事件報導，並很快把這種現象稱為「過勞死」（Karoshi）。

過勞死的定義為心理上不被彰顯的工作過程被允許持續，阻礙了工人正常工作與生活律動的狀態，導致身體的疲倦增加，持續超時工作狀態，伴隨原有高血壓或動脈血管硬化的惡化，最後導致致命性崩潰。

與職業相關負荷過重的認定要件：

1. 異常的事件：評估發病當時至發病前一天的期間，是否持續工作或遭遇到天災或火災等嚴重之異常事件，且能明確的指出狀況發生時的時間及場所。此異常事件造成的腦血管及心臟疾病通常會在承受負荷後 24 小時內發病。

2. 短期工作過重：評估發病前（含發病日）約 1 週內，是否從事特別過重的工作，該過重的工作係指與日常工作相比，客觀的認為造成身體上、精神上負荷過重的工作。

3. 長期工作過重：評估發病前約 6 個月內，是否因長時間勞動造成明顯疲勞的累積。而評估長時間勞動之工作時間，係以每兩週 84 小時工時以外之時數計算加班時數。

過勞死主要是心血管的問題，需要從心血管的預防的角度來推動職場的健康促進，包括壓力管理，戒菸與心血管危險因子的預防，如高血壓的防治與高血脂，糖尿病的治療等。

藉著健康檢查，及早發現異常可能及早介入的模式，另外藉由提升就醫的可近性及方便性，以達到預防的目的。在現行健保體系之下，如何提供即時醫療服務是一個需要迫切思考的議題，同時必需健康促進與疾病的預防雙軌並行。

對於過勞死的管理，企業或個人平時應注意員工或本人的健康管理，或適當控制工作量。企業應有不使勞工從事過重勞動，以免促發腦部與心血管相關疾病，維護勞工健康的義務。

小博士解說

異常事件造成的腦血管及心臟疾病通常會在承受負荷後24小時內發病，該異常事件可分為下述三種：

1.精神負荷事件：會引起極度緊張、興奮、恐懼、驚訝等強烈精神上負荷或意料之外的異常事件，其發生於明顯承受與工作相關的重大個人事故時。

2.身體負荷事件：迫使身體突然承受強烈負荷或難以預測的緊急強度負荷之異常事件，其可能由於發生事故，協助救助活動及處理事故時，身體明顯承受負荷。

3.工作環境變化事件：急遽且明顯的工作環境變動，如於室外作業時，在極為炎熱的工作環境下無法補充足夠水分，或在溫差極大的場所頻繁進出時。

評估工作型態及伴隨精神緊張之工作負荷影響程度

工作型態		評估負荷程度應考量事項
不規律的工作		對預定之工作排程的變更頻率及程度、事前的通知狀況、可預估程度、工作內容變更的程度等。
工時長的工作		工作時數（包括休憩時數）、實際工作時數、勞動密度（實際作業時間與準備時間的比例）、工作內容、休息或小睡時數、業務 容、休憩及小睡的設施狀況（空間大小、空調或噪音等）。
經常出差的工作		出差的工作內容、出差（特別是有時差的海外出差）的頻率、交通方式、往返兩地的時間及往返中的狀況、是否有住宿、住宿地點的設施狀況、出差時含休憩或休息在內的睡眠狀況、出差後的疲勞恢復狀況等。
輪班工作或夜班工作		輪班變動的狀況、兩班間的時間距離、輪班或夜班工作的頻率等。
作業環境	異常溫度環境	低溫程度、禦寒衣物的穿著情況、連續作業時間的取暖狀況、高溫及低溫間交替暴露的情況、在有明顯溫差之場所間出入的頻率等。
	噪音	超過80分貝的噪音暴露程度、時間點及連續時間、聽力防護具的使用狀況等。
	時差	5小時以上的時差超過程度、有時差改變的頻率等。
伴隨精神緊張的工作		1. 伴隨精神緊張的日常工作：業務、開始工作時間、經驗、適應力、公司的支援等。 2. 接近發病前伴隨精神緊張而與工作有關的事件：事件（事故或事件等）的嚴重度，或造成損失的程度等。

日常伴隨精神緊張的工作

具體的工作	評估觀點	
經常負責會威脅自己或他人生命、財產的危險性工作。	危險性程度、工作量（勞動時間、勞動密度）、勤務期間、經驗、適應能力、公司的支援、預估的受害程度等。	
有迴避危險責任的工作		
關乎人命、或可能左右他人一生重大判決的工作。		
處理高危險物質的工作		
可能造成社會龐大損失責任的工作		
有過多或過分嚴苛的限時工作	勞動內容、困難度、強制性、有無懲罰	工作量（勞動時間、勞動密度）、勤務期間、經驗、適應能力、公司的支援等。
需在一定的期間內（如交期等）完成的困難工作	阻礙因素的嚴重性、達成的困難度、有無懲罰、變更交期的可能性等	
負責處理客戶重大衝突或複雜的勞資紛爭	顧客的定位、損害程度、勞資紛爭解決的困難度等	
無法獲得周遭理解或孤立無援狀況下的困難工作	工作的困難度、公司內的立場等	
負責複雜困難的開發業務、或公司重建等工作	企劃案中所持立場、執行困難度等	

15-9 廢棄物管理與土壤地下水整治

自然資源利用不當，將會為人類帶來禍害。科技愈進步，資源消耗量愈高，便利的生活降低了人類動物的本能，卻由更多環境資源轉換的能量填補人類缺乏勞動的空缺。任何資源都是有限的，如果一個資源可以無限的取得，就不被視為資源。因此資源的類別可分為：

1. **可再生資源**：風、水力、海潮、地熱。基本上是連續反覆供應的，但仍有其限度。

2. **可更新資源**：動物和植物資源。更新取決於自身的繁殖能力和外界的環境，有面臨滅種的危機。

3. **不可再生資源**：礦物與能源資源、土壤、地下水資源。這類資源形成週期很長，會隨著消費的增加而逐漸減少，最後耗竭。

環境計畫如都市計畫、國土規劃、水資源開發與管理、交通計畫、廢棄物處理規劃及環境控制技術，確保環境品質，其常見之方式如下：

（一）廢棄物規劃處理

1. **綠色產業與清潔生產**：產業持續將污染防治理念融合於製程、產品之開發或服務之提供；期能增加生產效率，減少產業在製程、產品之開發或服務之提供上對人體健康及環境產生有害之影響。

2. **環保科技園區推動**：激勵國內環保產業技術的研究創新與發展，以進行產業循環型整合、清潔技術、資源再生技術提升與環保科技為主。結合地方政府選定適當地區設置環保科技園區，提供補助獎勵，以引進先進技術、產業與研究發展機構，同時進行生產及技術研發與人才培訓。促進物質循環利用，同時進行循環型永續生態城鄉建設。

（二）水資源永續利用

避免因不當之水資源開發行為影響原有之河川生態系統，並妥善維持河川生態基流量進行完善考量，以達到生態保育之目的。水資源匱乏地區，宜回收再利用水資源，設法將雨、污水分別收集處理，污水處理後可規劃回收供學校機關作為廁所沖洗、工廠機具洗滌、高爾夫球場、植物園草木澆灌或達一定水質標準後供農業灌溉使用，可減輕河川下游之水質污染，因此所節餘之部分水量又可供應他用，符合永續利用之原則。

（三）環境影響評估

針對特定之環境開發使用之行為，如工廠之設立及工業區之開發，道路、鐵路、大眾捷運系統、港灣及機場之開發，土石採取及探礦、採礦，蓄水、供水、防洪排水工程之開發，農、林、漁、牧地之開發利用，遊樂、風景區、高爾夫球場及運動場地之開發，文教、醫療建設之開發，新市區建設及高樓建築或舊市區更新，環境保護工程之興建，核能及其他能源之開發及放射性核廢料儲存或處理場所之興建。

廢棄物清理的過程及處理方式

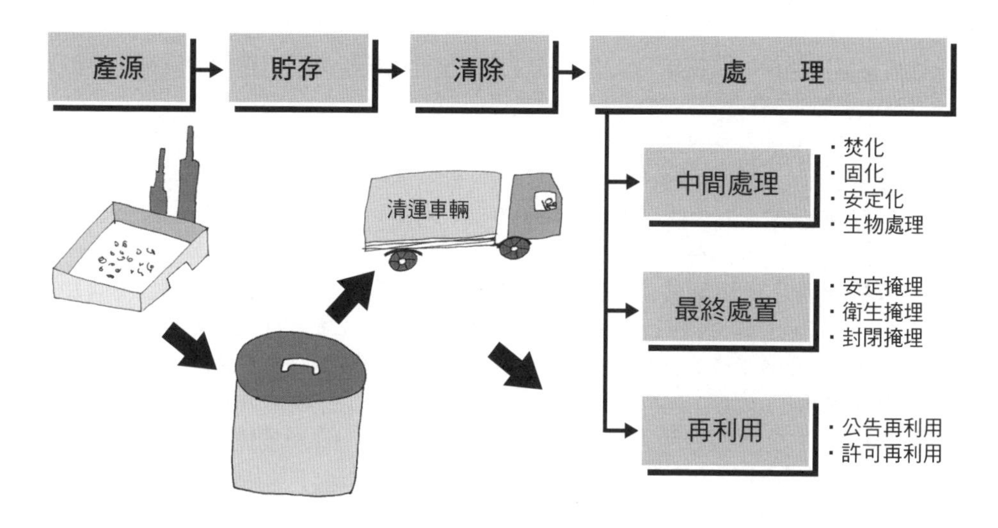

一般典型垃圾衍生燃料（RDF）製造流程

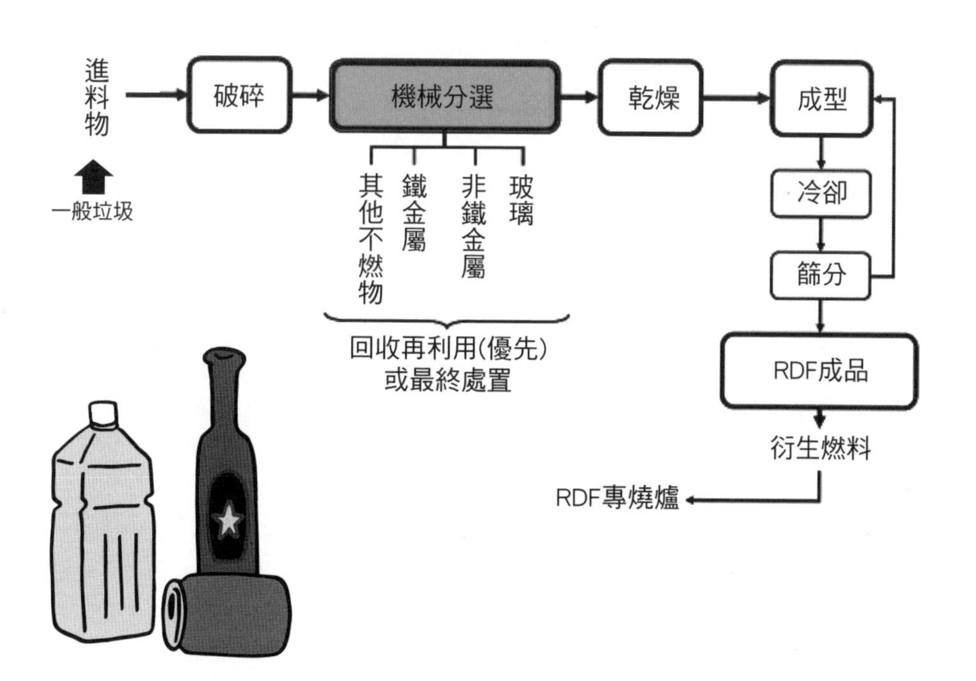

15-10 環境健康風險評估

健康風險評估模式是採用一具有系統性及科學性的分析來預測環境遭受污染後對人體以及環境產生不利影響或事件發生的機率。

一個完整的風險評估模式，要包含四大項：污染源特性、人體暴露方式和劑量、劑量造成的反應以及最終風險特徵。整體來說，此四大項應提供下列資訊：

1. 污染源特性：包含被評估污染物的性質、污染物釋放量、釋放形式以及污染物在各個環境傳輸介質的特性等。

2. 人體暴露方式和劑量：也就是暴露評估（exposure assessment），包含不同介質下（水、空氣、土壤或食物）暴露的頻率、延時和強度；暴露途徑，如呼吸、吞食或皮膚吸附等；暴露受體的數量、種類和特徵；其他可能影響後果的情形。

3. 劑量造成的反應：也就是劑量一反應評估（dose-response assessment），包含在一暴露情況下，人體所接觸到的劑量對人類性命的威脅、疾病或持續的傷害或生態環境的不利影響和傷害。

4. 最終風險特徵：包含計算隨著時間遭受不同嚴重健康衝擊的人數、測量指出對自然環境和生物體不利後果的程度和種類、所有計算出風險的機率分布與信賴區間和其他能表現不確定性的平均值。

依 1983 年美國國家研究委員會——國家科學院（NRC-NAS）發表的紅皮書中，分成下列四部分：

1. 危害性鑑定：評估某特定化學物質可能產生健康損害的種類或疾病，進一步瞭解產生傷害或疾病的暴露情況。所需之資訊包括化學物質在人體內的傳輸途徑及與器官組織或細胞的交互作用，因此必須針對所有可能對環境造成影響的物質，根據其物化特性與毒性做調查規劃，並進一步探討其來源與生成機制。

2. 劑量／效應評估：主要在評估某族群暴露在毒性物質環境中，其劑量與受傷害或發生疾病的對應關係。一般而言，即使有相當完備之流行病學研究，其人體暴露數據可信度仍屬偏低，因此劑量效應評估常需藉由動物實驗的數據來推估人體劑量效應，但動物數據推估仍有若干問題尚待克服。綜合而言，此一階段的主要工作在於結合實驗、統計方法、及對反應機制之研究以估計健康效應與暴露劑量之定量關係。

3. 暴露評估：實際測量或模擬計算人體在環境中受到某毒性物質之暴露程度。欲推估暴露量需要蒐集的資料包括污染物之實際濃度、重要的暴露途徑、污染物進入人體的方式、實際接收的內在劑量、及受暴露的人口大小及特性與暴露時間。一般而言，本階段主要以污染物質之傳輸與宿命以及相關人群之生活型態為主要之分析項目。

4. 風險度推估：綜合上述步驟之評估結果以計算風險度，以及風險度之變異性與不確定性。

暴露的綜合分析

危害物質	生物的、化學的、物理的、單一物質、多種物質、混合物
來源	人為的／非人為的、區域／點、固定／移動、室內／室外
傳送／運載媒介	空氣、水、土壤、塵土、食品、產品
暴露途徑	食用到受污染的食品、呼吸工作場所的污染空氣、接觸住宅表面
暴露濃度	mg／kg（食物）、mg／litre（水）、μg／m^3（空氣）、μg／m^2（污染的表面）、%（重量）、fibers／m^3（空氣）
暴露路徑	吸入、皮膚接觸、攝入、多重途徑
暴露時間	秒、分、小時、天、星期、月、年、終生
暴露頻率	連續的、間歇的、循環的、隨機的、稀有的
暴露背景	職業的／非職業的、住家的／非住家的、室內／室外的
暴露族群	一般族群、次群體、個體
地點範圍	地點／特殊來源、當地的、區域的、國家的、國際的、全球的
時間結構	過去、現在、未來、趨勢

工廠放流水可能造成危害之健康風險評估步驟

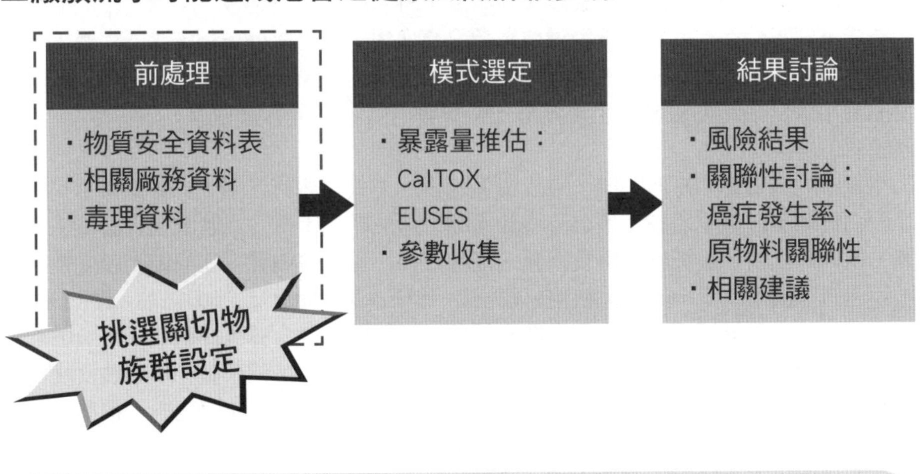

＋ 知識補充站

完整的健康風險評估流程

污染源 → 污染物的傳輸及變化 → 暴露 → 劑量 → 不利影響

15-11 環境毒理學

毒理學係研究化學物質在生物體內造成的危害反應，主要探討四個問題：毒性物質的基本特性、暴露方式（接觸或進入體內的途徑）、受影響的生物體、主要危害效應。任何物質一旦攝取過量，都會造成危害，有效管理可降低危害發生的可能性，列管的毒性化學物質，「過量」的下限通常比較低，引發的危害往往也較為嚴重，了解毒物的危害特性有助於危害預防與管理。

毒性物質在標的器官（組織）累積過量時，會影響細胞（組織、器官）的正常運作，引起危害反應。單一物質引發的危害反應可能有很多種：細胞的生化反應變化、細胞結構改變；組織結構或細胞數量改變；組織或器官功能改變；生理功能傷害、疾病、死亡。

肝臟負責大部分物質的轉換與代謝，在轉換過程中也可能因此受到危害。常見的肝毒性類型包括：1. 脂肪肝：代謝反應異常，脂肪堆積於肝臟，例如乙基硫氨酸、磷、四環黴素、乙醇、四氯化碳、乳清酸。2. 肝壞死：肝細胞大量死亡。3. 膽汁鬱滯：急性損傷為主，膽管阻塞無法排出膽汁，像是萘基異氰化物、乙炔雌二醇、氯丙嗪。4. 肝硬化：肝細胞修復功能缺陷，肝細胞壞死後結痂，例如四氯化碳、乙醇。5. 化學性肝炎：多為藥物引起，如乙醇、麻醉藥。6. 肝癌：如黃麴毒素、砷、氯乙烯。

物質若經尿液排出體外則有可能造成腎毒性，腎臟在形成尿液的過程中，濾液中物質的濃度可能提高達 100 倍，濃度達「過量」時引起毒性及傷害，不同部位的傷害可能造成不同毒性反應：腎小球受損會影響過濾作用，使得大分子物質（蛋白質）進入尿液（蛋白尿）；腎小管受損會影響物質的再吸收，造成養分隨尿液排出體外（糖尿）；遠曲腎小管受損時則破壞腎小管分泌，影響體內酸鹼及電解質平衡（酸中毒）、水分再吸收。

空氣中的物質進入呼吸系統，造成毒性危害的方式主要有五種：1. 刺激作用—細胞受到物質刺激而產生收縮，嚴重時導致水腫，造成呼吸困難，以刺激性物質為主，如氯、氨、砷化物。2. 細胞損傷及水腫—細胞直接接觸危害物質，造成細胞膜受損，細胞膜通透性因而改變，使得細胞內液體外洩，造成水腫，如臭氧、氮氧、鈹、硼化合物。3. 肺纖維化、肺氣腫—肺部細胞長期處於發炎、受傷狀態，導致細胞纖維化，肺部對氣體的通透性下降，呼吸功能受損，像是二氧化矽、石綿、鋁、鈹。4. 過敏反應—呼吸系統的免疫反應，造成氣管收縮、呼吸困難（氣喘），例如黴菌孢子、細菌、甲苯二異氰酸。5. 肺癌，如香菸、石綿、砷、鎳、焦爐溢出氣。

某些物質進入身體後，可能會刺激或抑制免疫反應，造成危害，大部分毒化物的免疫毒性為抑制免疫反應如重金屬、農藥、多氯聯苯、戴奧辛。

毒理學發展過程

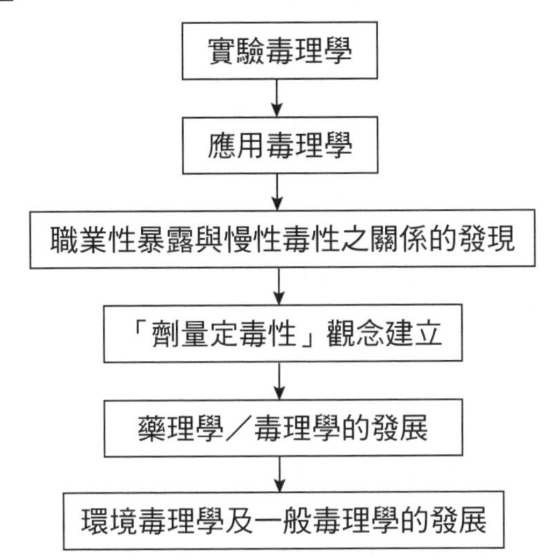

毒理學的基本內容

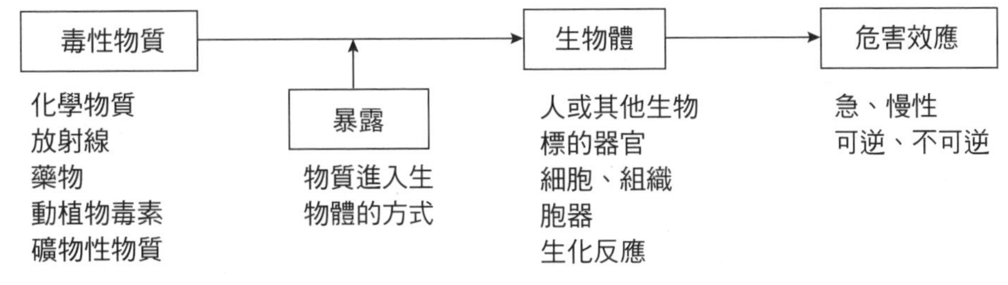

致癌危害物質分類流程

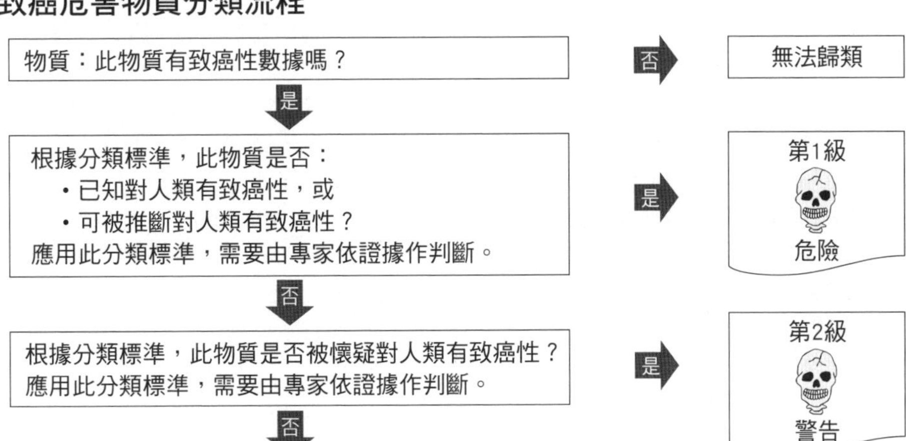

15-12 環境病與職業病

環境病與職業病是研討人類在日常生活環境或工作環境中，因過量暴露化學性、物理性、生物性或人體工學性等危害因子，對人體引起的危害效應，這項學識於近 20 年已發展成為一重要之獨立學科，環境病與職業病的一些基本瞭解為從事環境及公共健康保護工作上所必須。

職業病係因從事職業上工作導致的疾病，可能是急性的，也可能是慢性的，依據勞工安全衛生法，職業災害包含傷害、疾病、殘廢及死亡，其中疾病的部分可稱為「職業病」。職業病必需經過相當專業的判定過程，要判定為職業病必須滿足下列條件：1. 工作場所中確實存在有害因子；2. 發病勞工必須曾經暴露於該危害因子的環境中；3. 發病期間與症狀及有害因子的暴露時間要有時序關係。

與環境病與職業病有關之危害因子中，化學性危害因子是影響最大的。勞動部法規中，針對有害物之定義係指致癌物、毒性物質、劇毒物質、生殖系統致毒物、刺激物、腐蝕性物質、致敏感物、肝臟致毒物、神經系統致毒物、腎臟致毒物、造血系統致毒物及其他造成肺部、皮膚、眼、黏膜危害之物質。

毒性化學物質在環境中不易分解取決於化學物質之理化特性；而生物蓄積、生物濃縮、生物轉化等特性則取決於生物生理學特性。生物體與毒性化學物質接觸後，經由暴露、吸收、分布、代謝、儲存及排泄作用，而對生物體造成影響。

常見的職業疾病包括：職業性肺疾病、職業性肌肉骨骼疾病、職業性癌症、職業性意外傷害、職業性心臟血管疾病、職業性生殖系統疾病、職業性神經系統疾病、職業性聽力喪失、職業性皮膚疾病、職業性精神或心理問題。

職業傷病之預防

危害之認識及評估主要作為危害控制及消除對策之準備，如評估時發覺某種形式之可能影響一位或某些勞工時，則該危害施以某種形式之控制是必需的。危害的控制，依控制設備設置的位置不同，可分為從危害源控制、在危害源與暴露者間之路徑或勞工之位置加以控制。

1. **控制危害源：**最好的危害控制方法為從危害源消除危害，如果如此做不可行時，可以低危害製程、低危害設備或低危害物料取代，當成另一選擇。如以取代方法仍無法控制危害時，包圍或隔離危害源可預防勞工不致暴露於該危害環境下。

2. **從危害所及之路徑加以控制：**依危害之性質無法以包圍或隔離方式加以控制時，可以以局部排氣裝置將有害之氣體、蒸氣、粒狀物等移除，或以整體換氣裝置將高溫或有害物之濃度稀釋等方法控制，其他以屏蔽避免輻射、熱發散等亦為可行之對策。

3. **暴露人員之防護：**從危害源、危害所及路徑無法有效控制時，從作業勞工本身來控制係屬必要的，如著用必要之個人防護具、使用適當的防護設備等。

職業疾病的診斷或認定

考量原則	1. 醫學評估與鑑別診斷。 2. 在致病機轉中，非關職業暴露的病因參與在內不易確定。 3. 根據不同有害因子，潛伏期差異甚大。 4. 工作環境中有害因子的劑量——效應關係。 5. 個體間的差異。
欲判定一個疾病或一個症候群為職業病，應參考下列證據	1. 疾病的證據。 2. 人類流行病學的資料。 3. 職業暴露的證據。 4. 證據的確實性。 5. 其他相關因素。 6. 評值與結論。

與人類致癌有因果相關之特定職業暴露或工業製程

工業製程	可能之致病源	癌症發生之器官
採礦業	可能為氡（radon）	肺
製鞋業	苯（benzene）	白血病
苯胺紅之製造或加工	可能為苯胺紅（magenta）或其前質，如鄰位聯甲苯（orthotoluidine）	膀胱
異丙醇之製造或加工（強酸製程）	二異丙硫酸鹽（disoproply sulfate）；異丙油（isopropyl oils）	鼻竇、可能在喉部
家具製造業	木屑（wood dust）	鼻腔（主要為腺癌）
煉焦、煤氣工業	多環芳香烴化合物（polycyclic aromatic hydrocarbons, PAHs）	肺、膀胱、皮膚、陰囊
鋁之製造	PAHs	肺、膀胱
橡膠工業	可能為芳香胺或其他有機溶劑（aromatic amines）	膀胱、白血病（淋巴性）、肺、皮膚、結腸、前列腺、淋巴瘤、胃
鎳精煉工業	氧化鎳、次硫化鎳（nickel oxides，nickel subsulfide）	鼻腔、肺、喉

＋ 知識補充站

環保署關於毒性化學物質管的分類標準：

1.第一類毒性化學物質：化學物質在環境中不易分解或因生物蓄積、生物濃縮、生物轉化等作用，致污染環境或危害人體健康者。
2.第二類毒性化學物質：學物質有致腫瘤、生育能力受損、畸胎、遺傳因子突變或其他慢性疾病等作用者。
3.第三類毒性化學物質：化學物質經暴露，將立即危害人體健康或生物生命者。
4.第四類毒性化學物質：化學物質有污染環境或危害人體健康之虞者。

15-13 職業奈米粒子

奈米科技為 21 世紀新產業革命技術，許多的奈米物質應運而生，其中包括奈米結晶材料，奈米孔隙材料，奈米纜線，奈米碳管及奈米粉體等，而這些物質中又以奈米粉體種類最多且運用最為廣泛。由於奈米結構的材料，仍有很多的化學性質與物理性質，諸如材料強度、延展性、磁特性、表面催化性以及腐蝕行為等等，會隨著粒徑大小不同而發生變化，對人體細胞的影響也將有所改變，正因為這些奈米材料可能潛在的傷害，促使奈米材料的安全性逐漸受到世界各國的重視。

當物質奈米化（尺寸小於 100 奈米）後所展現特殊的物性、化性及材料特性，使得改質後的全新物質可能具有新的危害性，因此在職業衛生管理上大家一直所慣用的相關毒性資料是否仍舊適用，實在值得商榷。由於奈米物質在各方面的特性，目前仍多存在著極高的不確定性，所以還沒有一套界定奈米產業安全衛生管理要項之完整規範，這樣的現況將有可能直接影響到從業人員的健康及作業環境的安全。

有關奈米微粒健康危害的研究，大多來自空氣污染微粒的研究，這些微粒主要是燃燒的產物。流行病學與毒理學研究顯示，小粒徑顆粒可能造成較大的毒性，這些毒性主要發生在呼吸道與心血管系統。近年有研究顯示，奈米微粒可能經呼吸道進入中樞神經系統，造成發炎反應。

隨著奈米材質的廣泛使用，我們有許多機會可能暴露於奈米微粒，比較重要的暴露途徑為製造過程中所產生的呼吸暴露，以及化妝品的皮膚接觸。

依據歐盟所建議的風險評估方法及參考生物危害管理之分級觀念融合後建立以危害分級對奈米產業作業人員進行分級管理，在訂定危害分級之過程，首先是針對操作量的多寡、是否有逸散的可能，以及其溶解性大小做為第一步判斷之依據。若是在操作過程中，其使用量極小或屬於濕式製程，針對這類型的奈米作業場所，可將其列為低度危害等級。

至於中度危害等級有兩種類型，第一是奈米物質有可能與人接觸，但奈米物質因為具有聚集、團聚等天然特性，當與人體接觸時的物質尺寸已非奈米等級，這將會歸類於中度危害等級；另一種情形是人類所接觸到的物質確實是奈米尺寸，但是經過細胞毒性及皮膚滲透毒性等初步測試後，顯示其相對毒性低的物質，皆可界定為中度危害等級。

但若是奈米物質有機會逸散出來並接觸到人體的可能，而且其毒性資訊極為缺乏亦或是經過測試後無法證明其危害性低者，此時便要以最高危害等級的方式來進行管理。

現代工業的製程不斷進步，以往掌握所有危害狀況、瞭解物質危害性及毒性、判定劑量反應關係並訂出容許濃度的理念，將可能會更頻繁的受到挑戰，因此面對新科技的來臨。

小博士解說

奈米微粒之物化特性（作業環境中厭惡性粉塵之總粉塵容許濃度為10mg/m^3）

粒徑（nm）	粒數濃度（#/cm^3）	表面積濃度（nm^2/cm^3）
10	2×10^{10}	6×10^{12}
100	2×10^{7}	6×10^{11}
1000	2×10^{4}	6×10^{10}
10000	2×10^{1}	6×10^{9}

歐盟建議對奈米技術之風險評估與風險管理方法

1. 危害辨識	微粒特徵：長徑比、直徑（粒子／團聚）、表面積／表面特性、水溶性、化學成分 排放：生產體積、物質流量、潛在微粒外洩（生產、使用、洩漏處理） 健康效應：人類、實驗動物 環境效應：持續性、生物放大、長範圍傳輸
2. 危害特徵描述	流行病學研究：作業人員、消費者、曝露群眾 體內實驗——動物活體：急性／慢性、不同物種 體外實驗——細胞或試管：人類／動物，不同細胞型態、模式（肝、皮膚、組織效應）
3. 暴露評估	暴露途徑：吸入、皮下組織、食入 環境監測：生物吸收 作業環境監測：人員暴露
4. 風險計算	外插模式：高劑量→低劑量、動物→人類 恕限值計算：吸入量、外洩濃度、最大工作場所濃度
5. 風險管理	預防措施：個人防護設備、製程改善 標準化：量測技術、毒性評估 法規：曝露／外洩標準、生產標準／限制

奈米物質管理之危害分級架構

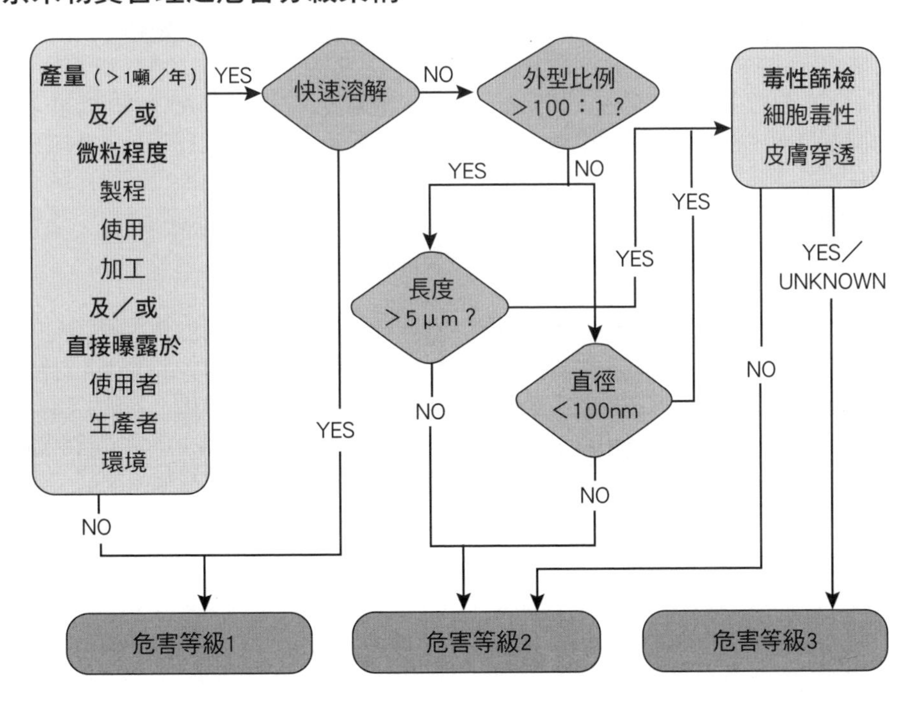

16-1 職業災害

對於職業災害發生原因之分析，大致可區分為：直接原因及間接原因之探討。直接原因一般是指能量釋出及有害物暴露。間接原因主要再分成兩個因素，其一為不安全行為（動作）占 88%，其二為不安全狀況（環境）占 10%。

基本原因是指雇主管理上的缺失所引起，由此可知職業災害發生的原因在間接原因（不安全的狀態及不安全行為）就占了 98%。

以安全工程而言，韓氏（Heinrich）於損失控制模式中提出骨牌理論，一個事件發生必需要有不安全行為、不安全環境、不安全的個人特質、接觸到不安全因子的四張骨牌，一一倒下才會發生職業傷害事故，只要把其中一張去除，就可以使事件發生的情況解除。

(一) 不安全環境與不安全行為

不安全環境係指機械設備、設施等硬體處於不安全情況而言，不安全行為則指人員之不當動作；若能防止不安全環境及不安全行為即可防止災害之發生。因此職業災害之防止，可從不安全行為這個關鍵因素來著手。另外，更深一層思考，有關不安全環境之機械設備、設施等硬體之完善與否，其根本乃脫離不了管理的範疇，可見安全之本，事在人為。

間接原因，其根源在不良管理，基本上是管理不善、不重視安全、無安全政策及決心。遂有新的五骨牌原理產生，強調管理的重要性，其骨牌效應的先後順序為控制不足（管理）、基本原因（起源）、直接原因（徵候）、事故（接觸）、災害（損失）。

所謂不安全行為：主要係指人的問題，一般係指屬於人為因素引起，由於當事人缺乏知識及技術、不正確態度、生理上不適合等個人問題。而顯現於行為上，是指對安全做得不好，或對安全部分工作的失誤，包括使運轉中機械之安全裝置、器具保護的欠佳及錯誤之動作等，其完全受到管理（組織、制度、基準、執行）、技術（設計、材料、施工、維護）、人（知識、技能、態度、意識）等缺陷所影響。

(二) 防止職業災害對策

勞工不安全行為是產生災害之主要原因，而其往往受到勞工教育訓練是否足夠，勞工安全觀念是否建立，以及企業安全衛生管理是否落實等有密不可分的關係。具體呈現係經由人的認知，心理及情緒反應或身體狀態的不適，及機械設備上設計缺陷或管理不當而導致。其表現在生活或工作上則會出現機械不當運轉、操作不當、判斷錯誤等，輕則影響每人的生活品質及效率，重則使人受傷甚或死亡，造成個人家庭、整體企業及國家營利之重大損失。

職業災害勞工保護法的各項補助一覽表

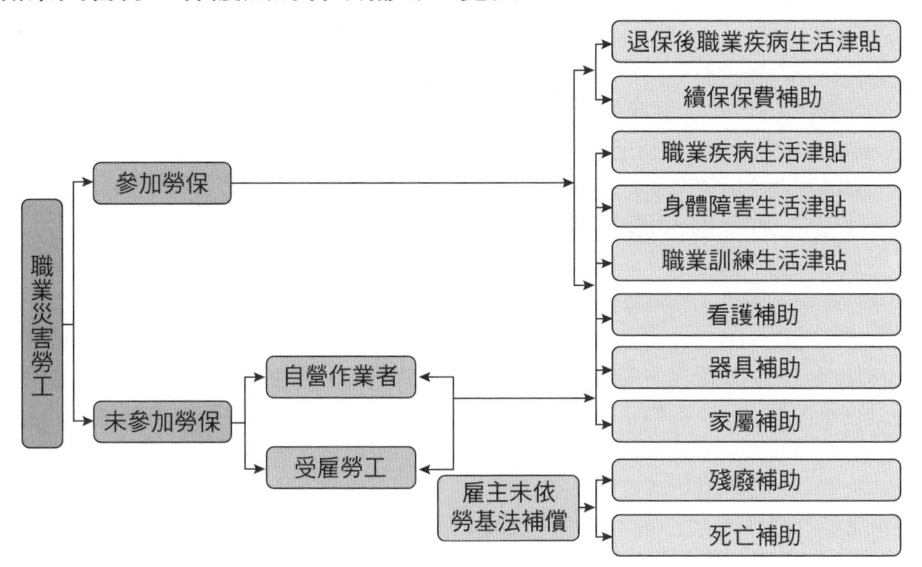

職業安全衛生管理系統的要素

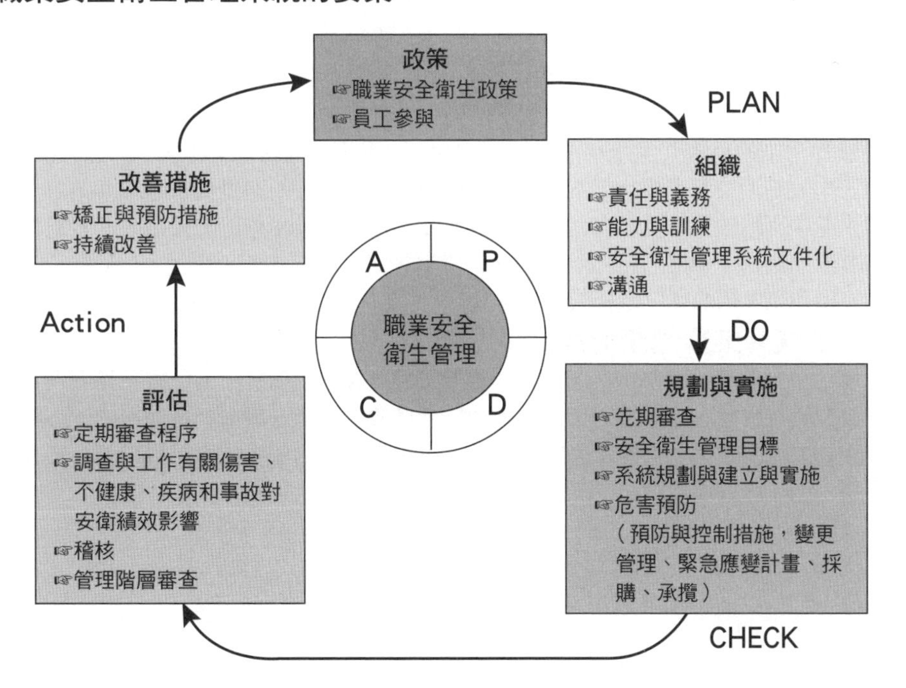

16-2 環境污染對人體健康的影響

環境是指在特定時刻由物理、化學、生物及社會各種因素構成的整體狀態。這些因素可能對生命機體、人類活動直接或間接產生當期或遠期作用。環境污染（environment pollution）由於人為的或自然的原因，使環境的組成與性質發生改變，擾亂了生態平衡，對人類健康造成直接的或間接的或潛在的有害影響。

(一) 空氣污染對健康的危害

空氣污染對人體健康可能的影響分幾類：1. 在急性症狀方面：引發流行性感冒之外的急性呼吸道感染、支氣管炎、肺氣腫及氣喘，或使帶有慢性肺病的患者症狀惡化，甚至提早死亡；如 1952 年倫敦空氣污染災變（air pollution episode）即為典型的案例。2. 慢性症狀方面：慢性支氣管炎、慢性阻塞性肺疾病、肺癌等疾病罹患頻率會增高，而且也會加深病情；影響某些重要的生理機能，如減低肺活量、紅血球輸送氧氣的功能，以及時間間隔感等神經系統功能；降低運動、駕車，甚至學習的能力；某些污染物（如臭氧）會刺激眼睛或呼吸道黏膜；生活上不適或不快的感覺，如惡臭或異味以及降低能見度等。

(二) 水質污染對健康的危害

水污染是指人類活動排放的污染物進入水體後，其數量超過了水體的自淨能力，使水質和水體底質的理化特性和水環境中的生物特性、組成等發生改變，從而影響水的使用價值。水中微生物絕大多數是天然的，對人體一般無致病作用。病原微生物可隨垃圾、人畜糞便、工農業廢棄物污染水體，如這種被污染的水體作為飲用水水源，且未經消毒或消毒不徹底，則可導致介水傳染病的發生。

化學性污染的危害：汞是構成地球元素之一，自然界中主要以硫化汞的形式存在於岩石中，其污染源主要為工業企業、醫院廢水與使用等。鉻是構成地球元素之一。工業生產中應用較為廣泛，含鉻的工業廢水和廢渣是污染水體的主要來源。多氯聯苯（PCBs）無色或淡黃色油狀或樹脂狀，其性質穩定，不易水解和氧化，一般在工業上常用為增型劑、絕緣劑、橡膠軟化劑等。

(三) 土壤污染對健康的危害

土壤污染對健康的危害主要通過農作物間接對健康產生危害，其危害不易發現，一旦污染又難以清除。化學性污染的危害對人體健康的危害一般來說是間接的，主要通過農作物或飲用水進入人體產生有害作用。生物性污染的危害如引起腸道傳染病和寄生蟲病、引起鉤端螺旋體和炭疽病、引起破傷風和肉毒中毒。

環境致病因素的健康效應

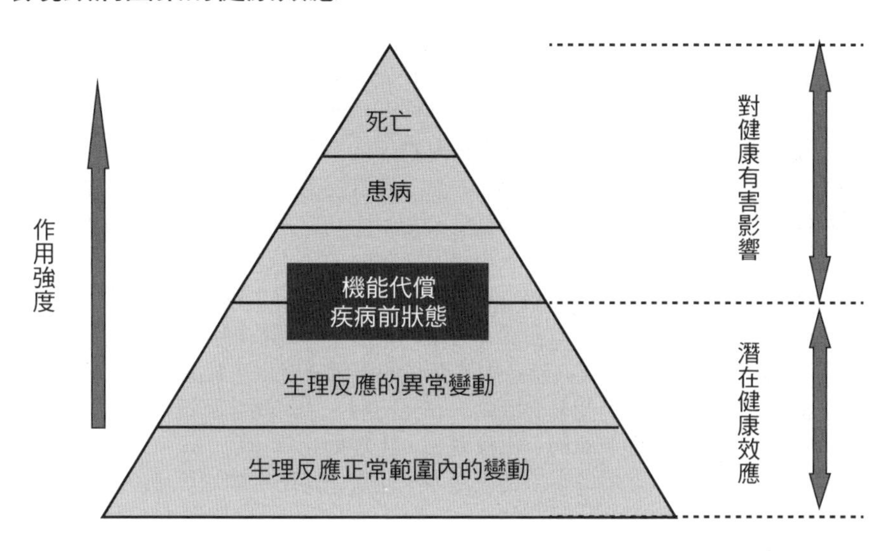

空氣污染對健康的危害

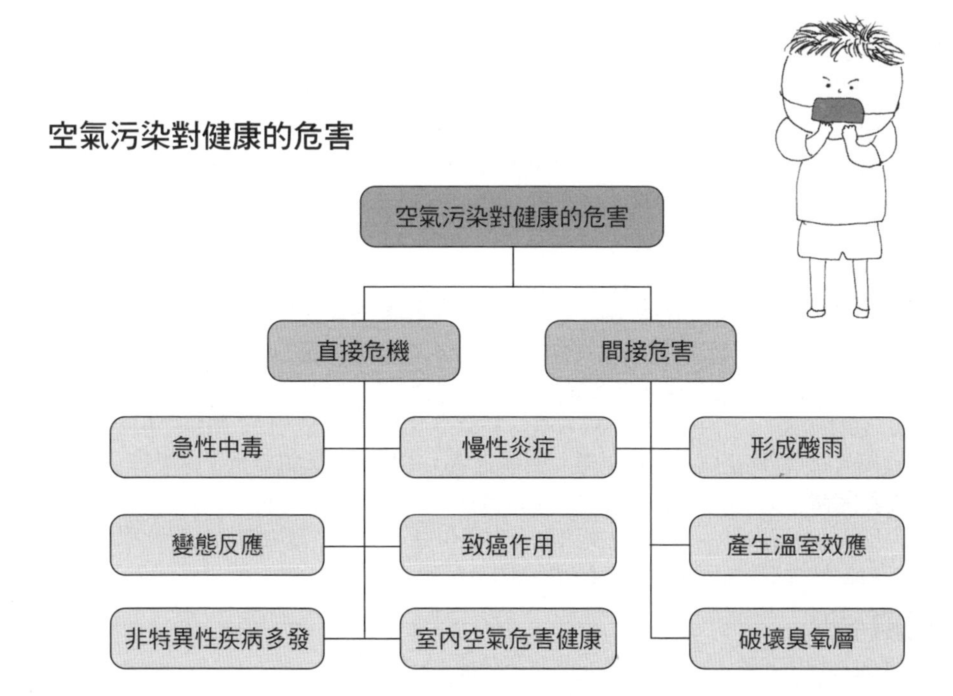

16-3 空氣污染

空氣裡充滿了看不見的固體、液體和氣體等不同形態的物質：如花粉、細菌、煙塵、濕氣等。所謂空氣污染，即指空氣中含有一種或多種污染物，其存在的量、性質及時間會傷害到人類、植物及動物的生命，損害財物，或干擾舒適的生活環境，如臭味的存在。換言之，只要是某一種物質其存在的量、性質及時間足夠對人類或其他生物、財物產生影響者，我們就可以稱其為空氣污染物；而其存在造成之現象，就是空氣污染。

通常我們所謂的「空氣污染物」如二氧化氮、臭氧。二氧化硫、一氧化碳等物質，在乾淨空氣中之含量均極微少，但在受到污染的情形下，這些特定物質中的某些物質會大量增加。換言之，某些物質在空氣中不正常的增量就產生空氣污染的情形。

污染物進入大氣後，會因為空氣的流動、日光照射、大氣穩定狀況、煙囪排氣速度等因素，產生擴散稀釋、搬運傳送、化學變化、物理變化等作用；也可能會因為大氣的自淨作用，如由雨、霧、雪等將污染物洗淨，並隨之降下，然後再藉由地表、植物等把污染物吸收。

(一) 空氣污染指標

空氣污染指標（Pollutant Standard Index，PSI）為參考美國環保署及其他機構所研議決定的指標，以 0 至 500 的數值來表示空氣污染的程度。

目前我國環保署計算空氣污染指標是根據各空氣品質監測站測得的當日空氣中懸浮微粒（粒徑 10 微米以下的粒子）測值的日平均值、二氧化硫濃度測值的日平均值、二氧化氮濃度測值的小時平均值、一氧化硫濃度測值的 8 小時平均值以及臭氧濃度測值的小時平均值等數值換算出該污染物的空氣污染副指標值，然後比較當日各污染物的則指標值，取其中最大值作為該測站當日的空氣污染指標（PSI）。

(二) 空氣污染的成因

1. **人為因素**：依性質可分為固定空氣污染源及移動空氣污染源，前者如工廠、住戶使用燃料、露天燃燒等，後者如汽機車、輪船、飛機等交通工具之排氣。

2. **自然界**：包括火山活動（產生粒狀物、硫酸鹽、二氧化硫等）、溫泉地區（產生硫化氫）森林火災（產生粒狀物）、海水飛沫亦會造成海鹽結晶、風媒傳播的植物花粉、孢子、垃圾、生物屍體腐化釋放氣體（如硫化氫、甲烷）、閃電產生之臭氧等。

3. **環境因素**：如陽光、水分及空氣中之金屬微粒等，而發生變化，造成新的污染物（即所謂二次污染物），這種現象稱為光化學反應，產生之污染物稱為光化學煙霧，或造成某種特殊的空氣污染現象如酸雨的形成。

小博士解說

空氣污染指標值和健康的影響關係分為以下等級：

指標值	0～50	51～100	101～199	200～299	300～350
健康影響	良好（Good）	中等（Moderate）	不良（Unhealthy）	極不良（Very Unhealthy）	有害（Hazardous）

乾潔空氣（乾燥又乾淨的空氣）的主要成分：氮、氧、氬與二氧化碳氣體。約占全部乾潔空氣之 99.96%，目前低層大氣的組成如下：

氣體		體積百分比(%)
氮	N_2	78.08
氧	O_2	20.94
氬	Ar	0.934
二氧化碳	CO_2	0.035
氖	Ne	0.00182
氦	He	0.00052
甲烷	CH_4	0.00015
氪	Kr	0.00011
氫	H_2	0.00005
氮氧化物	N_2O	0.00005
氙	Xe	0.000009

空氣污染的種類及其來源

空氣污染的種類	來源
硫氧化物	燃燒煤、石油及其他含油燃料、石油煉製、金屬熔煉、造紙
懸浮微粒	燃料燃燒、工業、營建、森林火災、垃圾焚化、交通工具
氮氧化物	高溫燃燒下空氣中的氮氧化物；汽車引擎、發電廠；或於肥料製造過程中排放
揮發性有機物（碳氫化合物）	車輛、使用溶劑之工商戶或住戶
一氧化碳	燃料燃燒，如汽油、煤
二氧化碳	工廠燃燒含硫的產物
鉛	燃燒含有四乙基鉛及製造鉛的工廠排放的空氣污染
光化學煙霧	石油燃燒的過程和汽機車工廠所排放含有氮氫化合物、碳氫化合物

16-4 空氣污染防制

史上最嚴重的空氣污染事件是英國倫敦煙霧，倫敦的煙霧主要是由硫氧化物引起的。倫敦煙霧事件發生在 1952 年冬季，低溫潮濕的雲霧覆蓋倫敦，而成千上萬煙囪照樣排放大量廢氣，導致硫氧化物凝結在煙塵上形成酸霧，造成了 4 千多人的死亡，因而被稱為「殺人煙霧」。

空氣品質的測定分成：

1. 排放源測定：又分為固定污染源（如煙囪）及移動污染源（如汽機車排氣）兩種測定分析。

2. 氣象測定：測定氣象條件是為了瞭解污染物自排放源排出後如何傳送到鄰近區域。

3. 環境空氣品質測定：我們生存的環境現況資料。

空氣污染的預防與控制可以從三個方向著手：污染源的調查、污染物在環境中的行為、影響程度的探討。

了解污染源的目的，在於我們希望能從發生源來減少污染的發生。所謂「預防重於治療」，如果能從起源使污染減少或免除，無疑是防制的最佳方法。在做法上，除了加強管制不必要的排放，亦可採用限制煤和燃油中的含硫量，管制露天燃燒等方式。最重要的是要以「節約能源」的觀點來思考我們消費能源的方式，因為能源都是由燃燒石油或煤等化石燃料轉換而來的，這些燃燒過程就是空氣污染的最大來源。

其次，如不能免除污染的發生，則對所排出的污染物也要有認識，才能運用已知的工程技術從事污染控制的工作。最後，了解某類型空氣污染的影響程度，不但有助於政府管制，也可讓污染產生者了解及判斷防制空氣污染的迫切性，並採取適當的防制措施。針對已排放的污染物有幾種方法可以加以控制或去除：

1. 排氣通風：此指利用自然或人為方式，使室內或某些場所及其周圍的環境空氣保持較清潔之狀態，如使用抽風機，開窗（利用室內外溫差或風力）等。這種方式簡言之就是利用大氣來稀釋，並非真正去除污染物。

2. 塵粒收集：為使空氣中的粒小能分離出來，通常利用粒子的特性，如它的重量、慣性或其他物理性質等來設計除塵器，常用的有：重力沉降室、衝擊式除塵器、離心式除塵器、濾布除塵器、洗滌塔、靜電集塵器等。選用時最好是依粒子的性質來選用最經濟有效的設備，可以用最少的成本達到最大的效果。

3. 廢氣處理：氣體的處理通常比較複雜，因為廢氣和空氣混合均勻，難以目視分辨之外，氣體間的物理性質、化學性質較近似，必須利用化學反應才能達到效果。常用的處理方式有：吸收（利用溶解度不同或產生化學反應）、吸附（利用附著力不同）、冷凝（利用沸點不同）、燃燒（焚化）、氧化等，必須依污染物性質及其存在的廢氣性質來決定使用的方法。

廢氣燃燒塔排放減量

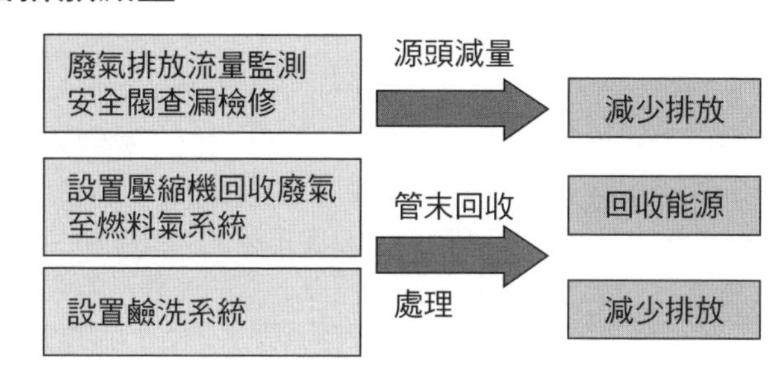

加熱爐污染防制

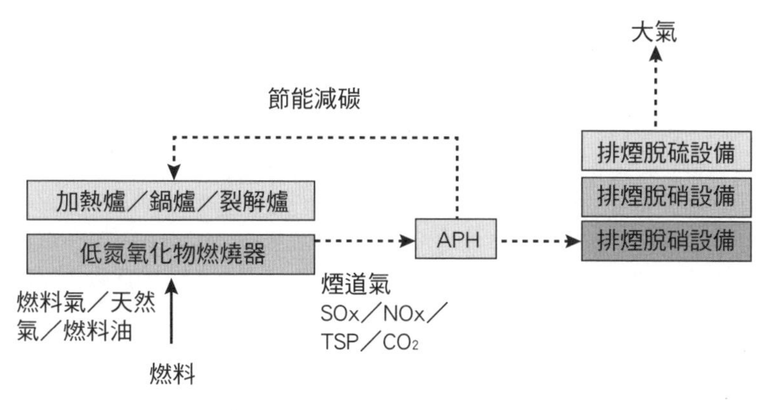

脫硫處理設備

＋ 知識補充站

控制空氣污染的策略：

替代	1.可以改變生活型態，使用較少能源。 2.可以使用較少污染的科技達到我們想要的生活水準。 3.可以使用其他較少污染的能源等等。
減量	可以維持現有的生活型態，但減少從事活動的次數或規模，像是開較省油的車、利用大眾捷運系統、利用科技使能源的消耗更有效率等。
去除燃料中會產生污染的物質	減少煤中的含硫量或汽油中約含鉛量等。
不要使污染物進入空氣中	如在汽車內加裝觸媒轉化器或在煙囪前加裝洗滌塔等。
去除空氣中的污染物	空氣的範圍很大，要將其收集起來，再利用如洗滌塔的設備來去除污染物，需要投入許多成本。最好是在污染物還沒有進入大氣前先去除掉，較為經濟可行。
保護受體	受體，就是指會受到空氣污染影響的物體，可能是人、動植物，也可能是建築物、河川、湖水等。

16-5 水污染

水是人類生活上不可缺乏之物質，人體組織中水分占人體重量約 70%，其他動物或植物其體內的水分也占 5% 以上，可見水是維持生命不可缺少的物質，除此之外，水也是國家經濟發展的必要條件，不論是商業活動、工業發展、農業運作、水力開發及水產養殖，皆需要水的配合。近年來臺灣經濟發展迅速、人口增加、工業發展及都市擴張，人們在高度開發運用天然資源時，因為沒有適當的處理，導致整個生態系的不平衡，進而湖泊優養化現象，河川污濁及枯竭等陸續發生，使生活環境失去調和現象，水污染問題日漸嚴重。

一般所稱的水污染，主要是指由於人為因素直接或間接的將污染物質進入於水體後，改變其物理、化學或生物特性，以致影響水的正常用途或危害國民健康及生活環境。污水來源除了家庭污水，還包含工業廢水、礦業廢水、農業廢水、畜牧廢水，以及滲入之地下水等。

污染源中，以市鎮污水、工業廢水及農業活動污染最為重要，工業廢水中 尤以紙漿、染整、製革、電鍍及食品業廢水之污染最為嚴重。

水污染在臺灣也是一項嚴重的環境問題，其中 50 條主次要河川中已有 55.6% 受到不同程度的污染。而家庭污水是都市水污染最主要的污染源之一，臺北市的家庭污染水即占全市水污染源的 92.8%，高雄市為 73.5%，臺灣省則為 50.8%，因此，這也是我們重視的問題。

水污染防治策略：

1. **積極推動污水下水道建設：**有效控制家庭污水之排放，臺灣地區污水下水道建設普及率偏低。

2. **加強畜牧廢水的管制：**畜牧廢水（尤其是養豬廢水）為國內水污染主要污染來源之一，因此需勤查重罰加強取締以收管制效果，同時嚴格審核新設立畜場之污染防治設施，才能有效防治新污染源。

3. **健全法令及標準：**現行之《水污染防治法》係為 1983 年頒訂，隨著社會環境的變遷，實有必要全面修正。有關《水污染防治法》的修正草案已草擬完成，其中納入總量管制制度，廢水自行檢測及申報制度，污染者付費制度，污染源許可制度，專責人員簽證制度等預防性之措施，以期健全的法令來作為執行的基礎。

4. **落實廢水的管制措施：**事業單位應設置污染防治專責單位及人員，建立簽證制度，並且推動事業單位建立自行申報制度，以確實掌握好事業廢水之水質和水量。

5. **優先控制有害物質：**分期依次削減污染物質，以達到水質保護目標。

6. **強化組織、人力、預算及執行體制：**加強水質保護的教育、宣導、訓練及研究發展，強化縣市環保工作執行人力及工作品質，加強整體性環保教育，充實專業人員，以健全水質保護之工作。

標準活性污泥法

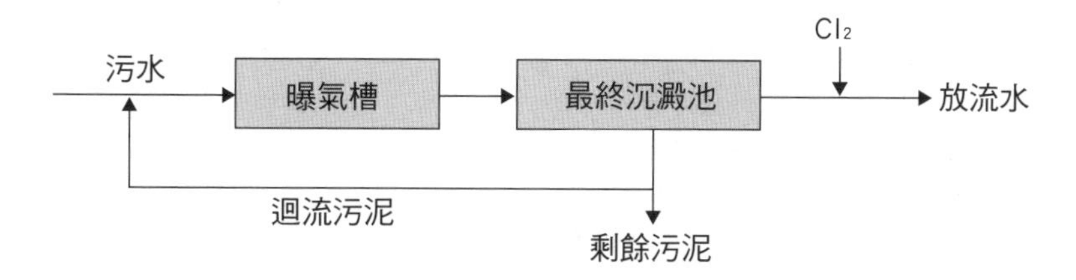

廢水處理的方法

物理處理	包括篩除、自然沉澱、浮除、過濾、脫水、逆滲透、乾燥、焚化、加熱、蒸發、冷卻等。
化學處理	包括中和、氧化、還原、混凝、吸附和吸收、離子交換等。
生物處理	包括好氧性生物處理，如滴濾處理、活性污泥處理、迴轉生物盤處理及氧化塘處理、使用厭氧性生物處理等。

水污染的過程（地面水體污染控制概念）

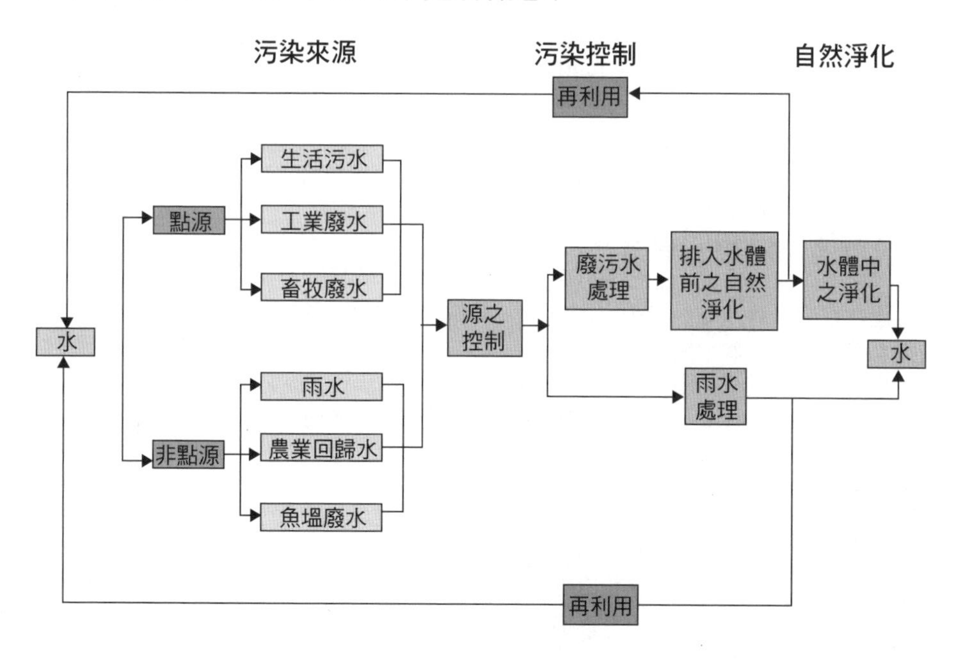

16-6 噪音防制

聲音就是人耳所能感受到的空氣振動。噪音是一種令人感覺不悅的聲音，它具有聲波的各項物理現象。一般對於噪音的定義如下：一般正常耳朵覺得聽不慣的強大音響、使人覺得不愉快的聲音、妨害聽取會話的音響、妨害思考能力的音響、妨害休息或睡眠的音響、會引起生理上各種障礙的音響等。噪音依其來源可以分為工廠噪音、交通噪音、建築噪音、航空器噪音與一般噪音等。

人類對於聲音的感覺不僅和音壓有關，也與頻率有關。音壓級相同，但頻率不同的聲音，聽起來不一樣。噪音強弱的主觀表示方法可以用響度級表示，單位為 Phon。舉例而言，一個 20Hz 的純音，音壓值要到達 90dB，才會讓人感覺到其響度與 1kHz、40dB 純音的響度相同。此外，也與時間長短相關，如暴露於寬頻噪音下累積 60 天就會造成聽力損失，而暴露於低頻環境下但音壓值達 170dB 則瞬間就會造成耳膜破裂。因此造成個人困擾之噪音，無論其聲音特色（音量大小、頻率高低、持續時間長短、感覺程度）為何，皆屬於噪音的範圍。

(一) 隔音設備

利用隔音設備將噪音源和受音者分開，以隔離噪音在介質中的傳播，而減輕噪音污染程度的技術稱為隔音技術。通常採用的隔音措施如隔音牆、隔音罩等，一般能降低噪音 20 至 50dB（A）。

在實際生活中，同樣的噪音源所發出的噪音，在室內感受到的響度遠比在室外感到的響度要大，這說明我們在室內所接收到的噪音，除了有通過空氣直接傳來的直接音之外，還包括室內各牆面多次反射回來的反射音（殘響音）。實驗證明，由於反射音的緣故，可以使室內噪音提高 10 至 12dB（A）。所以，必須採取吸音處理的措施降低殘響聲音。

消音器是一種在允許氣流通過的同時，又能有效阻止或減弱聲能向外傳播的設備。對於通風管道、排氣管道等噪音源，在進行降低噪音處理時，需要採用消音技術。一個性能好的消音器，可使氣流噪音降低 20 至 40dB（A）。

(二) 噪音防制相關措施

1. 改變部分作業方式，如夜間關閉非必要之設備、平日調節適當音量。
2. 建立定期保養及維修設備之制度，如設備螺絲零附件等鬆動脫落問題需時常自我檢養，並做紀錄追蹤、更換新設備。
3. 敦親睦鄰並與附近住戶協商解決方案，積極與鄰居密切聯繫，共同找出折衷方案，倘若所屬設備發生音量過大的情形，能主動知會並積極處理。
4. 加強室內場所防音（吸音、隔音）及防震。

小博士解說

隔音材料的種類

種類		代表性材料
單層均質隔音板		均質、彈性性質無差異的合板、積層板等
中空板（雙層隔音板）		兩塊均質板的中間有空氣層的板
三明治隔音板	多孔材三明治	在中空板的空氣層充填多孔材的板
	彈性材三明治	在中空板的空氣層充填發泡材等的板
	剛性材三明治	中空板的空氣層介入剛性材而與表面材接著的板
	蜂巢三明治	在中空板的空氣層介入封巢心而接著表面材的板

噪音改善（控制）工程

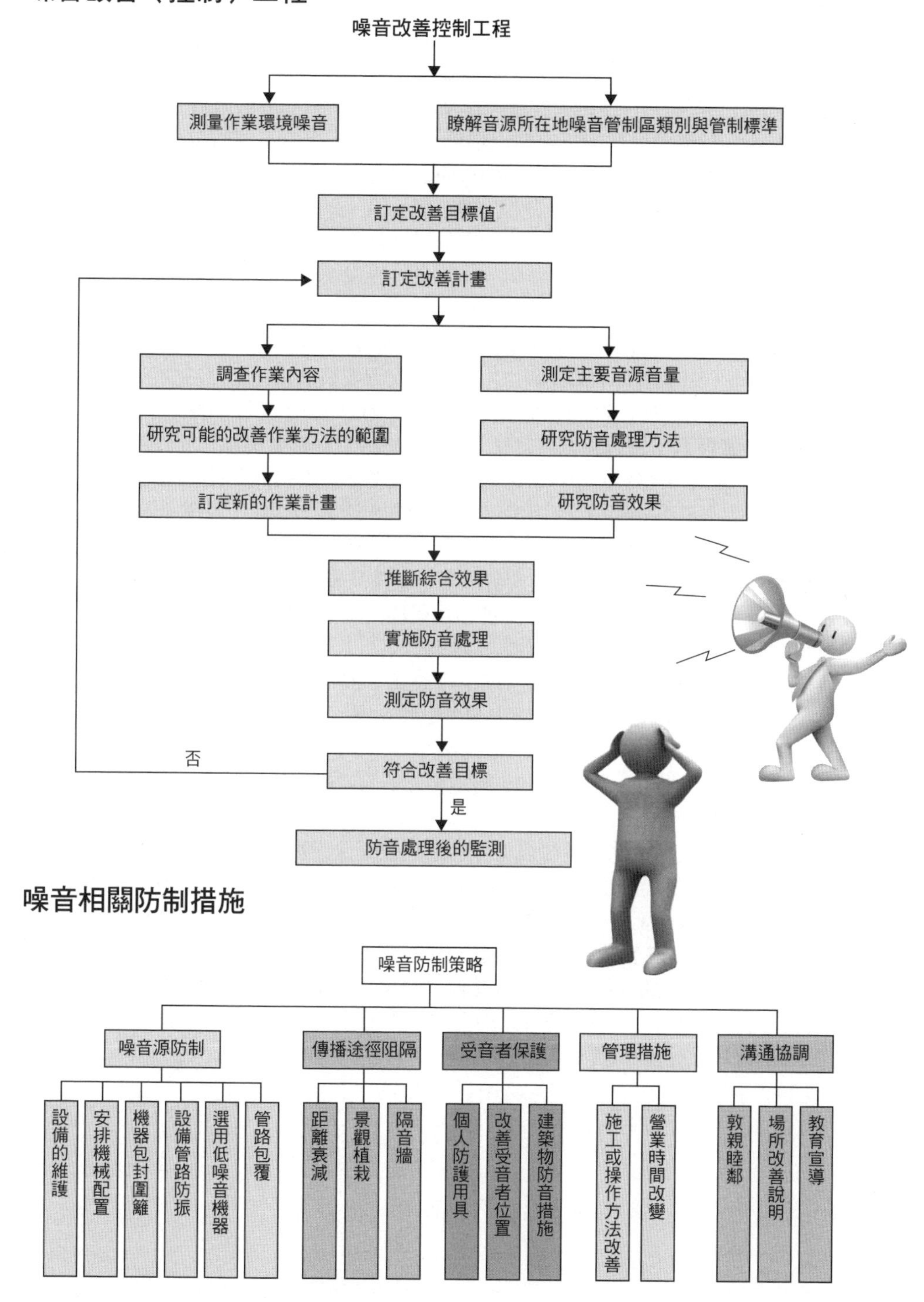
噪音改善控制工程
測量作業環境噪音
瞭解音源所在地噪音管制區類別與管制標準
訂定改善目標值
訂定改善計畫
調查作業內容
研究可能的改善作業方法的範圍
訂定新的作業計畫
測定主要音源音量
研究防音處理方法
研究防音效果
推斷綜合效果
實施防音處理
測定防音效果
符合改善目標
否
是
防音處理後的監測
噪音相關防制措施
噪音防制策略
噪音源防制
設備的維護
安排機械配置
機器包封圍籬
設備管路防振
選用低噪音機器
管路包覆
傳播途徑阻隔
距離衰減
景觀植栽
隔音牆
受音者保護
個人防護用具
改善受音者位置
建築物防音措施
管理措施
施工或操作方法改善
營業時間改變
溝通協調
敦親睦鄰
場所改善說明
教育宣導

16-7 環境危害物質

有害物質進入人體途徑作業環境中難免使用各種不同形態之化學物質及生物材料，如不小心預防，可能經由下列途徑進入作業人員體內而致病或致過敏。

1. 食入：一般係由於在污染作業場所飲食或吸菸，經由不潔的手或污染的食物所引起，有時亦會因食入、吸入之有害物質而引起危害，即吸入之固體微粒因呼吸道之纖毛運動排出後被嚥下而被胃腸吸收。砷、鎘、鉛、汞為其中最重要者，且有緩慢蓄積作用。防範方法只要將食物及有害物質加以適當隔離，工作人員不要在有害物的工作場所內進食或飲水、吸菸，工作時小心注意，養成洗手、漱口之良好習慣，即可避免中毒事故之發生。

2. 皮膚接觸：可能先和皮膚接觸產生刺激，連續接觸可能滲入皮膚甚至體內引起過敏或職業病，如產生脫水或脫脂作用，使得皮膚乾裂而感染細菌或受污染；另一方面刺激皮膚表皮起泡或紅腫。防護方法為使用必要之防護手套等，避免直接接觸。

3. 由呼吸道吸入：有害物質之蒸氣、氣體、燻煙或粉塵會從鼻孔或口腔進入人體，經過氣管而至肺部，再經血液或淋巴液傳送至其他器官而造成各種不同之中毒現象；一般約90%的中毒事故係由呼吸道進入所引起的，防護方法除了採用通風設施等工程控制方法之外，著用適當之個人呼吸防護具等也是避免吸入之方法。

4. 眼睛接觸：可能造成刺激或失明，不小心濺及霧滴、蒸氣、氣體可能造成慢性或急性傷害，有時因由眼吸收過量亦會引起組織中毒，如碘蒸氣、氟醋酸等。防護方法為使用眼臉防護具是避免眼睛接觸之最好方法。

目前GHS將化學品之健康危害分成下列幾類，依序為（1）急毒性物質；（2）腐蝕／刺激皮膚物質；（3）嚴重損傷／刺激眼睛物質；（4）呼吸道或皮膚過敏物質；（5）生殖細胞致突變性物質；（6）致癌物質；（7）生殖毒性物質；（8）特定標的器官系統毒性物質之單一暴露；（9）特定標的器官系統毒性物質之重複暴露；（10）吸入性危害物質。

評估管理化學品風險之相關法規：勞動部《健康保護規則》（急救與特殊健檢）、勞動部《危險性工作場所審查與檢查辦法》（大量儲存或運作場所之規範）、勞動部《勞工安全衛生設施規則》（有關監測器、火災爆炸防止）、勞動部《高壓氣體勞工安全規則》（製造安全設施、供應安全設施、儲存安全設施、運輸安全設施、高壓氣體消費設施、設施之其他規定、可燃性氣體等之廢棄、安全管理）、勞動部《危險性機械及設備安全檢查規則》（有關特殊之地下式液化天然氣儲槽、混凝土製外槽與鋼製內槽之液化天然氣雙重槽、覆土式儲槽等）。

呼吸道或皮膚過敏物質危害級別

級 別	標 準
呼吸道過敏物質 （第 1 級）	☐ 有人類證據證明該物質可能引起特定呼吸道過敏症； ☐ 有適當動物試驗觀察到陽性結果。
皮膚過敏物質 （第 1 級）	☐ 有人類證據證明該物質可經由皮膚接觸引起許多人過敏作用； ☐ 有適當動物試驗觀察到陽性結果。

生殖細胞致突變性物質危害級別

級 別	定 義／標 準
第 1 級	已知會引起人類生殖細胞具遺傳性突變或被認為可能引起人類生殖細胞具遺傳性突變的化學品。
第 1A 級	已知會引起人類生殖細胞可遺傳突變的化學品。 【標準】人類病學研究已得到陽性證據者。
第 2 級	應認為可能引起人類生殖細胞可遺傳突變的化學品。 【標準】哺乳動物測試獲得陽性證據，或有時從部分體外測試中具陽性證據者，這些證據來自： ☐ 哺乳動物活體內之體細胞致突變性測試； ☐ 其他活體內之體細胞基因毒性測試具陽性結果並具有其他活體外致突變性測試證據。

急毒性危害級別和定義各個級別的急毒性估計值

暴露途徑	第1級	第2級	第3級	第4級	第5級
吞食 （mg/kg 體重）	≦ 5	> 5 ≦ 50	> 50 ≦ 300	> 300 ≦ 2000	> 2000 ≦ 5000
皮膚接觸 （mg/kg 體重）	≦ 50	> 50 ≦ 200	> 200 ≦ 1000	> 1000 ≦ 2000	
氣體 （ppmV）	≦ 100	> 100 ≦ 500	> 500 ≦ 2500	> 2500 ≦ 5000	
蒸氣 （mg/l）	≦ 0.5	> 0.5 ≦ 2.0	> 2.0 ≦ 10	> 10 ≦ 20	
粉塵和霧滴 （mg/l）	≦ 0.05	> 0.05 ≦ 0.5	> 0.5 ≦ 1.0	> 1.0 ≦ 5.0	

16-8 環境荷爾蒙

「環境荷爾蒙」又稱為「內分泌干擾素（Endocrine disrupter substance，EDS）」，根據美國環保署報告所下之定義，「環境荷爾蒙」是指「干擾負責維持生物體內恆定、生殖、發育或行為的內生荷爾蒙之外來物質，影響荷爾蒙的合成、分泌、傳輸、結合、作用及排除」。簡言之，環境荷爾蒙係指人為製造之物質具干擾動物體內天然荷爾蒙分泌、代謝及作用之能力，進而干擾動物體之代謝、生殖及生長發育等生理作用者。

如PCBs和DDT等物質可與動情素（estrogen）的受體結合，產生類似動情素的作用，而如DDE（DDT的代謝物）等則會與男性激素（androgen）的受體結合，阻擋男性激素作用。

有些環境荷爾蒙並不直接與荷爾蒙受體結合，而會影響細胞內訊息傳遞的路徑，活化遺傳物質，藉此產生特定的蛋白質影響生理表現，如戴奧辛可與細胞內的其他受體蛋白結合，間接影響女性動情激素之功能。

環境荷爾蒙對人體或野生動物之影響，會隨年紀或性別有所差異。一般而言，對胎兒和新生兒的影響最大。在胎兒發育階段，環境荷爾蒙會影響生殖系統發育及動物性別的表現，亦會影響中樞神經系統的發展，造成孩童的學習能力低落、無法集中注意力等問題。對於成年個體而言，環境荷爾蒙會降低人體的免疫力，引發甲狀腺癌，亦會影響男性或女性的生育能力，增加男性攝護腺癌、女性乳癌、子宮內膜異位症的發生機率。

環境荷爾蒙係某些人造化學物質經流布於環境，透過食物鏈再回到民眾身體或其他生物體內，它可以模擬體內之天然荷爾蒙，進而影響人體內之生理調節機能，例如：模仿人體荷爾蒙之作用、改變體內分泌荷爾蒙之濃度、改變體內分泌荷爾蒙活性物之濃度，造成人體生育能力或健康之危害。

目前已知的環境荷爾蒙約有 70 種，其中 40 餘種為農藥（如除草劑、殺蟲劑、殺菌劑等），其他尚包括有機氯化物（戴奧辛、PCB、DDT 等）、清潔劑原料、塑膠原料等。

我國於 2010 年 4 月由環保署擔任管理召集機關完成「環境荷爾蒙管理計畫」之訂定，明確界定了我國環境荷爾蒙權責機關分工：食品、食品容器、醫療器材由衛生福利部主管；農藥、飼料、農產品由農委會主管；商品、玩具由經濟部主管；環藥、飲用水、室內空氣品質由環保署主管；綠建築、綠建材由內政部主管；酒類衛生標準由財政部主管。

環境荷爾蒙暴露的自我檢視表

項目／得分	10分	5分	0分
購物袋	都使用	偶而用	不用
環保標章商品	優先使用	偶而用	不用
化學合成清潔劑	不用	偶而用	常常用
殺蟲劑	不用	偶而用	常常用
抗／抑／殺菌商品	不使用	偶而用	常常用
拋棄式商品（紙杯、塑膠碗等）	不買	偶而買	不考慮就買
紙／濕巾	不使用	偶而用	常常用
瓶（罐）裝飲料	不喝	偶而喝	常常喝
速食、微波食品、泡麵	不吃	偶而吃	常常吃
含添加物的食品（臘肉、熱狗）	不買	偶而買	不考慮就買

80-100 分　很環保的生活型態（低暴露）
41- 80 分　中等環保的生活型態（中暴露）
40 分以下　生活型態會加速環境的污染（高暴露）

＋ 知識補充站

2011年爆發一系列食品安全事件，起因於部分市售食品遭檢出含有塑化劑（即是環境荷爾蒙）。

塑化劑	1.Di-（2-ethylhexyl）phthalate	鄰苯二甲酸二（2-乙基己基）酯	塑膠工業原料
	2.Butyl benzyl phthalate	鄰苯二甲酸丁基苯甲酯	塑膠工業原料
	3.Dicyclohexyl phthalate	苯二甲酸二環己醋	塑膠工業原料
	4.Di-n-butyl phthalate	苯二甲酸二丁酯	塑膠工業原料
	5.Diethyl phthalate	苯二甲酸二乙酯	塑膠工業原料
	6.Diethylhexyl adipate	己二酸二（2-乙基己基）酯	塑膠工業原料
	7.Dipentyl phthalate	鄰苯二甲酸二苯酯	塑膠工業原料
	8.Dihexyl phthalate	苯二甲酸二己酯	塑膠工業原料
	9.Dipropyl phthelate	苯二甲酸二丙酯	塑膠工業原料
重金屬	1.pb	鉛	工業材料
	2.Cd	鎘	工業材料
	3.Hg	汞	工業材料
有機錫	1.Tributyltin	三丁基錫	魚網防腐劑、船底抗腐蝕漆
	2.Triphenyltin	三苯基錫	魚網防腐劑、船底抗腐蝕漆
界面活性劑	Alkyl phenol（C5-C9） Nonyl phenol Octyl phenol	烷基酚 壬基苯酚 辛基苯酚	非離子型界面活性劑清潔劑乳化劑原料（1997年使用4萬8千噸）及代謝中間產物

16-9 危害評估

「危害」係指一個潛在傷害（包括人員受傷或疾病、財產損失、工作場所環境損害、或上列各項組合）的來源或狀況。

在執行危害辨認時，必須明確辨認出危害型態，可能損失的四個來源：人員、設備、物料與環境來加以考量。針對危害來源，對物理性、化學性、生物性、人體工學性等類型的危害進行評估。

(一) 危害種類

1. 物理性危害：可分為機械性傷害、能量性傷害、生理性傷害。

機械性傷害：切、割、夾、捲傷、壓傷、撞傷。

能量性傷害：墜落（位能）、跌傷（位能）、X-ray（游離能）、紅、紫外線（輻射能）、振動（機械能）、燙傷、凍傷（熱能）、壓力（壓力能）、電擊、感電（電能）。

生理性傷害：窒息（呼吸系統）、通風（呼吸系統）、照明（視機能）、噪音（聽力機能）。

2. 化學性危害：火災、爆炸、人員中毒、呼吸系統吸入、皮膚吸收、誤食、注射、慢性疾病、皮膚腐蝕、肺部灼傷基於能量或物質與人體之不當接觸。

3. 生物性危害：針頭感染、空氣感染、唾液感染、食物感染、皮膚感染。

4. 人體工學性危害：搬舉重物（肌肉拉傷）、下背部疼痛（姿勢不良）、過度的拉伸肢體、過度疲勞。

(二) 全球調和系統 (GHS)

聯合國環境發展會議與國際化學品安全論壇於 1992 年通過決議，建議各國應展開國際間化學品分類與標示調和工作，以減少化學品對人體與環境造成之危險，及減少化學品跨國貿易必須符合各國不同標示規定之成本。因此由國際勞工組織（ILO）與經濟合作發展組織（OECD）、聯合國危險物品運輸專家委員會共同研擬出化學品分類與標示之全球調和系統（Globally Harmonized System， GHS）。

GHS 系統之範疇主要分為下列兩大部分：依據其健康、環境及物化性危害，提供物質與混合物之調和性分類準則；提供調和性之危害通識要素，包含標示與物質安全資料表之規定。

目前 GHS 系統所完成之文件，可窺知其危害分類具備以下特色：

1. 同時涵蓋物化性危害、健康危害及環境危害：除了在運輸考量上之物化性危害與急性健康危害，新增了慢性健康危害（刺激性、致癌性、致敏感性、致突變性及生殖毒性）與水生環境危害，更能兼顧工作場所之危害特性。

2. 以量化之實驗數據當作分類標準：每一危害分類之判斷基準均儘量以量化實驗數據當作標準。若全世界均能實施 GHS 系統，將不會出現各國判斷標準不同之狀況，可減少認知上的爭議。

3. 提供混合物分類準則之標準：目前的法規中對混合物分類之判定，係基於整體測試之結果。若無整體測試，健康危害部分可視同個別成分之危害，物化危害可以科學根據之評估來代替。而 GHS 系統對混合物之分類標準依照不同分類訂定相關基準。

GHS 系統文件之內容章節架構

第一部分簡介	第二部分物化性危害		第三部分健康及環境危害
·目的、範疇及應用 ·名詞定義 ·危害分類 ·標示 ·物質安全資料表	·爆炸物 ·易燃粒狀物 ·高壓氣體 ·易燃固體 ·發火液體 ·自熱物質 ·氧化性液體 ·有機過氧化物	·易燃氣體 ·氧化性氣體 ·易燃液體 ·自反應物質 ·發火固體 ·禁水性物質 ·氧化性固體 ·金屬腐蝕性	·急毒性 ·皮膚腐蝕／刺激 ·眼睛嚴重損害／刺激 ·呼吸道或皮膚過敏 ·致突變性 ·致癌性 ·生殖毒性 ·標的器官毒性之單一暴露 ·標的器官毒性之重複暴露 ·水生環境危害

建立完整的物質安全資料表，對於化學危害的預防極為重要

製造商或供應商資料	應述明製造商或供應商名稱、地址、諮詢者姓名及電話、緊急聯絡電話、傳真電話。
辨識資料	包括物品中（英）文名稱、同義名稱、危害性成分、容許濃度及 LD_{50}、LC_{50}。
物理及化學特性	包括物質狀態、沸點、熔點、蒸氣密度、揮發速率、蒸氣壓、比重、水中溶解度、pH 值、外觀、氣味。
火災及爆炸危害資料	包括閃火點、爆炸界限、滅火材料、特殊滅火程序。
反應特性	包括安定性、危害之聚合及不相容性。
健康危害及急救措施	包括進入人體途徑、急慢性健康危害效應、暴露之徵兆及症狀、緊急處理及急救措施。
暴露預防措施	個人防護、通風設備、操作與儲存、注意事項、個人衛生。
洩漏與廢棄處理	洩漏之緊急應變、廢棄處理方法。
運送資料	聯合國編號、危害性分類、所需圖式種類。
製表者資料	包括製表單位名稱、地址、電話、製表人職稱姓名及製表日期。

感電事故的主要分類

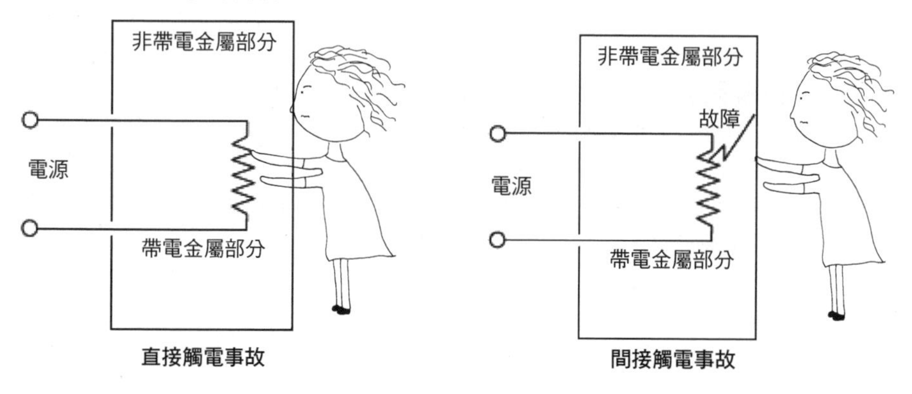

16-10 暴露評估

暴露指的是人體與化學物質產生接觸。過去對於人體與化學物質的接觸有兩種不同型式的定義。第一種為外在型的接觸，也就是化學物質與人體可以從外表看得見的皮膚表面接觸或是從口鼻產生接觸。第二種的接觸則是指，化學物質與人體的吸收部位之交換界面的接觸而言，交換界面包括皮膚、肺部與食道等部位。

無論化學物質的毒性或危害程度如何，如果沒有暴露就沒有風險。暴露評估是測量或估計人體暴露到目前存在於環境中物質的程度、頻率和持續期間，或估計新化學物進入環境中所可能引起的假設性暴露之過程。

暴露途徑主要包括經口食入，經鼻吸入，經皮膚、黏膜吸收，以及臨床上藥物的注射。不同的暴露部位可能會有不同的吸收和代謝。全部吸收劑量是每種暴露途徑所吸收劑量的總和。同一個化學物質，其暴露的期間不同，可能會造成不同的毒性及不良的健康效應。

暴露評估需要本土的人體暴露參數，及影響污染物在環境介質中傳輸的參數，政府相關單位應有系統地逐步建立暴露參數的資料庫，以提供風險評估者重要的參考。一般而言，暴露會受下列幾個因素所左右：

1. **暴露的期間與頻率：**暴露的期間指的是暴露的個體或是群體接受危害物質暴露時間的長短。通常可區分為急性暴露、慢性暴露、及亞慢性暴露。暴露的頻率則是指暴露的個體（群體）多久接觸一次有害物質。接觸的頻率可以為連續性的或是階段性的。

2. **暴露的微環境：**一天當中，我們會進進出出不同的場所，而這些不同的場所之暴露環境自然大不相同。微環境指的就是這些暫時性及區域性的環境而言。一般微環境可以分成家庭、交通工具、職場、遊憩場所。

3. **危害物質的物化組成：**危害物質的物理與化學組成會影響其與人體暴露的模式。舉例而言，直徑小於 10 微米（μm）的懸浮微粒與大於 10 微米的懸浮微粒，此兩者的暴露模式就不相同。前者，如果與人接觸，由於粒徑較小，可以進入人體的肺部，而後者則因為粒徑較大，與人體接觸後，會被鼻子的淨化機制所過濾掉，因而無法進入肺部。危害物質的化學性質，若有水溶性、反應性等皆會影響其在人體的吸收程度，因此亦會影響其暴露的結果。

4. **暴露的接觸途徑：**包括呼吸吸入、攝入、皮膚接觸與眼睛接觸。

5. **暴露族群的社經背景及對於危害物質的敏感性：**從人口統計學的觀點來看，一個人的年齡、經濟狀況、活動型態會影響一個人對於危害物質的暴露程度。舉例而言，屬於居家型的高齡人口，他們大部分時間都待在家裡，因此他們最長時間的暴露環境應該就是室內的空氣品質。

常見的暴露情境

傳輸媒介	潛在暴露途徑	常見的污染物來源
空氣	➢ 呼吸 ➢ 皮膚接觸 ➢ 攝食食物	➢ 母奶 ➢ 肉類及蛋類食品 ➢ 乳酪食品
地下氣體	➢ 呼吸	➢ 母奶 ➢ 家禽、肉類及蛋類食品 ➢ 乳酪食品
土壤	➢ 攝食土壤 ➢ 攝食農作物 ➢ 皮膚接觸 ➢ 吸入土壤顆粒	➢ 農作物 ➢ 家禽、肉類及蛋類食品 ➢ 乳酪食品
地下水	➢ 呼吸揮發性氣體 ➢ 喝水 ➢ 攝食農作物 ➢ 皮膚吸收	➢ 農作物 ➢ 家禽、肉類及蛋類食品 ➢ 乳酪食品
地面水	➢ 呼吸揮發性氣體 ➢ 喝水 ➢ 攝食遭受污染的生物 ➢ 皮膚吸收	➢ 攝食魚類 ➢ 家禽、肉類及蛋類食品 ➢ 乳酪食品

各種暴露媒介及暴露途徑與暴露族群的關係圖

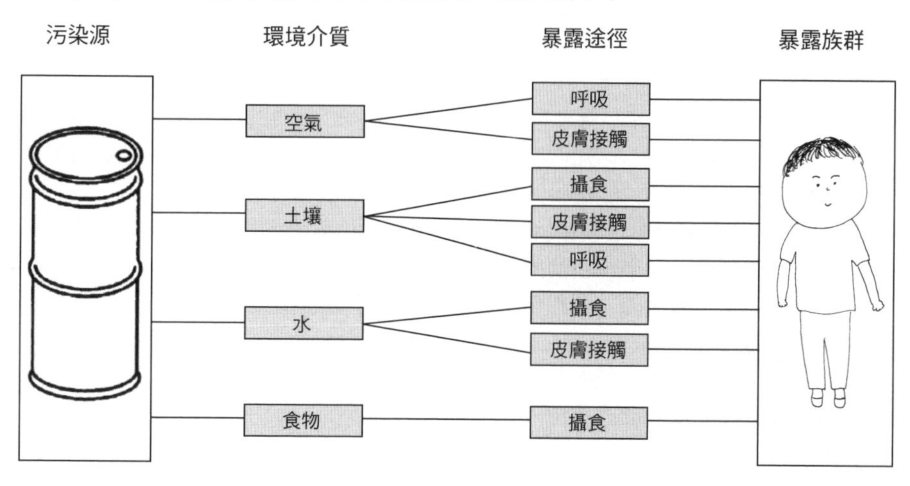

16-11 環境奈米危害

目前國際上的分類方式是把粒徑在 100 奈米以下的稱為奈米微粒，換算成以微米為單位，則奈米級的懸浮微粒可以用 $PM_{0.1}$ 表示（1 微米 =1000 奈米）。環境中奈米微粒所涉及的健康風險問題相當複雜，因為除了粒徑、粒子的形狀以及粒子內外組成外，人體及其他生物的暴露途徑、可能的生物累積等，都會造成不同程度的影響。

奈米微粒除了大小、形狀及組成會造成不同程度的影響外，最主要的問題是同樣的成分（如金、銀、鐵等）當粒徑是奈米尺度時，它的性質與非奈米尺度時明顯不同。比方說銀是傳統已知的化學物質（既有的化學物質），但奈米銀的性質與一般銀就非常不同，可以視為「新的」化學物質（能否把奈米銀視為新的化學物質，尚有很多細節必須探討）。

目前環境中的奈米物質可分為自然及人造奈米物質，自然產生的奈米微粒來源多為汽機車所排放出的廢氣或催化產生奈米微粒，常見的組成單元為碳、碳氫化合物、重金屬及硫元素等；而人造的奈米微粒常見的組成單元有碳、金屬氧化物（TiO、ZnO）、CdSe、過渡金屬、非金屬及聚合物等，其來源多因製造奈米產品過程而衍生出來。

研究顯示奈米微粒具有下列特性的話，可能會增加其毒性：於同樣質量濃度下，小粒徑微粒比大粒徑表面積大，反應面積變大；小粒徑比較容易進入肺臟深部，而且容易穿透細胞膜及細胞間隙，進入循環系統；奈米微粒不容易被吞噬細胞處理，多數存留於間質組織，可與細胞發生反應；同時奈米微粒表面原子活性較高，所以奈米微粒接觸細胞後，比較容易產生發炎及後續的病變。

目前用來當作奈米毒性的生物體測試的模式，主要有活體的生物測試及體外細胞株測試。評估奈米毒性的危害的方向有兩項：一是對哺乳類動物的危害，二是當奈米物質進入到水中對水生生物的影響。奈米毒性測試的困難點在於奈米物質在實驗過程中產生聚集而不易維持奈米形態。

實施《奈米粉體研究人員防護準則》可以有效防護奈米微粒對人體健康的可能危害：

1. 界定危害源：可能發生危害的奈米粉體種類與危害的型態（吸入性、皮膚暴露等）。
2. 界定暴露途徑：研判可能發生的暴露方式。
3. 現場視察：依可能發生危害的程度，界定可能發生危害的區域為危險區、警戒區。
4. 定期監測作業環境中奈米粉體的逸散。
5. 定期使用相關防護設備、製程現場局部或全面性負壓抽氣。
6. 配戴個人防護具。
7. 定期檢查防護設備的效能與個人防護具的效率。
8. 定期檢查研究人員的健康情況。
9. 實施人員教育訓練。
10. 擬定意外洩漏事故的處理程序。

不同尺寸懸浮微粒在呼吸道分布的情形

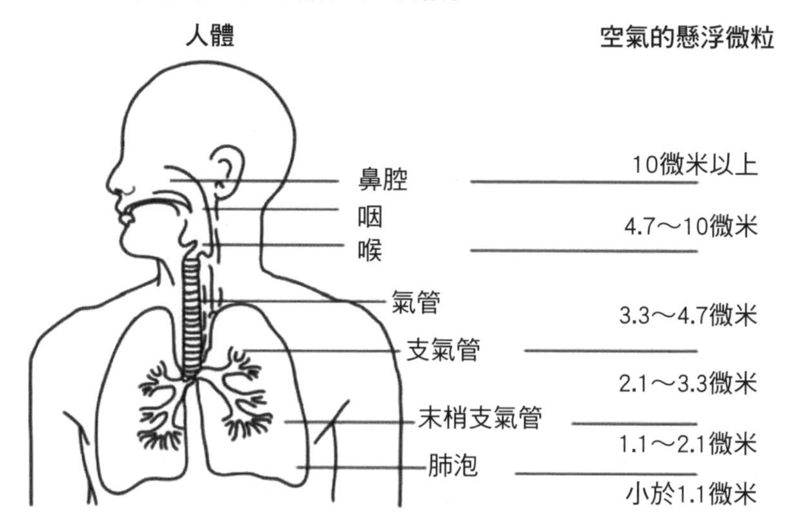

＋ 知識補充站

空氣中的懸浮微粒會經由鼻、咽及喉進入人體， 10微米以上的微粒可由鼻腔去除，較小的微粒則會經由氣管、支氣管進入人體內部。

環境中懸浮微粒的三波峰現象

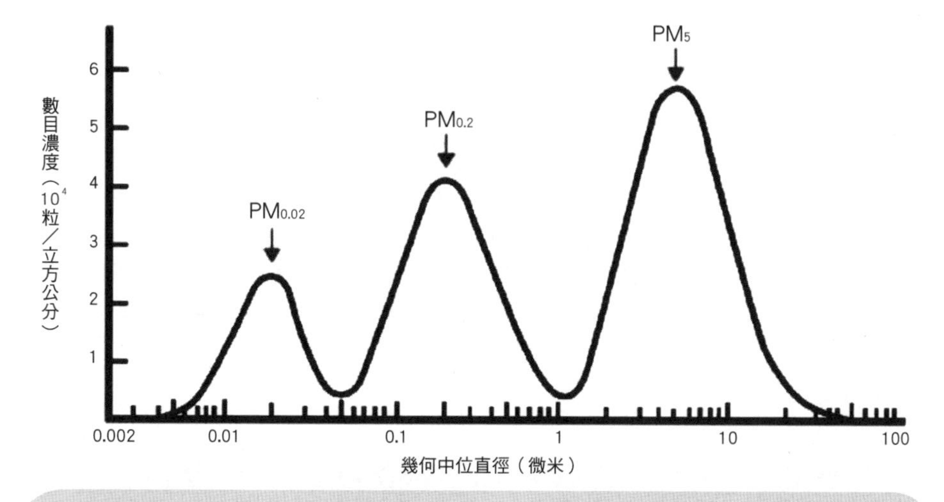

＋ 知識補充站

環境中有許多自然及人為活動產生的懸浮微粒，近來奈米微粒逐漸受到重視，其中以體積幾何中位直徑約20奈米（$PM_{0.02}$）的奈米微粒為主，其數目濃度大約是每立方公分有1～4×10^4個粒子。

16-12 垃圾處理

處理「固體廢棄物」是國內各級政府的環保單位主要的工作項目。特別是地方政府，其環保單位的大部分人力與經費都是置於「垃圾的清運工作」。

按環保署的相關資料，「資源回收與垃圾減量」似乎是重點，但是實際推動執行的重點卻放在「焚化」與「衛生掩埋」兩項最終處理的方法，特別是「焚化方式」竟被視為「資源回收」的主要方法，而且亦被作為垃圾處理最主要的方法。

「垃圾」或是「固體廢棄物」，其大部分都是「有用的」，或者至少曾經是「有價的」東西。因此垃圾可以適宜的處理，垃圾不一定是負擔，反而可以創造出許多的財富。以國內的垃圾成分來看，約有六成是「可回收的」，再加上「有機物」的再處理回收，只剩下不到一成的垃圾需要衛生掩埋。

「焚化」是最終處理的方法之一，但不是「資源回收」的方法。特別是對國內的垃圾，其水分與塑膠類含量都高，焚化過程必要達到極高溫（攝氏千度），才可能完全燃燒，以及去除戴奧辛（dioxin）。若焚化過程要產生電力回收，將可能難達到此極高溫。

要達到「永續」的文明生活，必須要消耗最少的能量與物質，而能獲得最大的享用。這本身即是「經濟的」。若不合乎「經濟的」，往往亦是違反「生態」原則。任何生產，或是處理，都需要計算「成本」（能量與物質的輸入），以求取最大的效能產出，亦就是要有「淨能量」的觀念。

垃圾處理的基本原則，簡單說即是必要提升「科技」能（智價的提升），合乎「經濟」原則（資源利用效率的提升），選擇「適宜」的科技，以適合各地區多元多樣的方法，整合的策略，加上「文化的變遷」，來處理與解決廢棄物的問題。這就是一種典範的改變（跳躍式）。

於生活產出的廢棄物方面，即是要能「循環回收」（recycling）。在有「循環回收」的社會，因回收再利用，可減少自然資源的耗用，並可減少垃圾量，以及節省處理費用。若是於無「循環回收」的社會，為了要維持生活的需要，將大量耗用資源，產生大量垃圾，然後再花大量金錢處置垃圾。無「循環回收」的社會，其是「不經濟」的；或是說，其經濟是難持久的。有「循環回收」的社會，不僅是合乎「生態環保」的原則，而且亦是「經濟」的。

近年來，「綠能科技」已經成功使人類享用更好且耗用更少量的能源和物質。固體廢棄物的處理，是可以有利潤的，也就是合乎「經濟」的。選擇適宜的「綠能科技」可以提升各個地區與全球對人類的「承載量」（carrying capacity），使更多人過更好的生活。

小博士解說

堆肥處理法分類

堆肥名稱	供氣方式翻堆	供氣方式通風	堆肥化日數
野積堆肥法	人工不定期翻堆	自然通風	3～12個月
通氣堆積法	無	強制通風	20～30天
機械攪拌	機械攪拌	自然通風	20～30天
高速堆肥	機械攪拌	強制通風	5～10天

比較有「循環回收」及無「循環回收」的社會之垃圾處理費用的差異

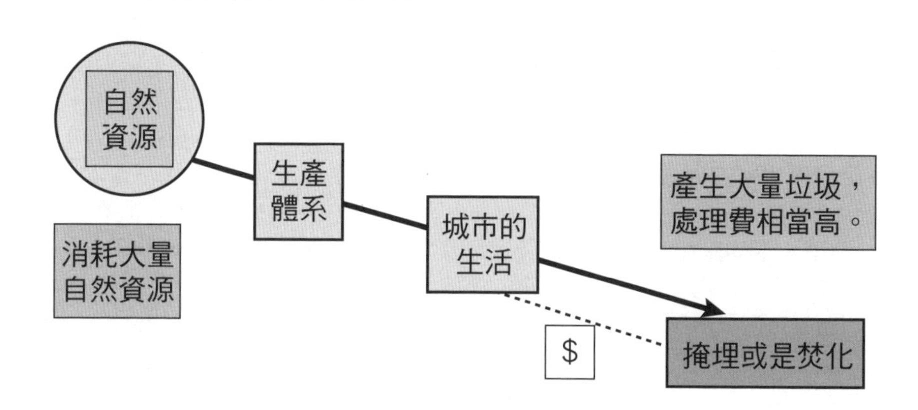

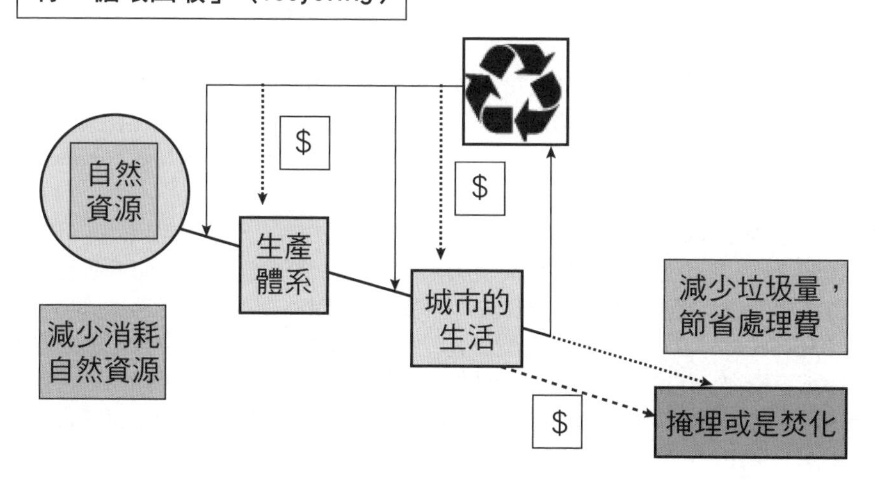

＋ 知識補充站

無「循環回收」的社會，大量耗用自然資源，產生大量垃圾，再花費大量金錢處置垃圾。有「循環回收」的社會，因回收再利用，可減少自然資源的耗用，並可減少垃圾量，節省處理費，而且可以有利潤。

16-13 新興污染物

新興污染物為「新認定或之前未確認」、「未受法規規範」且「對人體健康及生態環境具有風險性」的化學污染物，依其屬性分成化學性、生物性、奈米科技與輻射活動等。如藥物與個人保健用品、內分泌干擾物質、工業用化學物質及廢水排放之有機污染物。雖然藥物與個人保健用品在環境中的濃度極低（ng ／ L 等級），但仍會對環境產生潛在之風險。近年來許多研究指出，藥物與個人保健用品無法在傳統的淨水處理場及二級污水處理廠中有效去除。

聯合國環境規劃署曾定義持久性有機污染物為可耐受光化學、生物、熱與化學分解之化學物質，此類污染物廣泛被使用並存在於環境中，如塑膠品（如鄰苯二甲酸酯類）、農藥、界面活性劑與化學工業中之阻燃劑（如 PBDE、PBB）、防污劑或添加劑。

藥物和個人保健用品涵蓋處方用藥、營養食品及個人日常生活用品皆屬之。臺灣地區人口密集，產業活動旺盛，畜產養殖業發達，抗生素與藥品之使用層面廣泛且使用量龐大，而且這些物質通常最終均放流至各河川體系，對國內水環境與生態環境可能造成相當衝擊。造成環境污染之藥物和個人保健用品包括處方藥與院內治療藥物、動物用藥、香水、化妝品、防曬產品、診斷劑及營養素（如維生素）。藥物方面可再分類為動物與人類抗生素、鎮痛消炎藥、精神科藥物、血脂調節劑、β - 阻斷劑、顯影劑與固醇類荷爾蒙等。

環境之中充滿輻射線，包括來自太陽的宇宙射線，或天然存在之礦石的放射性元素衰退，因此人體其實已暴露於相當的背景值，如建材中之氡氣衰退造成室內氡氣輻射之暴露。然而人為之輻射活動造成更多量之輻射暴露機會，如鈾礦的開發、核彈製造與試爆、核能發電工程、核電廠意外等，使得生態圈之地質化學循環存在大量之放射性核元素，造成更高量之潛在背景值。因此輻射暴露亦是一項不容忽視之新興環境污染議題。

人類生活環境會接觸到各種微生物，因而衍生了生物性之環境污染問題，例如藻毒素或黴菌毒素。全世界各大水體中都有藍綠藻的蹤跡，目前已知的 1500 多種藍綠藻，已有許多種類被證實具有毒性，會釋放不同種類之毒素，其中又以環狀胜肽類的微囊藻毒（Micocystin）為全球分布最廣泛的淡水藍綠藻毒素。微囊藻毒素是屬生物性之新興環境污染物，包含歐洲、美洲、澳洲、亞洲等地區都曾經發生過微囊藻毒素汙染危害事件，許多國家也曾陸續報導因水庫或湖泊的藻化事件，而造成微囊藻毒素污染民生用水的事件。

新興化學生性環境污染物彙整

污染物分類	化學物質舉例	用途
塑膠用品	鄰苯二甲酸酯類（Phthalates）	化妝品成分、塑化劑
	雙酚 A（Bisphenol A）	塑膠容器與用品、食品容器
	1,4- 二氧六圜（1,4-Dioxane）	化妝品成分、清潔用品、真漆、塗料
	聚氯乙烯（PVC）	人造革、軟膜
農藥	三苯醋錫（Tributyltin；TBT）、DDT、可氯丹（cis-Chlordane）、靈丹（Lindane）、地特靈（Dieldrin）、大利松（Diazinon）	殺蟲劑、除草劑、殺菌劑
界面活性劑	烷基苯酚（Alkylphenols；AP）、壬基苯酚（Nonylphenol；NP）	清潔劑
化學工業用途	溴化系阻燃劑，如 PBDE、PBB、HBCD	用於電器線路板、建築材料、泡沫、室內裝潢、家具、汽車內層、裝飾織物纖維等各種消費產品裡面
	石油添加劑，如 MTBE	無鉛汽油添加劑
	全氟辛烷磺酸（PFOS）與全氟辛酸（PFOA）	用於化工、紡織、塗料、皮革、合成洗滌劑、炊具製造（如不粘鍋）、紙製食品包裝材料
	N- 亞硝二甲胺（N-Nitrosodimethylamine）	火箭燃料、溶劑、橡膠加速劑
	1,2,3- 三氯丙烷（1,2,3-Trichloropropane；TCP）	色料和油漆的移除劑、溶劑、脫脂劑
	C10-C13 氯代烴（C10-13 chloroalkanes）	阻燃劑
	Butylatedhydroxyanisole（BHA）、Butylatedhydroxytoluene（BHT）	抗氧化劑
	過氯酸鹽（Perchlorate）	炸藥、煙火及照明彈、試劑、火箭固態推進劑之氧化劑
無機物質	砷、鉛、汞、鎢、鈹	燈泡、塗料、填充劑
多環芳香碳氫化合物（Polycyclic aromatic hydrocarbons）	萘（Naphthalene）、菲（Phenanthrene）、蒽（Anthracene）、苯駢（Fluoranthene）、芘（Pyrene）、Benzo（a）pyrene	燃料產物
藥品和個人護理用品	Codein、Ibuprofene、Acetaminophen、Chlortetracycline、Doxycycline、Benzophenone、Methylbenzylidene camphor	抗生素、鎮痛劑、防曬品、香水

造成新興環境污染之藥物和個人保健用品

項目類別	內容舉例
動物與人類抗生素*	四環素類（Tetracyclines）：Chlortetracycline、Doxycycline、Oxytetracycline、Tetracycline 氟化恩菎類（Fluoroquinolones）：Ciprofloxacin、Enrofloxacin、Norfloxacin、Sarafloxacin、 大環內酯類（Macrolides）：Erythromycin-H2O（metabolite）、Tylosin、Roxithromycin 磺胺類（Sulfonamides）：Sulfachlorpyridazine、Sulfamerazine、Sulfamethazine、Sulfathiazole、Sulfadimethoxine、Sulfamethiazole、Sulfamethoxazole
鎮痛消炎藥#	Codein、Ibuprofen、Acetaminophen、Acetylsalicylic acid、Diclofenac、Fenoprofen
精神科藥物#	Diazepam
血脂調節劑#	Bezafibrate、Clofibric acid、Fenofibric acid
β - 阻斷劑#	Metoprolol、Propanolol、Timolol
顯影劑#	Iopromide、Iopamidol、Diatrizoate
性與固醇類荷爾蒙*	生物源類（Biogenics）：17b-Estradiol、17a-Estradiol、Estrone、Estriol、Testosterone、Progesterone、cis-Androsterone 藥物類（Pharmaceuticals）：17a-Ethynylestradiol（排卵抑制劑）、Mestranol（排卵抑制劑）、19-Norethisterone（排卵抑制劑）、Equilenin（荷爾蒙替代療法）、Equilin（荷爾蒙替代療法） 固醇類（Sterols）：Cholesterol、3b-Coprostanol、Stigmastanol
個人保健用品#	香水類：Nitro、Polycyclic、Macrocyclic musks 防曬產品：Benzophenone、Methylbenzylidene camphor 防蚊產品：N,N-diethyltoluamide

*資料來源：美國 USGS　#資料來源：歐盟 EUGRIS

17-1 食品衛生概述

《食品安全衛生管理法》第 7 條：食品業者應實施自主管理，確保食品衛生安全。第 8 條：食品業者之從業人員、作業場所、設施衛生管理及其品保制度，均應符合食品之良好衛生規範準則。

符合衛生安全條件的食品基本上應該具有下列條件：非腐敗變質或未成熟者、不含有毒有害的物質者、不染有病原微生物者、不含有不潔物或異物者。

導致食品受到污染的因素可以分為微生物因素與理化性因素。

為防範微生物的危害因素基本上應注意下列幾點：

1. 防止病原菌或毒素污染食物：選購時儘可能採用新鮮食物原料，注重個人衛生，注意病媒防治，防止老鼠、蟑螂、蒼蠅、蚊子的侵入，注意調理器皿的衛生與消毒，定期檢查水質，避免水源遭受污染，食物應適當儲存並加蓋，避免遭受灰塵和昆蟲的污染。

2. 阻止病原菌繁殖或產生毒素：冷凍時應將食物置於 -18℃以下存放；冷藏時應使食物中心溫度存於 7℃以下，凍結點以上存放；熱藏時應將食物置於 60℃以上，但存藏時間不可太久。

3. 殺滅病原菌或破壞毒素：加熱是一種最普遍採用的一種方式，但是對耐熱型病原菌如肉毒桿菌孢子及耐熱型毒素如金黃色葡萄球菌而言，普通的烹調加熱溫度並無法完全殺滅或破壞。

為防範理化性危害因素則應從下列幾點著手：

1. 選擇食品原材料（食用作物與食用家畜）的栽培和飼養環境。
2. 管制食品的製造加工過程。
3. 注意食品的保存與運輸。
4. 改善調理方法與攝食習慣。

這些防範措施一部分是個人或消費者可以自行處理以外，其餘大部分措施均有賴於生產者、業者的自覺與力行的範圍，而且需要政府主管機關的介入。

現階段的飲食，難免有健康衛生上的風險存在，對個人的建議最實際的是「選擇符合衛生條件的食品，種類要多樣，每一種食品的攝食量要少些」。因此在維持食品衛生與安全的角度來看，要抱著多留意、多用心的態度；注意食物的來源，保存期限，食物是否有發霉，注意儲存食物場所的衛生，避免溼度、溫度過高而加速食物的腐壞；野外捕獲或摘取的不明動植物不要隨意食用；化學物品如殺蟲劑、殺鼠劑、農藥等需妥當存放，不可放至廚房以免誤以為調味料而誤用引起中毒。

另外，食品販售之自主衛生管理的重點，則包含：

1. 包裝食品的衛生管理：特別強調冷凍、冷藏食品的溫度與時間管理。

2. 生鮮品的衛生管理（包括肉類、蔬果、水產品等）：除了包裝食品的衛生管理外，尚需加強倉儲及貨架管理。

3. 熟食品的衛生管理（包括滷味小菜與即食菜餚等）：除了前述外，需特別留意製備時之衛生管理，以及陳列時溫度與時間的管理。

導致食品受到污染的因素

微生物的因素	理化性的因素
(1)變質與腐敗 (2)細菌性食物中毒 (3)經口傳染病(如痢疾、傷寒、霍亂者) (4)人畜共通傳染病(如結核、炭疽) (5)黴菌毒素 (6)寄生蟲感染(如肝吸蟲、條蟲等)	(1)天然毒素(如河豚毒、麻痺性貝毒) (2)誤用或不當使用的添加物 (3)殘留農藥與藥物(抗生物質等) (4)食品中的污染物(大氣、水、土壤的污染物質經生物鏈進入食品蓄積者) (5)食品成分的反應生成物(如亞硝胺、過氧化脂質等)

低溫食品管理原則

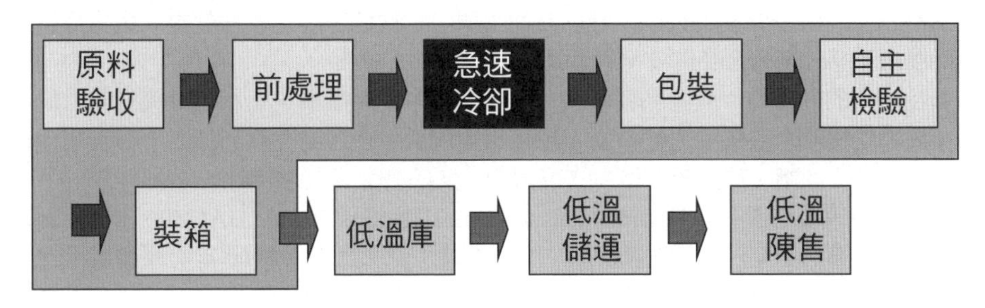

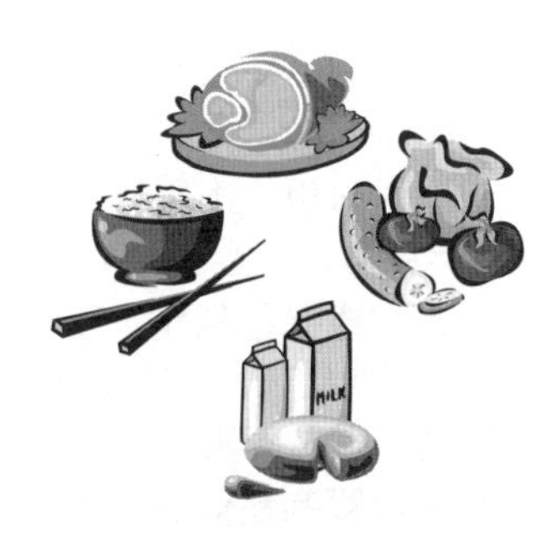

+ 知識補充站

食品業對於食品良好衛生規範可分三個方面:

硬體(場所)	環境、廠房設施、機器(具)設備及其衛生維持管理
軟體(原物料及食品)	食品容器、包材,製造工程,製品規格、倉儲、保存及流通條件
人員	健康檢查、個人衛生、教育訓練

17-2 食品安全問題

近年來，已開發和開發中國家之狂牛症、禽流感、戴奧辛污染、口蹄疫等重大食品安全事件頻傳，不但對廣大消費者的生命安全構成威脅並引起心理恐慌，更對世界各國之食品貿易及經濟造成重大損失，食品安全問題業已成為全球共同關注之焦點。

食品安全是指：「對食品按其原定用途進行生產和／或食用時不會對消費者造成損害的一種擔保」，食品的安全性強調食品中不應含有可能損害或威脅人體健康的物質或因素。要求食品絕對安全是不可能的，食品安全一般指相對安全性，是指一種食物或成分在合理食用方式和正常食用量下不會導致對健康損害的實際確定性。在有效控制食品有害物質或有毒物質含量的前提下，一切食品是否安全，還要取決於食品製作、飲食方式的合理性，適當使用數量，以及食用者自身的一些內在健康條件。

食品安全問題主要集中在以下幾個方面：微生物性危害、化學性危害、生物毒素、食品摻假和基因工程食品的安全性問題。

食品安全的危害點：農產品種植養殖生產過程中使用農藥、化肥、獸藥等帶來的危害；農作物採收、存儲或運輸不當，發生霉變或微生物污染；食品加工、存儲或運輸不當，食品添加劑、重金屬、微生物等污染，食品發生腐敗變質。

危害分析重要管制點（Hazard Analysis Critical Control Point，HACCP），主要涵蓋危害分析（簡稱 HA）與重要管制點（簡稱 CCP）二大部分。1960 年美國發展太空計畫為確保太空人之飲食安全而開發出來之食品生產管理系統。

危害分析係指食品生產之一貫製造過程，即從原料處理開始經由加工、製造、 通乃至最終產品提供消費者為止，評估分析所有 程中各種危害發生之可能性及危險性。重要管制點係指於製造過程中之某一點、步驟或程序中加以控制則能有效預防、去除或減低食品危害至最低可以接受之程度。

HACCP 制度之七大原則：

1. 危害分析：由原料、加工、產品運銷貯存及消費者使用這一系列 程中，分析每一個步驟可能發生之危害，此危害之嚴重程度及發生頻率。

2. 判定重要管制點：重要管制點係指一個點、步驟或程序 施予控制則可預防、去除或減低食品危害至最低可接受程度。

3. 建立管制界限：係只為達重要管制點所必須符合之控制標準。

4. 執行管制點監測：監測係只有計畫之監控重要管制點是否符合管制界限，並做成控制記錄以為備查確認。

5. 建立矯正措施：監控過程中發現有不符管制界限時，應施行改正措施。

6. 建立記錄系統：書面正確完整記錄並保存檔案。

7. HACCP 系統確認：建立確認步驟以確實 HACCP 管理系統之運作是否有效正確。

食品及藥品、醫材、化妝品管理流程圖

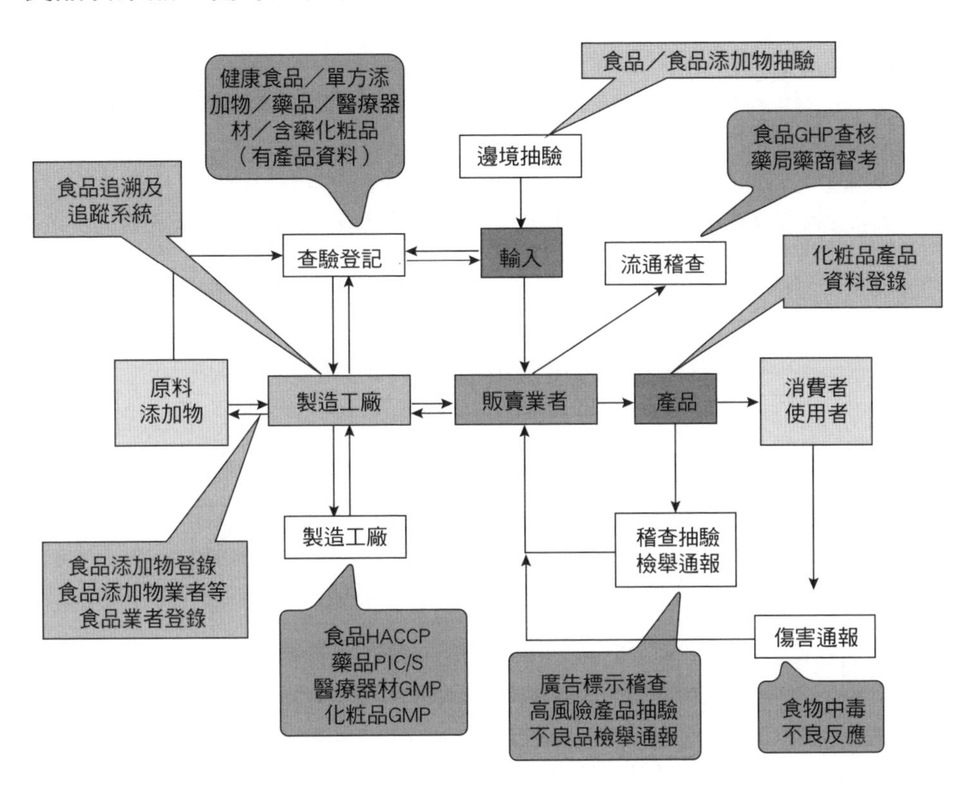

食品添加物安全評估

基本試驗資料	毒性試驗資料
每日攝取量之預估 代謝、吸收、排泄、分布、蓄積 對生物體機能之影響	急性毒性 亞急性毒性 慢性毒性 對次世代之影響 突變原性 致畸胎性

17-3 營養教育

美國膳食營養協會（ADA）認為營養教育是一種信仰、態度、環境影響以及對食物的了解並引導至行為表現的過程，而使得個人的行為表現合乎科學及個人需求，並有效的利用食物來源以及正確之行為表現。

營養教育乃幫助人們從營養科學的角度及本身飲食行為和健康上能夠應用所學知識，所以營養教育要應用營養學的知識於日常生活中，培養人們對食物有正確的選擇，以得到適當的營養。

營養教育屬於衛生教育的一部分，而衛生教育即指將一般的衛生相關資訊，透過教育的方式和力量傳授給民眾，鼓勵民眾採行健康的生活型態，其目的為 1. 培養民眾對健康的責任感，體認健康的生活要由自己做起。2. 使健康成為一項有價值的社會資產。3. 鼓勵民眾重視健康的價值。4. 促進衛生服務的有效發展和利用。5. 增進自我保健的能力。6. 提升醫療保健服務品質。

營養教育包含於學校衛生教育之中，著重在教導民眾注重自我的健康，採行健康的生活型態並強調人人應有健康的生活態度。

營養教育施行後所欲達到健康行為產生的過程，其中所牽涉的個人因素、環境因素、社會互動等複雜的背景因素相互影響，在行為科學、心理、社會、教育學派各有其觀點：

1. 行為科學的觀點：營養教育努力的目的是要達到健康行為的改變，所以營養教育的基礎之一就是行為科學。有些行為決定因子可經由教育的方法加以改變，如（1）心理特質：包括個人內在的特質，如知識、態度、信念、技能、經驗等；（2）環境增強因素：指發生在個人身邊的環境之中，如家庭、學校、工作場所等；（3）社會文化的脈絡：指社會規範所產生的影響，尤其是指對態度、行為乃至於知識的影響。

2. 心理學派的觀點：人類具有複雜的心理因素，需透過自我表現的方式才達成欲望，而有了欲望的產生，就產生動機。心理學家將欲望視為引起動機的基礎。而營養教育的實施係迎合人類之所需，達成其欲望，然後培養其習慣及良好的態度，並達到改善行為的目的。

3. 社會學派的觀點：社會乃是靠著眾人彼此相互之關係而形成，而社會學即是研究社會上一切現象之科學。要推動營養教育需要了解社會上種種問題，才能順利推動。社會學派中有關營養知識態度及行為間相關性的理論可分為社會學習學派（強調個人心理特質與其環境間的交互作用〉及社會改變學派（倡導者強調與其改變人們的健康行為，不如改變人們的生活情境）。

4. 教育學派的觀點：營養教育使用教育學上許多方法做其基礎，不管是哪一種教育都離不開學習的三個層面：認知、情意、行為。

營養知識、營養態度與營養行為的相關模式

解釋	模式
模式（一） 知識⟷態度⟷行為	營養知識與營養態度 有關營養態度與營養行為 有關營養知識與營養行為無關
模式（二） 知識、態度 → 行為	營養知識與營養態度互相 影響飲食行為
知識行為態度模式（三） 知識 ⟷ 行為 態度 ⟷ 行為	營養知識與營養行為相關 營養態度與營養行為相關
知識行為態度模式（四） 知識 ⟷ 行為 知識 ⟷ 態度 態度 ⟷ 行為	營養知識、營養態度、 營養行為間彼此有相關性

青少年營養教育宣導：飲食指南扇形圖

全穀根莖類
1.5-4碗
蔬菜類
3-5種
豆魚肉蛋類
3-8份
水果類
2-4份
低脂乳品類
1.5-2杯(一杯240毫升)
水
油脂與堅果種子類
油脂3-4茶匙及堅果種子類1份

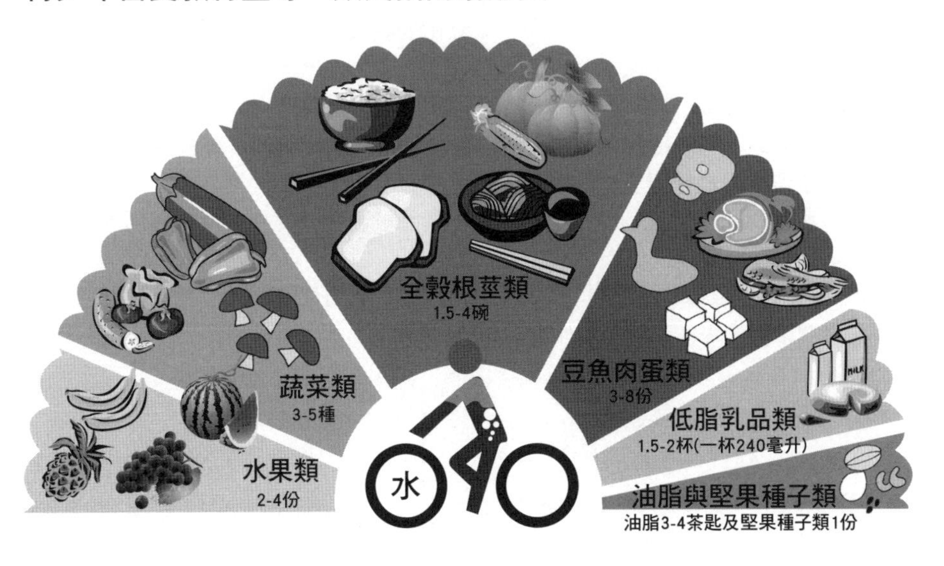

17-4 食品容器與包裝

食品包裝的目的在於：可防止殺菌處理食品的微生物再污染，或維持乾燥狀態的保持，以延長食品保藏期限；食品包裝的功能是防止外力的衝擊、振動，遮斷熱、光、濕氣、小動物、微生物等外來因素造成食品劣化；標示內容物有效期限等相關識別資訊；美化產品。

當產品接觸食品時，不可釋出對人體健康構成危險的成分、導致食品的成分產生不能接受的改變、降低食品所帶來的感官特性（使食品的味、氣味、顏色等改變）。

傳統上使用於食品包裝容器的材料有木材、紙、玻璃、金屬、陶瓷器、琺瑯等，隨著高分子化學的發展，各種合成樹脂（塑膠材料）被廣泛的使用於食品包裝容器。

1. 金屬製品：包括馬口鐵、鋁罐、鋁箔包等，這些容器在酸性下會溶出金屬，但最近已經有在內表面塗上酚樹脂、乙烯樹脂、環氧樹脂的保護層，金屬較不容易溶出的「衛生罐」。

2. 玻璃、陶瓷、琺瑯：玻璃瓶一般認為沒有衛生安全上的問題，但最近流行用含鉛量高的晶體玻璃（crystal glass），並不適宜長時間的保存食品；陶瓷器與琺瑯製品因使用釉藥在陶土或鐵的表面燒成，若是燒成過程的不完全，釉藥中的金屬特別是鉛、銻、鎘等，較易溶出，亦不適合長期的保存食品。

3. 紙：紙是最為廉價的食品包裝材料，具有隔熱效果，但也容易破裂、具吸濕性等缺點，因此目前多以鋁箔或合成樹脂製成積層廣受愛用，紙製品若直接使用在食品上，著色劑（色素）或螢光增白劑，可能轉移到食品上因而產生安全問題。

4. 合成樹脂製品（塑膠製品）：合成樹脂有不易生鏽、不易破損、耐酸鹼、耐熱、透明、光澤等優點，為了適應各種食品的需要，已開發了多數的包裝容器材質，目前被使用的合成樹脂大致上可分為熱硬化性樹脂與熱可塑性樹脂兩大類。熱硬化性樹脂：包括酚樹脂、尿素樹脂及美耐皿樹脂等，多利用為容器，做為原料的甲醛、酚是有毒物質，可能殘留於樹脂中，容易溶出轉移到食品產生安全問題。熱可塑性樹脂：已開發的包裝容器材料很多，如軟質及硬質的聚乙烯（PE）、聚丙烯（PP）、聚苯乙烯（PS）、聚氯乙烯（PVC）等，多用於包裝生鮮食品的容器，包裝用薄膜（保鮮膜）等，這些材料中可能殘留有原料殘留下來的單體；且添加有安定劑、可塑劑等添加劑，容易轉移到食品中產生問題，尤其是油性食品、酸性食品、酒精性食品、應該分別選擇適合其特性的包裝容器材質。

衛生機關對於各種包裝容器材料都定有規格標準，使用或購買食品時應注意包裝容器材料是否適宜與完整，才能有效確保食品的衛生安全。

塑膠材質之主要風險來源

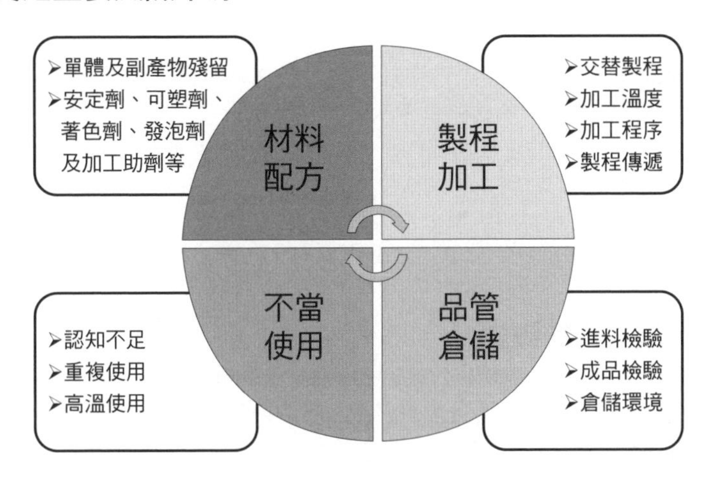

食品安全衛生管理法中食品器具容器包裝規定之項目

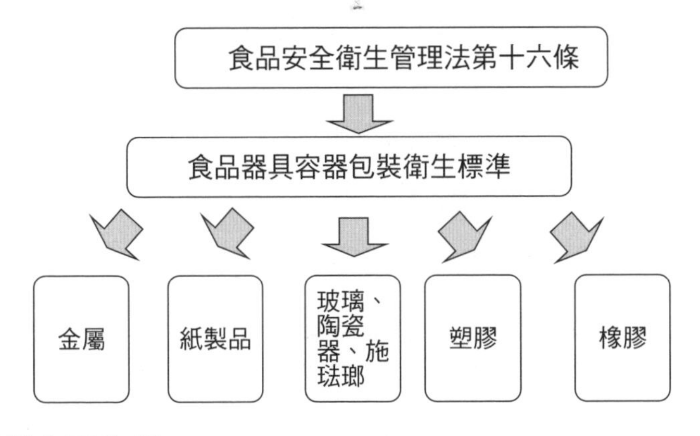

食品與材料交互作用

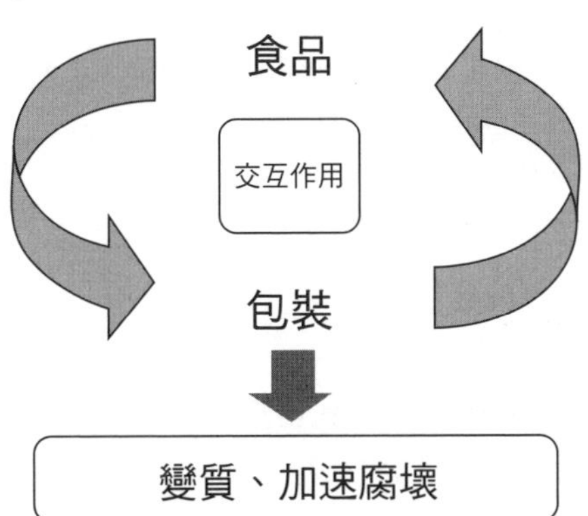

17-5 營養學基礎知識

營養（nutrition）指生物或使生物從外界攝取適量的食物，來維持其生命活動的生物學過程。營養素係食物中所含的營養成分，包括蛋白質、脂肪、碳水化合物、維生素、礦物質及水。營養素的生理功能如下：1. 提供熱能；2. 構成細胞組織，供給生長、發育和自我更新所需要的材料；3. 調節生理活動。

營養學是研究膳食、營養與人體健康關係的科學。包括：基礎營養、公共營養、各類人群營養（婦幼營養、老年營養、運動員營養、特殊營養等）、臨床營養和食物營養學。

營養素參考攝入量的概念

膳食營養素參考攝入量（DRIs）：是在 RDA（recommended dietary allowances）基礎上發展起來的一組每日平均膳食營養素攝入量的參考值，包括 4 項內容：

1. 平均需要量（EAR）： 是某一特定性別、年齡及生理狀況群體中對某營養素需要量的平均值。攝入量達到 EAR 水準時可以滿足群體中 50% 個體對該營養素的需要，而不能滿足群體中另外 50% 個體對該營養素的需要。

2. 推薦攝入量（RNI）： 相當於傳統使用的 RDA，是可以滿足某一特定性別、年齡及生理狀況群體中絕大多數（97% 至 98%）個體需要量的攝入水準。長期攝入 RNI 水準，可以滿足身體對該營養素的需要，保持健康和維持組織中有適當的儲備。RNI 的主要用途是作為個體每日攝入該營養素的目標值，個體攝入量低於 RNI 時並不一定表明該個體未達到適宜營養狀態。RNI 是以 EAR 為基礎制訂的。如果已知 EAR 的標準差，則 RNI 定為 EAR 加兩個標準差，即 RNI=EAR ＋ 2SD（SD 為標準差）。如果關於需要量變異的資料不夠充分，不能計算 SD 時，一般假設 EAR 的變異係數為 10%，如此 RNI =1.2×EAR。

3. 適宜攝入量（AI）： 是通過觀察或實驗獲得的健康人群某種營養素的攝入量。AI 主要用作個體的營養素攝入目標，同時用作限制過多攝入的標準，當健康個體攝入量達到 AI 時，出現營養缺乏的危險很小。如果攝入超過 AI，則有可能產生毒副作用。AI 與 RNI 相似之處是兩者都是滿足目標人群中幾乎所有個體的需要。AI 與 RNI 的區別在於 AI 的準確性遠不如 RNI，可能高於 RNI。

4. 可耐受最高攝入量（UL）： 是平均每日攝入營養素的最高限量。當攝入量超過 UL 而進一步增加時，損害健康的危險性隨之增大。UL 並不是一個建議的攝入水準。「可耐受」是指這一劑量在生物學上大致上是可以承受的，但並不表示可能是有益的，健康個體攝入量超過 RNI 或 AI 是沒有明確的益處。

小博士解說

營養學的研究內容包括基礎營養學、食物營養學、臨床營養、公共營養及特殊人群營養。

六大類食物的營養特色與功能

主要功能	主要營養素	食物類別
五穀根莖類	碳水化合物、多醣類、膳食纖維。	提供能量，建構組織。
蔬菜類	維生素A、K、葉酸，礦物質鎂、鉀、鈣，膳食纖維，植化素。	調節生理機能，建構組織。
水果類	維生素C、A，礦物質鎂、鉀，單醣與雙醣類、膳食纖維，植化素。	調節生理機能
蛋豆魚肉類	優質蛋白質，維生素B群，礦物質鐵、銅、鋅等。建構組織，調節生理機能。	
奶類	鈣，B_2，優質蛋白質。	建構組織
油脂類	必須脂肪酸，不飽和油脂，維生素E。	提供能量，調節生理機能。

營養素攝取量與生物效應之間的關係

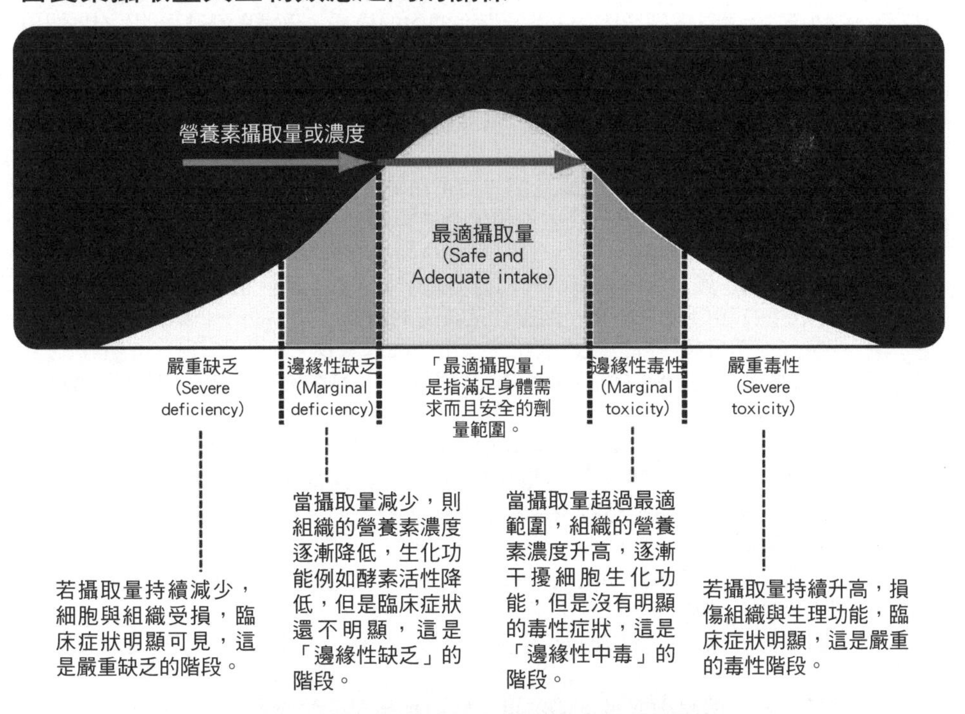

身體對營養素的反應隨攝取量多寡而變化

17-6 婦幼衛生營養

(一)兒童時期的營養

兒童係指學齡兒童（6 至 12 歲），兒童期的特性為活動量增加，因此，應注意營養的補充。與他人接觸機會增加，但身體各種機能尚未成熟，對疾病抵抗力較差，容易罹患疾病。

兒童營養需求：

1. **熱量：**進入學齡期後，男女發育時期不同，尤其 10 歲以後差異明顯，熱量需求的差異也相對變大，對於學齡期兒童的熱量建議為，7 至 10 歲的男生為 1900 大卡，女生為 1650 大卡，10 歲以上的男生為 2300 大卡，女生為 2100 大卡。

2. **蛋白質：**建議 10 至 15% 的飲食熱量來自蛋白質，我國對學齡期兒童的建議，7 至 10 歲為 45 公克，10 歲以上為 55 公克。

3. **礦物質：**10 歲以上的女生容易有缺鐵性貧血，建議量 7 至 10 歲為 10 毫克，10 歲以為 15 毫克。10 歲之前要多攝取鈣質，以便供給快速成長時的需要量，7 至 10 歲的需要量為 600 毫克，10 歲以上為 700 毫克。

(二)孕產婦時期的營養

通常將懷孕期分 三個階段：第一階段指懷孕的前 3 個月；第二階段 4 至 6 個月；第三階段 7 至 9 個月。胎兒在前 3 個月生長很慢，第二階段略快，第三階段最快，其中又以 32 至 38 週時生長最快。隨著胎兒在體內的成長，孕婦身體發生明顯的變化，營養需要也相應改變。

孕婦的營養需求：

1. **熱量：**懷孕第一期無需增加熱量，第二期及第三期每日熱量的攝取則需增加 300 大卡。

2. **蛋白質：**懷孕第一期，第二期及第三期蛋白質的攝取宜各別增加 2 公克、6 公克及 12 公克。其中一半以上需來自高生理價值蛋白質的動物性食物，如蛋、牛奶、肉類、魚類等，植物性蛋白質可增加豆漿、豆腐等黃豆製品的攝取量。

3. **礦物質：**鈣質、鐵質等都是孕婦非常需要的營養。鈣：懷孕期應攝取足夠的鈣質，以滿足胎兒的生長和母體的需要。鈣質含量較高的食物，如牛奶、小魚乾、黃豆製品等。鐵：懷孕後期至分娩，每日應攝取鐵質含量較高的食物，如蛋黃、肝、肉類等。鈉：懷孕期間若有高血壓或水腫，則應限制鈉的攝取量。含鈉較高的食物，如鹽漬、製滷、罐製食品及速食食品等。

4. **維生素：**懷孕期間維生素的需要量均應增加。維生素 C 含量較高的食物，如：蕃石榴、柑橘類、木瓜等；維生素 A 含量較高的食物，如深綠色及深黃色的蔬菜、水果。

5. **纖維質及水分：**孕婦應攝取適量的纖維質及水分。

哺乳婦之營養需求：

1. **熱量：**哺乳婦熱量的需要因人而異，通常與泌乳量成正比，此時期每日熱量的攝取以增加 500 大卡為宜。

2. **蛋白質：**哺乳婦每日宜增加 15 公克蛋白質，其中一半以上應來自高生理價值蛋白質食物。

3. **礦物質：**哺乳期應攝取足夠的鈣質，以滿足嬰兒的生長和母體的需要；分娩後兩個月內，每日應攝取足夠的鐵質，以彌補泌乳時的缺失。

4. **維生素：**哺乳期間維生素的需要量均應增加。

幼兒及兒童飲食指南

幼兒	●每天的營養素應平均分配於三餐，點心可用來補充營養素及熱量，食物的質須優於量。 ●每天喝 2 杯牛奶，供給蛋白質、鈣質、維生素 B 群。 ●每天 1 個蛋，可以獲得蛋白質、鐵質、維生素 B 群等營養素。 ●1 至 3 歲的幼兒一天需要肉、魚或豆腐 1 份，以提供蛋白質、維生素 B 群等。 ●深綠色及深黃紅色蔬菜的維生素 A、C 及鐵質含量都比淺色蔬菜高，每天至少應該吃 37.5 公克。 ●適量補充動物肝臟可提供蛋白質、礦物質及維生素。 ●三餐盡量在餐桌上吃，訓練幼兒學習用匙、筷自己進食，吃不完時再餵食，食物要容易
兒童	●每日的營養素應平均分配於三餐；孩子並應養成定時吃三餐的習慣。 ●教導孩子認識食物的名稱及營養價值，可幫助孩子發展為自已的飲食行為負責的能力。 ●多數化菜單的內容，養成孩子喜歡吃各種食物的習慣。 ●由於每位兒童活動量不同，所需熱量亦不同，因此食物的攝取量可酌量增減。 ●每天喝二杯牛奶，可提供兒童生長所需的蛋白質、維生素 B2 及鈣質，促進骨骼和牙齒的生長。 ●蛋、豆、魚、肉都是含有豐富蛋白質的食物，變換食用，既經濟又富變化。 ●油脂類在炒菜用油中即可得到，不需特別去吃。 ●蔬菜除含有維生素、礦物質外，豐富的纖維質可預防許多慢性疾病的發生。深綠色及深黃紅色蔬菜的維生素 A、C 及鐵質含量都比淺色蔬菜高，每天至少應該吃一份（100 公克）。

幼童與成人每日所需營養素比較

營養素	蛋白質		鈣	磷	鎂		碘	鐵		氟	硒	維生素A		維生素C	維生素D
單位年齡	公克(g)		毫克(mg)	毫克(mg)	毫克(mg)		微克(μg)	毫克(mg)		毫克(mg)	微克(μg)	微克(μg)		毫克(mg)	微克(μg)
	男	女			男	女		男	女						
4 歲～	30	30	600	500	120		90	10		1.0	25	400		50	5
31 歲～	56	48	1000	800	360	315	140	10	15	3.0	50	600	500	100	5

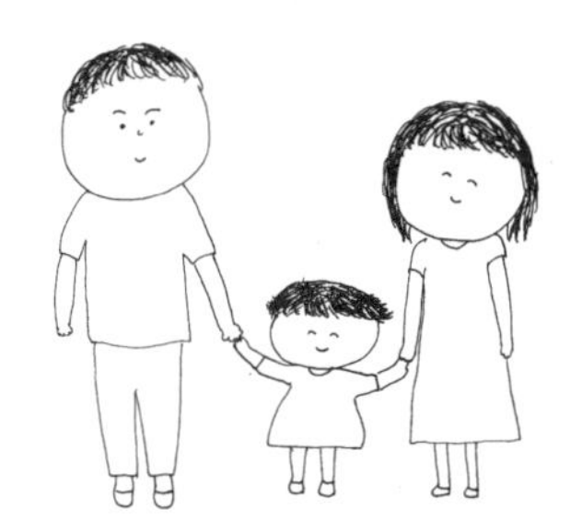

17-7 食品添加物

食品添加物在食品之製造、加工、調配、改裝、輸入或輸出之過程中扮演重要的角色，食品原料經由不同功能的食品添加物達到改善品質、降低成本及延長保存的目地。食品添加物雖具多類的功能，但不當的使用及管理卻可能直接或間接危害消費者的健康。

(一)食品添加物的定義

依據《食品安全衛生管理法》第3條，「食品添加物」係指食品之製造、加工、調配、包裝、運送、貯存等過程中用以著色、調味、防腐、漂白、乳化、增加香味、安定品質、促進發酵、增加稠度、增加營養、防止氧化或其他用途而添加或接觸於食品之物質。

因此食品添加物是為某種使用目的所刻意添加的，與其他食品中可能存在或殘留之有害物質如重金屬、細菌毒素、放射線或農藥等因污染或其他原因進入食品中，其來源與性質完全不同。

(二)合法食品添加物與使用原則

《食品安全衛生管理法》第 18 條明定食品所使用之食品添加物，應符合《食品添加物使用範圍及限量暨規格標準》；第 21 條明定經衛生福利部公告指定之食品添加物應申請查驗登記，取得許可證。第 22 條要求食品必須將所使用之食品添加物標示出來；該法施行細則第 11 條，並說明不同類別食品添加物，其品名或用途名稱之標示原則。此外，「食品良好衛生規範」也訂定食品業者製造、加工、調配、包裝、運送、貯存、販賣食品添加物之作業場所、設施及品保制度之管理規定。

《食品添加物使用範圍及限量暨規格標準》係採「正面表列」，各類食品添加物之品名、使用範圍、限量及規格，均應符合表列規定，非表列之食品品項，不得使用各該食品添加物。目前分為 17 大類，每個品項並定有其准用之食品種類及用量上限。

公告 103 年底前強制食品添加物之製造、輸入、販售業者完成強制登錄廠商資料及所有販售食品添加物品項、成分、使用範圍。攙偽或假冒、添加未經許可之添加物，可處罰 6 萬元以上 2 億元以下之罰鍰；7 年以下之有期徒刑。

(三)食品添加物標示

有容器或包裝之食品添加物應以中文及通用符號顯著標示下列事項於容器或包裝之上：1.「食品添加物」字樣。2. 中英文品名（應使用《食品添加物使用範圍及限量暨規格標準》所定之食品添加物品名或通用名稱）。3. 許可證字號。4. 用途。5. 成分（其為二種以上混合物時，應分別標明）。6. 使用食品範圍、用量標準。7. 使用限制。8. 重量、容量或數量。9. 製造廠名、地址及電話。10. 進口商號名稱、地址及電話。11. 有效日期。

食品添加物依用途區分為 17 類，目前已超過 800 個品項

種 類	品 目
防腐劑	己二烯酸、苯甲酸等 21 種
殺菌劑	過氧化氫、次氯酸鈉等 4 種
抗氧化劑	BHA、BHT、Vit E 、Vit C 等 25 種
漂白劑	亞硫酸鉀等 8 種
保色劑	亞硝酸鈉、硝酸鉀等 4 種
膨脹劑	合成膨脹劑等 14 種
品質改良劑	三偏磷酸鈉、硫酸鈣、食用石膏等 77 種
營養添加劑	維生素礦物質胺基酸等 122 種
著色劑	食用紅色六號等 27 種
香料	香莢蘭醛等 90 種
調味劑	L- 麩酸鈉（味精）、檸檬酸、糖精等 53 種
粘稠劑（糊料）	鹿角菜膠、CMC 等 21 種
結著劑	磷酸鹽類等 16 種
食品工業用化學藥品	鹽酸、氫氧化鈉等 10 種
溶劑	己烷、丙二醇等 6 種
乳化劑	脂肪酸甘油酯、脂肪酸蔗糖酯、Polysorbate 等 12 種
其他：消泡、過濾、防蟲、被膜等物質	矽樹脂、矽藻土、胡椒基丁醚、蟲膠等 13 種

＋ 知識補充站

三聚氰胺（Melamine）：它是一種白色化工原料，無味、略溶於水，可溶於酒精、甲醇，常用於製造美耐皿餐具、建材、塗料等，不可用於食品或食品添加物。三聚氰胺經腸胃道吸收後，可能於腎臟中結合沉積，形成腎結石，嚴重者會造成腎臟功能受損，這種現象尤其容易發生在腎臟尚未發育完全的嬰幼兒。

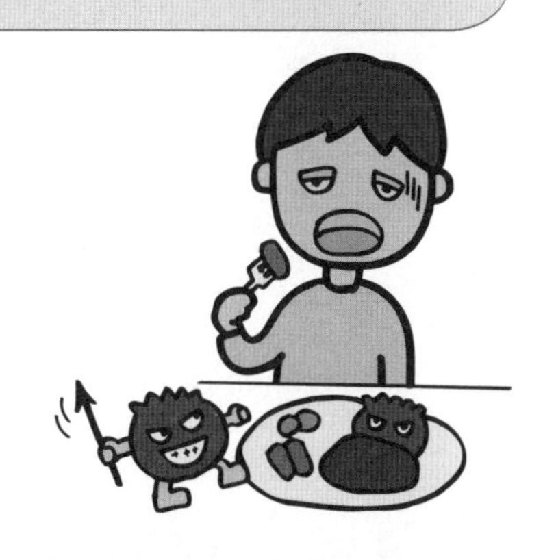

17-8 基因改造食品

基因改造是指以人為的方法，改變物種的基因序列，通常涉及將某種生物的某個基因，從一連串的基因中分離，再植入另一種生物體內。藉由外來基因的表現，而達到改變生物的性狀，所得生物稱為基因改性生物體（GMOs），此種農作物則被稱為基因轉殖作物。舉例來說，科學家看中了一種北極魚的基因，認為其基因產物（蛋白質）有防凍的功能，於是將其分離抽出，再植入蕃茄之內，育成新種的耐寒蕃茄。目前美國所生產的農產品中，約有 33% 的玉米、50% 的大豆、50% 的棉花為基因轉殖作物。

在自然界的規律下，交叉繁殖只會在相同的物種之內發生。但是，基因工程將抽取一物種（如北極魚）基因，轉移到不同物種（如蕃茄），從而創造成前所未有的嶄新品種（如北極魚番茄），然而它們並不是透過大自然本身正常演化而產生的物種，若將這些人造的生物體放在自然環境中，會帶來什麼後果，目前還是未知數。

食品所使用的原料如果含有基因轉殖作物，可被歸類為基因改造食品。目前雖然尚無法直接證實基因食物是否對人體及環境有害，仍在爭論疑慮階段，但對基因轉殖作物潛在於環境的風險有（1）植物本身產生不想要的性狀，（2）來自基因轉殖作物的基因對其他農作物的衝擊，（3）影響生態環境的生物多樣性（新病毒、新種雜草、新種害蟲）。而食用基因改造食品時，仍會有一些疑慮，像是是否有毒？是否會引起過敏性反應？是否會增加微生物對抗生素的抗性？

聯合國在蒙特婁召開的生物多樣性公約第一次臨時締約國會議中，通過《生物安全議定書》（Biosafety Protocol）。該議定書全文計 40 條，並包含 3 個附錄。其目的係希望規範基因改性活生物體（living modified organisms，LMOs）的國際間運輸安全問題，進而確保生物技術不至於對生物多樣性保育與永續利用有不利影響。

各國相當重視基因改造食品之安全性及其對環境影響之評估，故均有立法規範。一般是需要經過三階段的安全性評估：1. 所選殖的基因、蛋白質與植株的安全性評估；2. 生物與農藝同質性分析；3. 產品的環境安全性評估，以便對基因改造作物進行適當的管理及監控。

目前基因轉殖作物本身作為食用者爭議頗大，作為食品配料用者爭議性較低。基因轉殖作物已廣泛上市，且多為本身作為食用者則是目前爭議的焦點。

衛生福利部已於 2001 年 2 月公告基因改造的大豆及玉米應向衛生署辦理查驗登記，規定自 2003 年 1 月起，非經衛生福利部查驗登記許可，並予以公告的基因改造大豆及玉米，不得製造、加工、調配、改裝、輸入或輸出。

我國基因改造產品管理模式

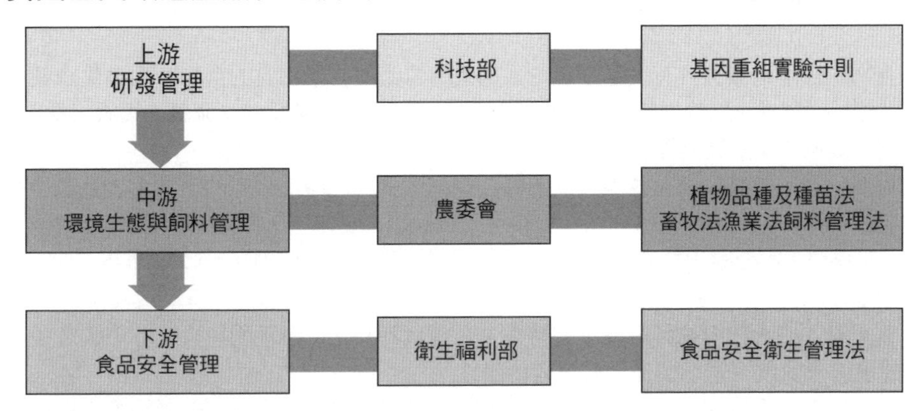

基因食物的類型

抗減產型	利用轉殖或修改相關基因，如耐除草劑、抗逆境、抗蟲害基因而達到正常的生產量。
控熟型	藉由修改或殖入與控制作物成熟有關的基因，以使作物成熟期得以提前或是延後，錯開傳統的盛產期或是季節性的問題，以供應市場需求。
營養型	以殖入糧食作物中所缺乏的營養素，提高其營養價值，避免營養素的缺乏症。如黃金米（golden rice）即是含有維生素 A 前驅物的稻米。
保健型	如將某種病原抗體或毒素轉殖到糧食作物中，藉由農作物的生產大量取得疫苗，或者是病患可經食物攝取而吸收疫苗；另外也可將預防疾病的相關基因殖入作物之中，以廣泛的增強人體的免疫力。或減少有害物質，像是無咖啡因的茶及咖啡就是這類作物。
新品種	利用基因重組技術改良品種，改善原產品的風味、品質或色澤、口感等。
加工型	為從事食品加工所需而研發出來的基因改造食品。
增產型	將與產量相關的基因或是跟生長期有關的特性基因殖入植株，以提高作物產量。

＋ 知識補充站

基因改造食品的優點及可能帶來的問題

優點	1.加入快速生長的基因後，可使其長的更大、更快，並增加產量。 2.加入不同食物的基因，以產生新品種食物。 3.加入耐寒、耐熱或耐旱的基因，使食物能在更惡劣的環境下生長。 4.加入抗蟲基因，藉以減少農藥的噴灑量。 5.加入抗藥劑基因，即可噴灑農藥殺死害蟲、害草，而不影響生長。
可能帶來的問題	1.基因改造食品的種植，可能使該地的原生物種改變。 2.過多的抗蟲基因，可能造成超級害蟲的出現。 3.食用過多的基因改造食品，可能對人體產生未知的傷害。 4.基因改造食品的出現，可能使生態系失衡。 5.過度的基因改造，可能引發自然力量的反撲。

17-9 食物中毒

食物中毒是指攝食含有大量中毒的致病菌、毒素或化學物質的食物，而發生身體不適的症狀，通常，以消化系統或神經系統的障礙為主，最常見的為頭暈、頭痛、嘔吐、腹痛、腹瀉或伴隨發燒等症狀。

依衛生署的定義為兩人或兩人以上攝取相同的食物而發生相似的症狀，並且自可疑的剩餘檢體及患者糞便、嘔吐物、血液等人體檢體，或者其它有關環境檢體（如空氣、水、土壤等）中分離出相同類型（如血清型、噬菌體型）的致病原因，則稱為一件「食物中毒」事件。

日常發生的食物中毒具有以下的特性：1. 潛伏期短。2. 急性腸胃炎。3. 中毒之發生與進食某種食物有密切關係。4. 沒有傳染性。

將食物放在溫度 4℃至 65℃之間，超過 4 小時以上的話，只要經細菌污染，均可能發生食品中毒。臺灣地區處亞熱帶，一年四季從早到晚的溫度均適合細菌繁殖。 夏季是臺灣最常發生食物中毒的季節，必須特別注意。有季節性，大多發生於四月至九月春夏替換及盛夏期間。依據衛生署的病因分析，從 1992 年以來，最常見的是細菌性中毒，其中又以腸炎弧菌居第一位，金黃色葡萄球菌居第二位。

(一) 食品中毒的預防處理之原則

1. 新鮮：所有農、畜、水產品等食品原料及調味料添加物，盡量保持其鮮度。

2. 清潔：食物應澈底清洗，調理及貯存場所、器具、容器均應保持清潔，工作人員衛生習慣良好。

3. 避免交互污染：生、熟食要分開處理，廚房應備兩套刀和砧板，分開處理生、熟食。

4. 加熱和冷藏：保持熱食恆熱、冷食恆冷原則，超過 70℃以上細菌易被殺滅， 7℃以下可抑制細菌生長，-18℃以下不能繁殖，所以食物調理及保存應特別注意溫度的控制。

5. 養成個人衛生習慣：養成良好個人衛生習慣，調理食物前澈底洗淨雙手。手部有化膿傷口，應完全包紮好才可調理食物，傷口勿直接接觸食品。

6. 避免疏忽：餐飲調理，應確實遵守衛生安全原則，按步就班謹慎工作，切忌因忙亂造成遺憾。

(二) 細菌生長的條件

1. 最適合細菌生產的溫度： 16 至 49℃間（臺灣地區全年大都處在此溫度帶），尤以 25 至 37℃為甚。

2. 適當的濕度：廚房相對濕度在 80% 以上。

3. 食物的水活性在 0.84 以上。

4. 足夠的時間：時間愈長，細菌滋生愈多。

5. 充分的營養。

食物中毒的分類

中毒原因	致病來源		主要污染途徑
細菌型食物中毒	感染型	腸炎弧菌	本菌喜歡生長在有鹽的地方（如海水），主是是污染海鮮食品，或因此間接污染其他食物。
		沙門氏菌	本菌分布範圍廣泛，尤其動物腸道內特別多，可因此而直接污染，或經由鼠類、昆蟲污染食物，間接引起人的中毒。
	毒素	金黃色葡萄球菌	居細菌性食物中毒之首。本菌分布廣泛，一旦污染為食物，在適合生長環境即大量繁殖產生腸毒素。主要的污染來源為烹調者手上的化膿傷口。
中毒	毒素型	金黃色色葡萄球菌	居細菌性食物中毒之首。本菌分布廣泛，一旦污染為食物，在適合生長環境即大量繁殖產生腸毒素。主要的污淅來源為烹調者手上的化膿傷口。
		肉毒桿菌	此菌厭氧、不耐酸，大多存在低酸性而殺菌不完全的罐頭食品中。由於產生的毒素毒性強（屬神經性毒），甚至會導致死亡，須特別小心。
違法使用食品添加物			有些不肖業者為節省製造成本，違法使用添加物，如製作魚丸時加入硼砂，或是以工業用添加物取代食品添加物
化學性食物中毒	非有意添加物造成中毒		如動植物於生長過程中，使用農藥和其他藥劑，如果過量或提早採收、屠宰，皆有可能影響攝取者的健康。此外，食品加工過程中，接觸的容器與包裝，遇熱溶出有毒物，如鉛、鎘，亦會造成污染。
	環境污染間接引起中毒		通常為工廠排放有毒物質，污染了水源或土壤，影響動、植物的生長，當人攝食這些污染的食物原料後，自然會妨害健康。
黴菌毒素食物中毒			許多黴菌會在穀類、豆類及其他食物生長或購存不當時產生毒素，而引起食用者慢性中毒，危害內臟功能、神經及造血機能，甚至有致癌性。常見的此類毒素有黃麴毒素、麥角毒素等。
天然毒素食物中毒			自然界中有些動物（如河豚、西施舌、某些熱帶魚等）、植物（如不明的蕈類）本身即有毒性，或是生長的某個時期會產生毒素（如發芽的馬鈴薯產生茄靈素），誤食的話，皆會引起中毒。

＋ 知識補充站

發生食品中毒之處理

1.迅速送醫急救。

2.保留剩餘食品及患者之嘔吐或排泄物，並儘速通知衛生單位。

3.醫療院所發現食品中毒病患，應在24小時內通知衛生單位。

17-10 營養改善方案

平衡而全面的營養稱之為合理營養。合理營養包括兩方面內容：一是滿足身體對各種營養素及熱能的需要，二則是各營養素之間比例要適宜。

營養失衡造成的危害包括：營養不良，是指由於一種或一種以上營養素的缺乏或過剩所造成的抗體健康異常或疾病狀態。營養不良則包括兩種表現，即營養缺乏和營養過剩。

合理膳食也稱為平衡膳食（balanced diet）是指能滿足機體所必需的熱能和營養素的需要，且各營養素之間比例適宜的膳食。合理膳食的衛生要求：1. 選擇食物要多樣，合理配餐。2. 滿足熱能和營養素推薦攝入量要求及合理比例。3. 合理的烹調加工方法，減少營養素的損失。4. 合理的膳食制度和良好的進食環境。5. 食物攝取應選擇感官性狀良好且多樣化，並能滿足飽腹。

(一)人體對能量的需要

1. 基礎代謝所需熱能：基礎代謝定義為維持生命的最低能量消耗，即身體處於清醒、安靜（靜臥），禁食 12 小時後，用來維持體溫和基本的生理機能所需要的熱量。維持基礎代謝所需熱能是機體所需熱能的絕大部分，約占 60% 至 75%。基礎代謝率（Basal Metabolic Rate，BMR）：指人體處於基礎代謝狀態下，單位時間內每平方米體表面積所消耗的熱量，單位用 kcal ／ m^2•h 表示。

BMR 受身體的體格大小、年齡和性別的影響。男性 BMR 比女性高（2% 至 12%），年齡愈小，BMR 愈高，兒童比成年人高 10% 至 12%，老年人比中年人低 10% 至 15%。炎熱或寒冷、過多攝食、精神緊張時都可以使基礎代謝水準升高。在禁食、饑餓或少食時基礎代謝水準降低。尼古丁和咖啡因可以刺激基礎代謝水準升高。

2. 體力活動：可分為三個等級：（1）輕體力活動：以坐著或站立為主，伴有步行，如辦公室工作、一般實驗室操作、售貨員等。（2）中等體力勞動：肌肉活動較多或較緊張的勞動。如學生日常活動、機動車駕駛、木工操作、一般生活勞動等。（3）重體力勞動：以較重活動為主的工作，如非機械的農業勞動、車床操作、舞蹈、體育活動等。

3. 食物的熱效應所需要的熱能：食物的熱效應是指人體由於攝取食物所引起的額外熱能消耗。攝入蛋白質的熱消耗相當於蛋白質所產生熱能的 30%，攝入碳水化合物時消耗其產熱的 5% 至 6%，攝入脂肪消耗其產熱的 4% 至 5%。成年人攝入混合膳食時，食物的熱效應所消耗的熱能約為基礎代謝的 10%，或全日總熱量的 6%。

4. 其他方面所需要的熱能：嬰兒、兒童、青少年的生長發育需要熱能；特殊生理狀態下，如孕婦、乳母需要額外增加熱量；恢復期病人也需要增加熱能來滿足形成新生組織所需要的熱能。

健康飲食的特色

1. 營養全備充足	必需營養素的種類齊全，並且份量充足
2. 食物分配均衡	包含六大類食物，各類食物應有合宜的份量
3. 熱量調配平衡	熱量攝取應配合身體的需要，並且善用含營養素豐富的食物以調和熱量和其他營養素的比例，以免過量與肥胖
4. 飲食內容多樣化	充分利用每類食物中不同的品項，增加飲食內容的變化
5. 適量與節制	調整各類食物的適當比例，避免過量
6. 美味與愉快	兼顧適口性與飲食文化和樂趣

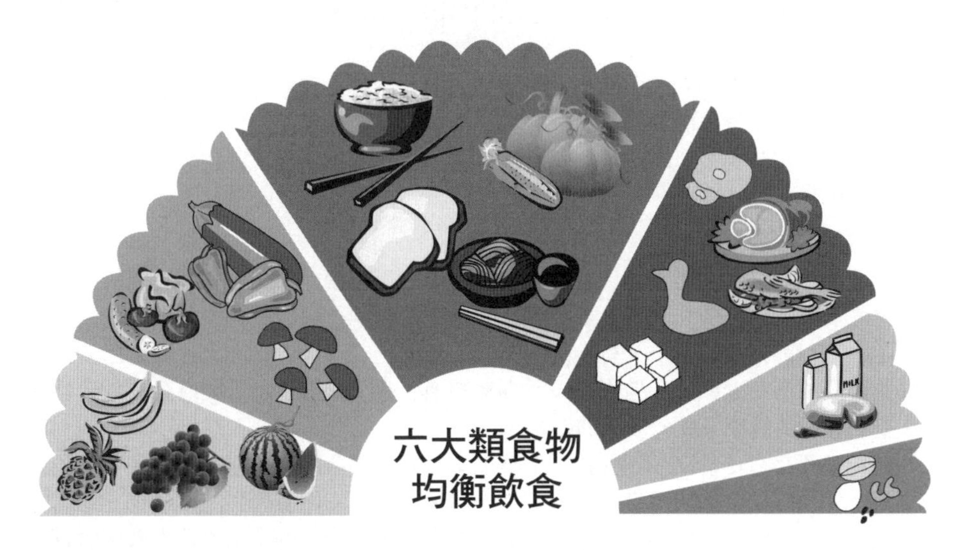

疾病與營養性危險因子的關係

疾病	營養性危險因子
心血管疾病	高飽和油脂、肥胖、高膽固醇
動脈硬化	高飽和油脂、肥胖、葉酸缺乏
肝硬化	酒精過量、營養缺乏
蛀牙	糖
便秘	膳食纖維不足
肥胖	熱量過剩
高血壓	高鈉、高鹽、肥胖、酒精過量

17-11 新興食品安全問題

(一) 狂牛病

牛海綿狀腦病（狂牛病）是成年牛隻一種慢性、漸進、壞死、終極致命的腦病。自從首例狂牛病於 1985 年被發現、確認並宣布於英國後，至今仍造成許多人對於食用牛肉的恐慌。狂牛病的致病病原稱為普利昂蛋白（Prion），不具核酸結構，感染後能影響正常神經蛋白而成此變異蛋白，顛覆傳統傳染病病原的觀念。

牛隻感染狂牛病的主要原因為經由餵飼含病原蛋白肉骨粉引起。狂牛病牛隻的病原要在發病前 3 至 4 個月左右大量出現，才能有效檢出，而且是屠宰時或死後採大腦樣本檢驗的。狂牛病潛伏期一般而言多超出肉牛屠宰年齡，在此之前，外表正常的牛隻有無感染是看不出來的。

流行病學調查資料顯示，人類新型庫賈氏病與食用感染狂牛病牛肉產品有相關連，惟致病機轉不詳。世界動物衛生組織指出，牛隻感染的普里昂變性蛋白只會存在於特定風險物質，因此對於風險已控制國家之牛隻，只要去除特定風險物質就可以確保牛肉的安全。

(二) 食品污染

中國毒奶粉事件，鬧得滿城風雲，人心惶惶，不過也暴露了許多問題，更提高了民眾的食品安全意識。現在民眾更加注意在中國等法制執行鬆散的國家所製造的產品安全問題。在目前經濟體系下，有十萬種左右的化學物質存在於市面上，我們所暴露的毒性物質不只有三聚氰胺，但沒有一個專家知道，當這些毒性物質同時存在我們體內時，會對我們的健康造成什麼樣的影響。

塑化劑並不是合法的食品添加物，工業上塑化劑是塑膠製品成型時的添加物，塑化劑種類多達百餘項，但使用最普遍的即是一群稱為鄰苯二甲酸酯類的化合物。學者指出國人體內塑化劑含量頗高，而這些統稱為鄰苯二甲酸酯類的塑化劑是生殖與發育毒素，且會傷肝及肺，又會造成血栓，因此環保團體早就呼籲 PVC 與 PVDC 保鮮膜不應用於食品包裝。

(三) 健康食品

「健康食品」或「保健食品」是一種特殊的商品，這類商品的製造商或供應商，必須製造消費者的訴求、得到消費者的認同，才能產生相對的消費。眾多產品滿足的是人們的心理消費，無非是購買一個希望。不論是青春、瘦身、健康、排毒，還是增高、延年益壽，主要都是藉由創造產品與概念的聯繫，從而挑動人們的購買欲望，

「保健食品」並不是一個法定名詞，是泛指能夠幫助人們增進健康，或減少疾病危害風險的食品，依照規定這些食品如果沒有經過審查許可，無論食品的標示或廣告都不可以呈現「健康食品」字樣，也不可以顯示具有某種特定保健功效。健康食品是法律名詞，雖然是一般人認知的名詞，但是，因為受到《健康食品管理法》這個法律的規範，而成為具有法律的名詞，所以除非經過登記，否則不能用於商品上。

健康食品安全性評估

食品類別		安全評估
第一類	傳統食用／通常加工／文獻完整	不需要
第二類	傳統食用／非通常加工	A+B
第三類	非傳統食用	A+C+D
第四類	非傳統食用／含致癌類似物	A+C+D+E

A. 基因毒性試驗
B. 28 天餵食毒性試驗
C. 90 天餵食毒性試驗
D. 致畸試驗
E. 致癌性試驗／繁殖試驗

牛體中感染 BSE 致病因子的分布

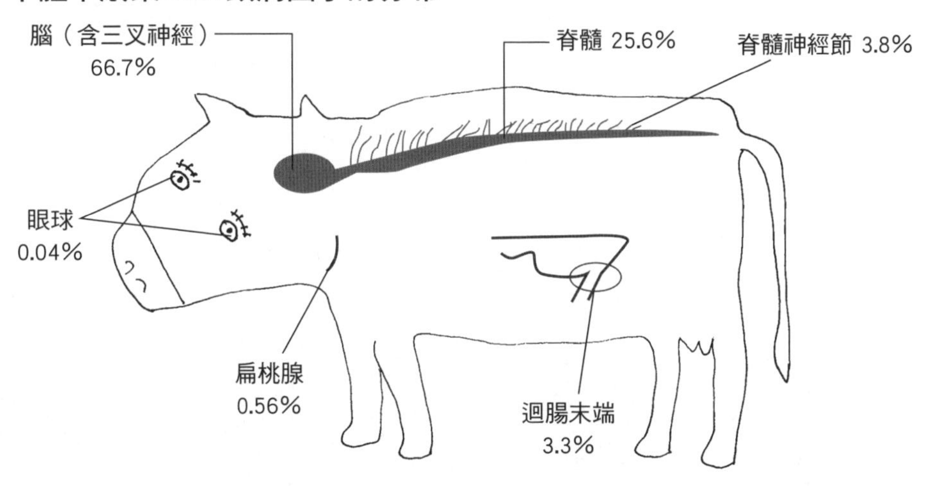

資料來源：日本厚生省，2005年

＋ 知識補充站

健康食品分類：目前公告之保健功效共有13項

1.改善胃腸功能
2. 改善骨質疏鬆功能
3. 牙齒保健功能
4. 免疫調節功能
5. 護肝功能（針對化學性肝損傷）
6. 抗疲勞功能
7. 延緩衰老功能
8. 促進鐵吸收功能
9. 輔助調節血壓功能
10.不易形成體脂肪功能
11.輔助調整過敏體質功能
12.調節血糖功能
13.調節血脂功能

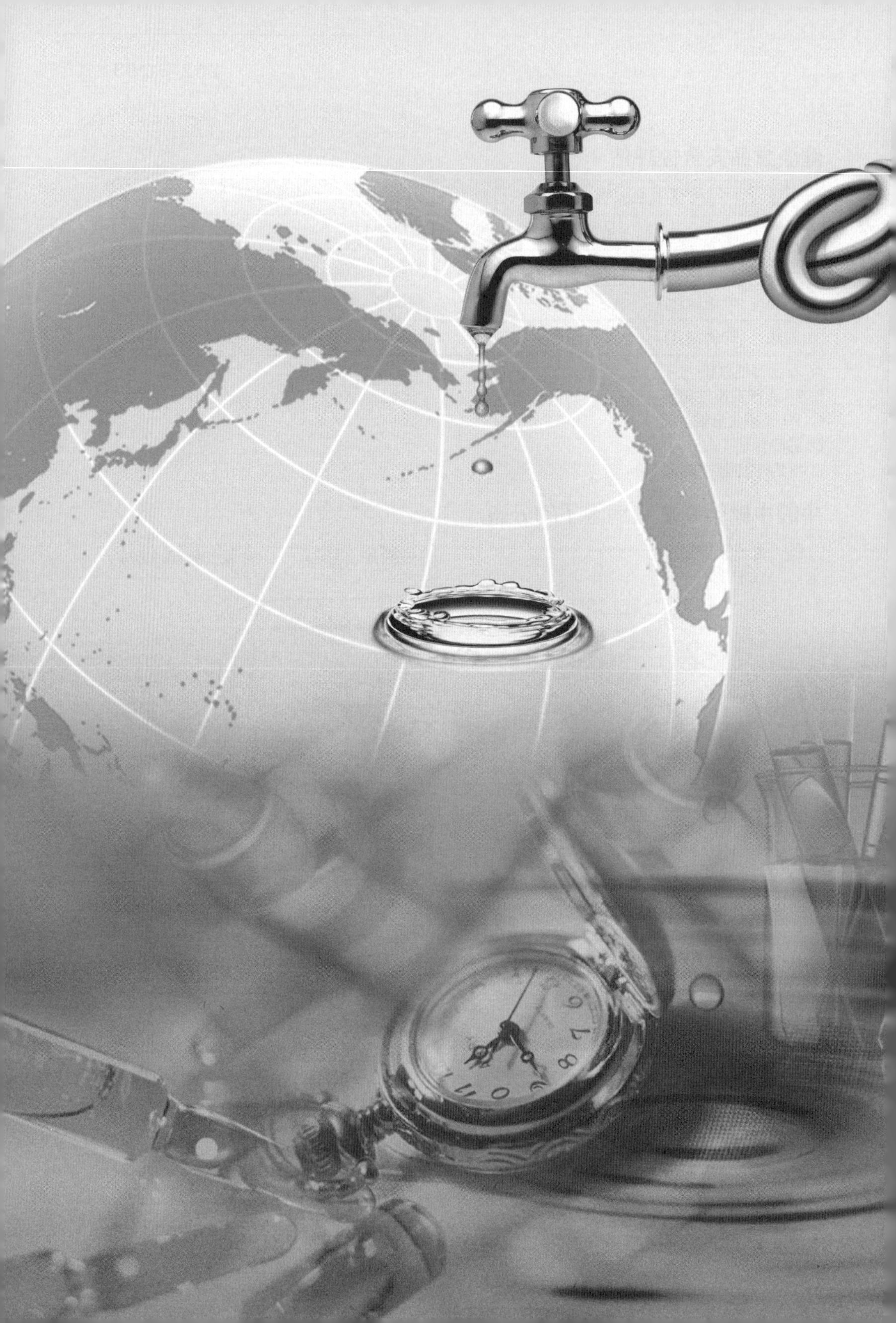

五、疾病防制

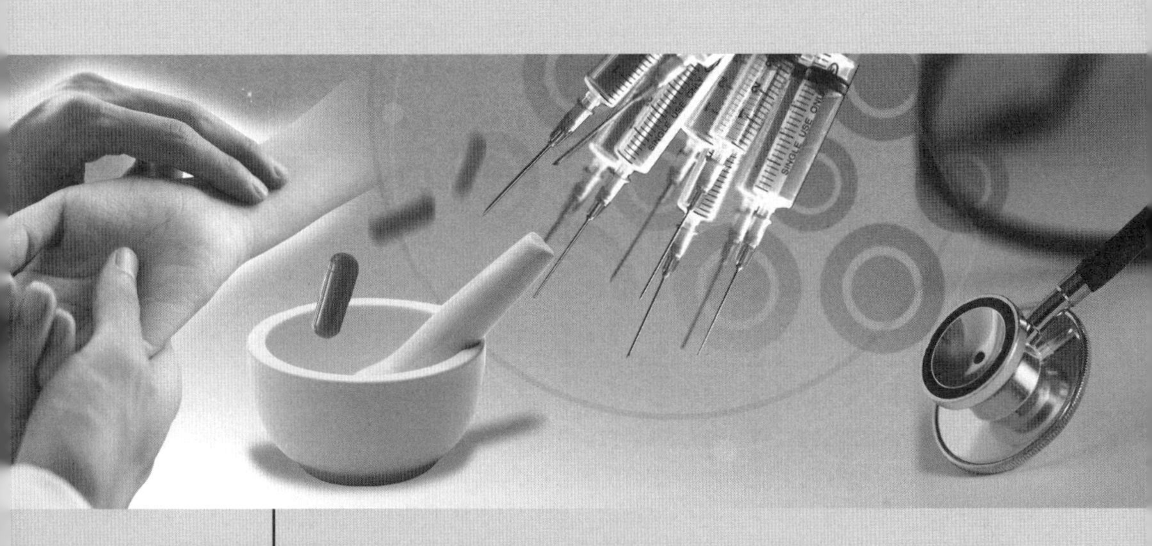

18-1 慢性病防制

慢性病是指疾病狀態維持很久或指暴露很久才發病。美國國家衛生統計中心將病程持續 3 個月或以上者稱之為慢性病。慢性病的特性是具有下列一種以上特徵的疾病損傷或失常：像是造成永久性、遺留殘障、造成不能恢復的病理變化、病人需要復健的特別訓練、可能需要長期照料、觀察和療養、與可避免的行為危險因子有關。

十大死因之死亡人數占總死亡人數 75.6%。其中，慢性病囊括十大死因中的七項。由衛生福利部之全民健康保險統計動向資料顯示，我國醫療費用總額的 78% 是用於慢性病患者的照護，雖然醫療科技進步，但仍有很多疾病只能控制，未能完全治癒，最終轉為慢性病。

慢性病的重要性為 1. 死亡率高，占十大死因的大部分。2. 患病率高，尤其人口變遷及生活型態的改變加深患病率。3. 後遺症大。4. 對社會經濟政策的影響大。現今世界各國均聚焦於慢性病的預防及控制，並且紛紛將慢性病防制列為公共衛生領域優先實施的重要方針。

慢性病由於缺乏已知病因，多重病因的作用機轉，加上潛伏期長，發病期不能確定，以及各種因素對於發生率與病程的影響並非一致，使得慢性病不易防制，國際慢性疾病組織也指出慢性病是 21 世紀人類的癌症。

主要的慢性病包括心臟血管疾病、癌症、糖尿病、肌肉骨骼疾病、聽力障礙、視力障礙、發展性障礙等。慢性病防制的目的主要是為了降低慢性疾病的發生率、減輕疾病的嚴重性、延緩其失能的開始及延長國人的壽命。

慢性病防制目標在於：1. 導引民眾建立健康的生活型態。2. 加強保健宣導、疾病篩檢。3. 異常個案之發現、轉介及追蹤管理。4. 透過實證資料、防制策略或推廣模式。5. 建構完整的預防保健及照護系統。

(一) 國內慢性病防制

慢性病防制要做得完善，必須小至個人，大至醫療照護服務提供者及政府相關政策全力配合，以公共衛生三段五級之概念加以妥善防制，方能見其功效。

目前國內隨著老年人口及慢性疾病的增加，健康照護體系防制的重點不僅著重於治癒疾病、延長壽命，而是轉為避免疾病惡化、強調個人自我照護、健康促進及強調生活品質等防制重點。

國內目前實施的慢性病防制策略及成果有幾項，如：預防保健及高危險群健康促進、糖尿病共同照護網、醫療給付改善方案、中西醫合併共診試辦計畫等。

(二) 國際慢性病防制

慢性病管理是指以統合與完整的方法，藉由預防、早期偵測及慢性症狀的管理來維持健康。美國維吉尼亞州與美國其他州一樣，早在 1990 年代即針對美國低收入醫療保險之被保險人，提供慢性病管理服務。自 1993 年開始則著重在治療氣喘病人之第一線醫師的教育上，至 1999 年將此計畫修改並延伸為周全性及廣泛性的疾病管理計畫。

慢性疾病之共同特徵

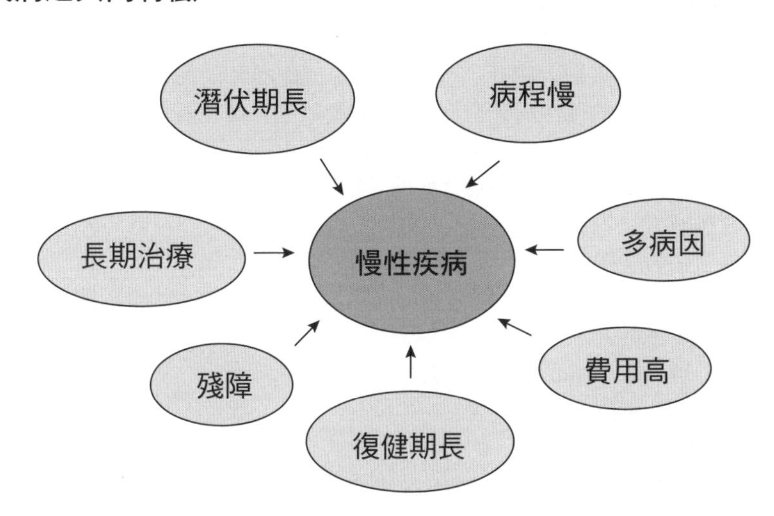

慢性病健康促進及療癒

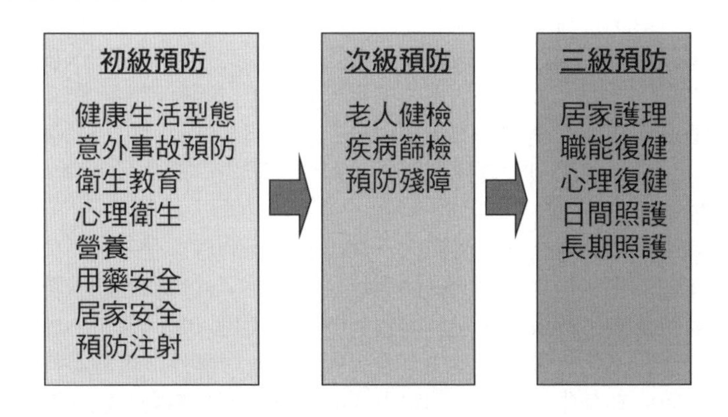

按照病因和病程的疾病分類標準和範例

	急性	慢性
傳染性	感冒、肺炎、麻疹、腮腺炎、百日咳、傷寒、霍亂……	結核病、麻瘋、梅毒、鏈球菌性風濕熱
非傳染性	中毒（如：一氧化碳、重金屬），意外傷害（如：汽車肇禍）	糖尿病、 冠狀動脈疾病、關節炎、酒精中毒引起的肝硬化

18-2 慢性病流行原理

全球慢性病死亡的人數占總死亡人數的 60%，而 80% 的慢性病發生在低、中收入國家，而且半數以上的慢性病死亡發生在 70 歲以下，男女發生的機率相同，大約有 1700 萬左右的慢性病患者在不到期望年齡就過早死亡，因此若能控制主要的危險因素，那麼 80% 的心臟病、中風和第二型糖尿病就能夠預防，40% 的癌症亦可以防止。常見的慢性病如下：

1. 心腦血管疾病：如高血壓、血脂異常、冠心病、腦中風。
2. 營養代謝性疾病：如肥胖、糖尿病、痛風、缺鐵性貧血、骨質疏鬆。
3. 惡性腫瘤（癌）。
4. 精神、心理障礙：如過勞症、強迫症、焦慮症、抑鬱症、更年期症候群等。
5. 口腔疾病：如齲齒，牙周病等。

疾病發生的測量

發生率是測量疾病的出現，盛行率則是測量疾病的存在，發生率意指「新的」，盛行率意指「全部」。發生率只反映疾病發生的比率，發生率的改變意指病因因子的平衡上有一個改變，或某些自然發生的波動，或可能是一個有效預防計畫的實施，因此發生率對研究人員追求病因非常重要。

然而盛行率由兩個因子來決定：發生率和疾病期。因此，盛行率的改變可能反映在發生率或疾病結果的改變，如由於治療的進步，導致死亡因此減少，但病患卻沒有被治癒，這反而造成疾病盛行率增加的奇特現象。盛行率的減少可來自於發生率的減少或疾病期的縮短，更快速康復或更快速死亡，此外，若疾病期顯著減少，即使發生率增加，盛行率也會減少。

一個疾病的發生率定義為在一段時間內一個可能罹病的族群發生的新病例數。發生率是危險性的一個測量，也是事件的一個測量，「事件」就是狀態的改變，也就是觀察一群有可能發生此事件的人，經過一段觀察的時間（可以是一週、一個月、一年或五年等，一般取決於一年），計算其中有多少人發生此一事件。可見事件一定要有時間的經過，所以時間在發生率中是一個很重要的概念，亦即重點在於時間必須被指明而且所有的個案必須在整個期間內被觀察。

$$發生率=\frac{新病例數}{有可能罹病的人口數（在一段時間內）}$$

盛行率定義為在一個固定時間，族群中現有的患病人數除以所有可能發病的族群人口數。如某一社區在一個固定時間內，關節炎的盛行率，藉由訪視社區中每一家庭的成員，利用面談或身體檢查方式決定當時多少人患有關節炎，這個數目字成為盛行率的分子，而分母則是社區當時的人口數。

$$盛行率=\frac{所有現存病例數}{所有的族群人口數}$$

根據 2001 年美國國家膽固醇教育計畫成人治療第三版的定義，下列五項有三項符合者即稱之為新陳代謝症候群

危險因子	異常值
腰圍肥胖	男性＞ 102 cm 女性＞ 88 cm
三酸甘油脂濃度（TG）	＞ 150mg/dl
高密度脂蛋白膽固醇濃度（HDL）	男性＜ 40mg/dl 女性＜ 50mg/dl
血壓	＞ 130/85mmHg
空腹血糖	＞ 110mg/dl

衛生福利部於 2002 年建議國人腹圍肥胖定義為男性大於 90 公分，女性大於 80 公分。

常見慢性病與危險因素的內在關係

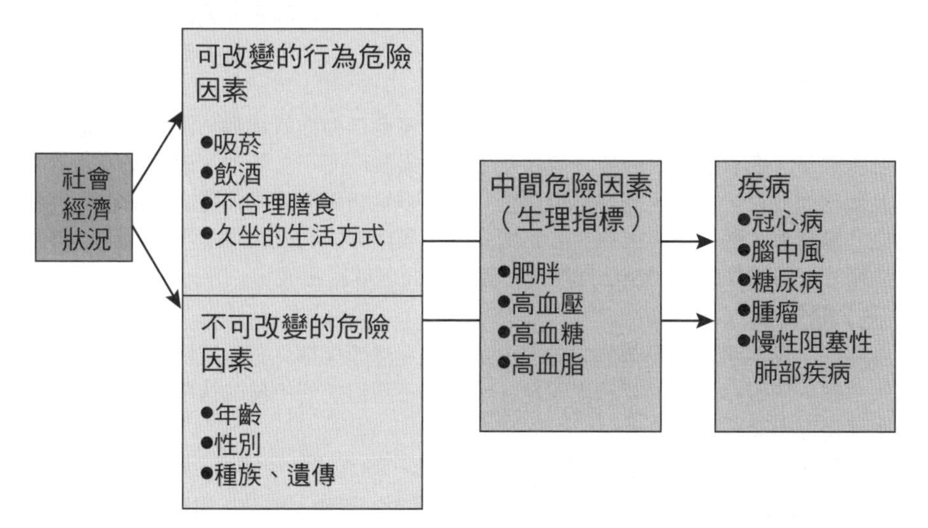

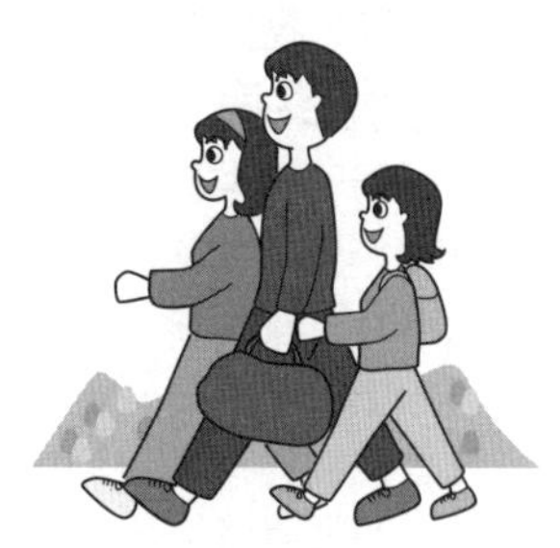

18-3臺灣地區主要的慢性病

(一)肥胖症

「萬疾肥為首，百病胖為先」，肥胖會導致許多疾病的發生，因此需要重視且有待積極解決問題。

心血管疾病（如心臟病）及腦血管疾病（如中風）肥胖者因體內脂肪過多，導致脂肪代謝異常而易形成高血脂症，而且因膽固醇和三酸甘油脂在血中濃度增加，會造成動脈硬化，使得心臟血管疾病如心絞痛、急性心肌梗塞、猝死及腦血管疾病，如中風的發生率增高。此外，冠狀動脈心臟病的死亡率也隨著體重的增加而提高，研究指出男性每增 1 單位 BMI 指數，得到冠心病的機率將增加 10%。

肥胖定義為脂肪細胞變大或數目變多而使體脂肪增加。男性體脂肪率大於 25%，女性體脂肪率大於 30% 則稱為肥胖；嚴重肥胖定義為男性體脂肪率大於 35%，女性體脂肪率大於 40%。

(二)高血壓

高血壓為常見疾病，相關之血管疾病（腦中風、心血管疾病、糖尿病及腎臟病等）為全球致死率及罹病率最高的疾病。單純因高血壓本身所導致的死亡率並不高，但其造成的腦中風、心臟病則分居臺灣十大死因第二、三名，對於國人健康影響甚鉅，不可不注意。

高血壓是引發腦中風的主要因素，由於高血壓會促使血管病變，減少血流量，導致腦細胞缺氧，而有頭暈、頭痛等症狀產生，如果放任而不去管他，最後就可能造成中風及腦出血死亡。此外，高血壓也會使心臟必須耗費更多的力氣將血液輸送到全身，造成心臟缺氧，而引發心絞痛、心肌梗塞等，最後變成心臟衰竭；至於腎臟也會因為缺血壞死，身體裡的廢物無法代謝排除體外，而造成尿毒症。

(三)糖尿病

糖尿病，顧名思義就是糖的成分出現在尿中。然而尿糖只是糖尿病的一個症狀，其成因是體內胰臟所分泌的胰島素不足，或分泌正常但功能不佳的情況，使血糖無法被正常運用而引發疾病。

糖尿病除了由遺傳造成之外，肥胖、飲食不當、缺乏運動及感染、妊娠、壓力等因素都是誘因。典型症狀是「三多一少」，意思是吃多、尿多、喝多、體重減少。長期血糖控制不當，容易引起許多併發症，在國人十大死因當中，有半數死因均與糖尿病有關。

(四)腎臟病

腎臟病的種類繁多，較常見的有免疫傷害引起的腎絲球腎炎及細菌感染有關的腎盂腎炎等，另外糖尿病、高血壓及全身性紅斑性狼瘡等病人也常併發腎臟病變。慢性腎功能障礙（統稱慢性腎衰竭）是所有腎臟病的共同結果，這是一種所謂「進行性」的疾病，也就是說一旦診斷確定以後，這個病只會惡化而不可能痊癒。腎臟病之所以可怕就是在於此病在早期沒有明顯症狀，眾所周知的水腫雖是腎臟病常見的症狀之一，但當一個腎臟病人出現水腫時，通常代表其疾病本身已經持續一段時間了。

糖尿病共同照護網絡

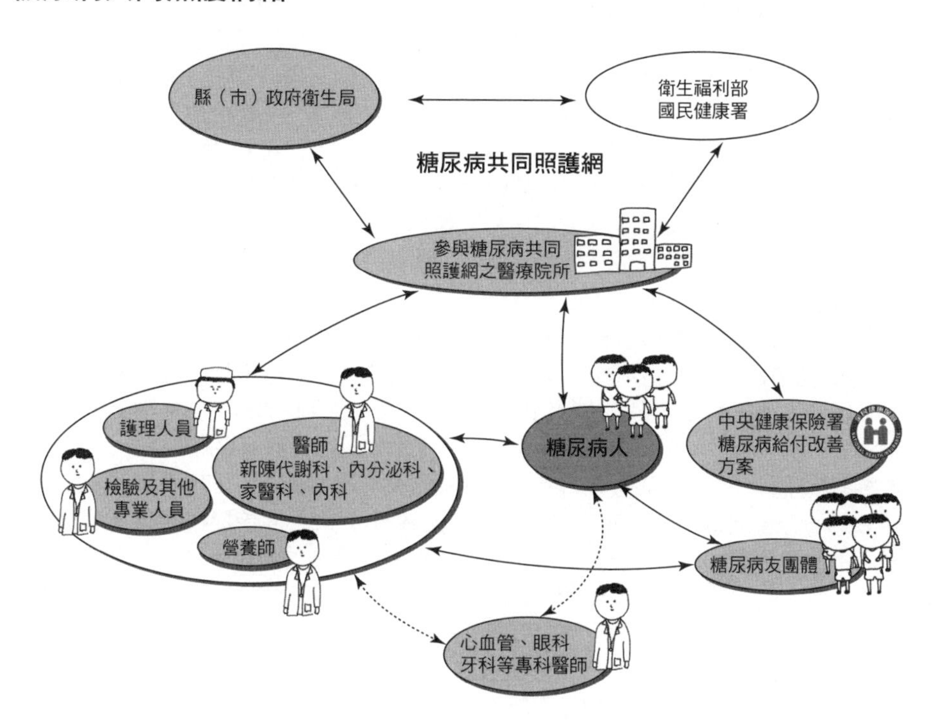

氣喘防制體系架構

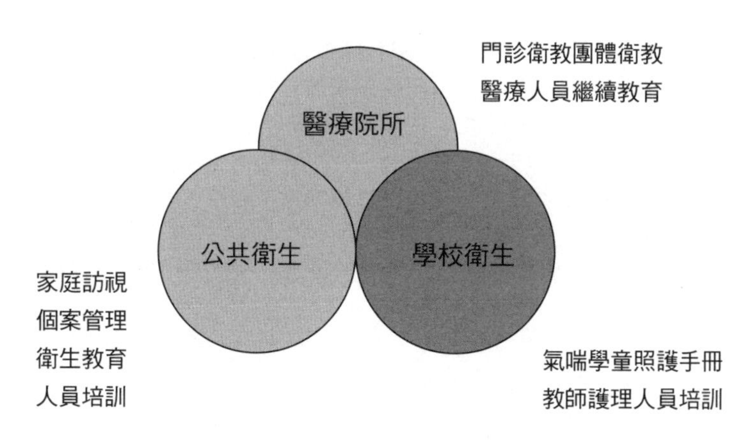

19-1 傳染病傳播

傳染病是指由特異病原體（或其毒性產物）所引起的一類疾病。這種病原體及其毒性產物可以通過感染的人、動物或儲存宿主直接或間接方式（經由仲介的動物宿主、昆蟲、植物宿主或其他環境因素）傳染給易感宿主。感染性疾病是指由病原生物引起的所有人類疾病。因此，感染性疾病的概念要比傳染病的概念更廣泛。

傳播途徑指病原體從傳染源排出後，侵入新的易感宿主前，在外環境中所經歷的全部過程。傳染病可通過一種或多種途徑傳播，常見的傳播途徑如下：

1. **經空氣傳播。**

2. **經水傳播：**經水傳播的傳染病包括許多腸道傳染病和某些寄生蟲病。

3. **經食物傳播：**當食物本身含有病原體或受到病原體的污染時，可導致傳染病的傳播。經食物傳播的傳染病其流行病學特徵主要是：病人有進食某一食物史，不食者不發病；一次大量污染可致爆發；停止供應污染食物後，爆發可平息。

4. **接觸傳播：**（1）直接接觸傳播：指在沒有外界因素參與下，傳染源與易感者直接接觸的一種傳播途徑，如性傳播疾病，狂犬病等。（2）間接接觸傳播：指易感者接觸了被傳染源的排出物或分泌物等日常生活用品所造成的傳播，又稱為日常生活接觸傳播。許多腸道傳染病、體表傳染病及某些人畜共通疾病常可經由間接接觸傳播。傳染病經間接接觸傳播一般很少造成流行，而且沒有明顯的季節性。

5. **經媒介節肢動物傳播：**（1）機械攜帶傳播：指媒介生物與病原體之間沒有生物學依存關係，媒介生物對病原體僅引起機械攜帶作用。如傷寒、痢疾等腸道傳染病的病原體可以在蒼蠅、蟑螂等體表和體記憶體存活數天。（2）生物學傳播：指病原體進入媒介生物體內經過發育或繁殖，然後傳給易感者。如瘧原蟲只有經由在瘧蚊體內進行有性生殖，才能傳播感染。病原體在節肢動物體內完成其生命週期的某個階段後才具有傳染性，這段時間稱為外潛伏期。

6. **經土壤傳播：**有些傳染病可經由被污染的土壤傳播。有些能形成芽孢的病原體（如炭疽、破傷風）等污染土壤後可保持傳染性達數十年之久。有些寄生蟲卵從宿主排出後，需在土壤中發育一段時間，才具有感染易感者的能力。

7. **醫源性傳播：**指在醫療或預防工作中，由於未能嚴格執行規章制度和操作規程，以致人為造成某些傳染病的傳播。如醫療器械消毒不嚴格，藥品或生物製劑被污染，或是病人在輸血時感染愛滋病毒、C 型肝炎病毒等。

8. **周產期傳播：**指在周產期病原體通過母體傳給子代，也被稱為垂直傳播或，或是母嬰傳播。

經空氣傳播的類型

經飛沫傳播	病人呼氣、噴嚏、咳嗽時可以經口鼻將含有大量病原體的飛沫排入環境。大的飛沫迅速降落到地面，小的飛沫在空氣中短暫停留，侷限於傳染源周圍。
經飛沫核傳播	飛沫在空氣懸浮過程中，由於失去水分而剩下的蛋白質和病原體組成的核稱為飛沫核。飛沫核可以氣溶膠的形式漂流至遠處。結核桿菌等耐乾燥的病原體可經由飛沫核傳播。
經塵埃傳播	含有病原體的飛沫或分泌物落在地面，乾燥後形成塵埃。易感者吸入後即可感染。對外界抵抗力較強的病原體如結核桿菌和炭疽桿菌芽孢可通過塵埃傳播。

經水傳播的類型

經飲水傳播	飲水被污染可由自來水管網破損污水滲入所致，也可因糞便、污物或地面污物等污染水源所致。經飲水傳播的疾病常呈現為爆發。	流行特徵： ①病例分布與供水範圍一致，有飲用同一水源史； ②在水源經常受到污染處病例終年不斷； ③除哺乳嬰兒外，發病無年齡、性別、職業差別； ④停用污染水源或採取消毒、淨化措施後，爆發或流行即可平息。
經疫水傳播	經疫水發生的傳播通常是由於人們接觸疫水時，病原體經過皮膚、黏膜侵入機體。如血吸蟲病、鉤端螺旋體病等。	流行特徵： ①病人有疫水接觸史； ②發病有季節性、職業性和地區性； ③大量易感者進入疫區接觸疫水時可致爆發或流行； ④加強疫水處理和個人防護，可控制病例發生。

＋ 知識補充站

周產期傳播的類型

經胎盤傳播	受感染的孕婦經胎盤血液將病原體傳給胎兒而引起子宮內感染。常見如愛滋病、梅毒等。
上行性感染	病原體從孕婦陰道到達絨毛膜或胎盤引起胎兒在子宮內受到感染，如單純皰疹病毒、白色念珠球菌等。
分娩時傳播	分娩過程中胎兒在通過嚴重感染的產道時而被感染。像是淋球菌、皰疹病毒就是透過這種方式傳播。

19-2 傳染病致病模式

疾病致病模式如下：

1. 三角模式：包括宿主、環境、病原體三個因素。

2. 輪狀模式：是一個以宿主遺傳基因為中心軸，外圍為物理性、生物性、社會性三個環境的同心圓。此模式強調宿主在生態環境中受到外在環境的影響而致病，又稱為生態模式。每一部分在致病的影響力上，會因疾病種類不同，而占有不同的比例。

就遺傳性疾病而言，基因軸心所占的份量較重；傳染性疾病而言，宿主免疫力和生物性環境所占的比例較大。

3. 螺狀模式：多病因互動的多階段進程。傳染病和慢性病的發生都需要經過或短或長的潛伏期或誘導期。

從病原開始侵入人體的特定分子或細胞之後，隨著時間逐漸侵害更多的細胞、組織、器官、系統，擴大病理變化的範圍，導致臨床症狀徵候的發生，甚至造成全身性的疾病。病灶由小擴大的各階段進程，隨時都會受到相同或不同的宿主與環境危險因子交互作用的影響。病灶愈大，牽涉的危險因子可能愈多。

4. 網狀模式：強調疾病並非由單一因素所形成，而是由許多錯綜複雜的關係鏈交織的因果網所造成。模式中的任一個因素都可能是疾病的某一因素而非唯一因素，且每個因素之間互有關聯。

網狀模式適合用來解釋慢性病的致病機轉，但未能比較出各因素對疾病的重要性。網狀模式並未指出各因素之間的相對重要性，也未能指出各個因素的作用類型。將相關的因子分成四類：必要且充分、必要但非充分、充分但非必要、既不必要也不充分。

（1）某個因子必須存在，疾病才會發生，則稱此因子為疾病的必要因子，但是有該因子，疾病並不一定會發生；

（2）某個因子存在時，疾病一定會發生，則稱此因子為疾病的充分因子，但是沒有該因子，疾病也會發生；

（3）必要且充分因子和疾病是呈一對一的關係，亦即有該因子，疾病必會發生，疾病發生一定要有該因子；

（4）而非必要也不充分因子，則表示有該因子不一定會發病，發病也不一定要有該因子。

充分因子是幾乎不存在的，絕大多數的因子都是屬於既非必要也非充分的，像抽菸之於肺癌，抽菸的人不一定會發生肺癌，肺癌也不一定要抽菸才會發生。這一類既非必要也非充分的因子，也被稱之為輔助因子。

疾病自然史（natural history of disease）是疾病的一個連續性變化，乃指疾病在未經外來的人為治療處置之下自然演變的過程。通常將疾病自然史分成五個階段加以討論：易感受期、臨床前期、臨床期、殘障期、死亡。

螺狀致病模式與輪狀致病模式的比較

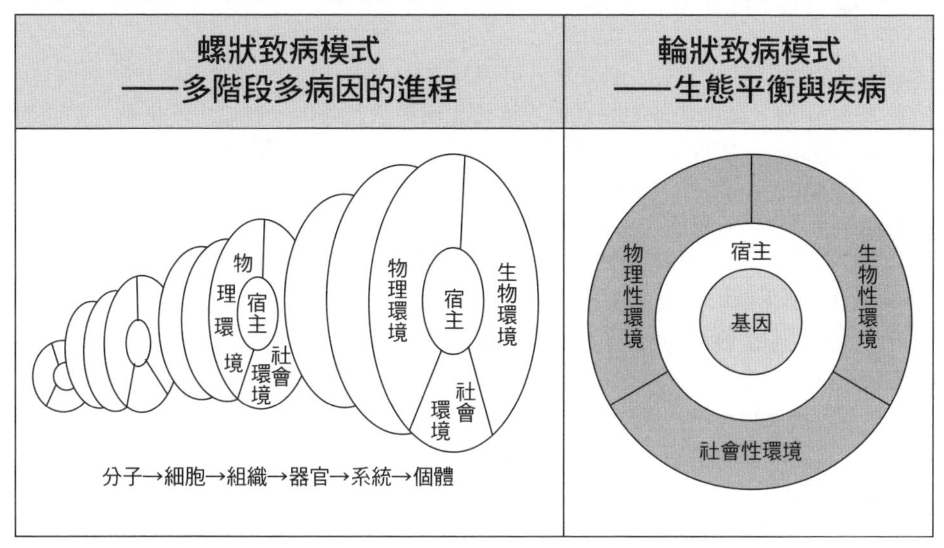

網狀致病模式──黃疸與梅毒治療

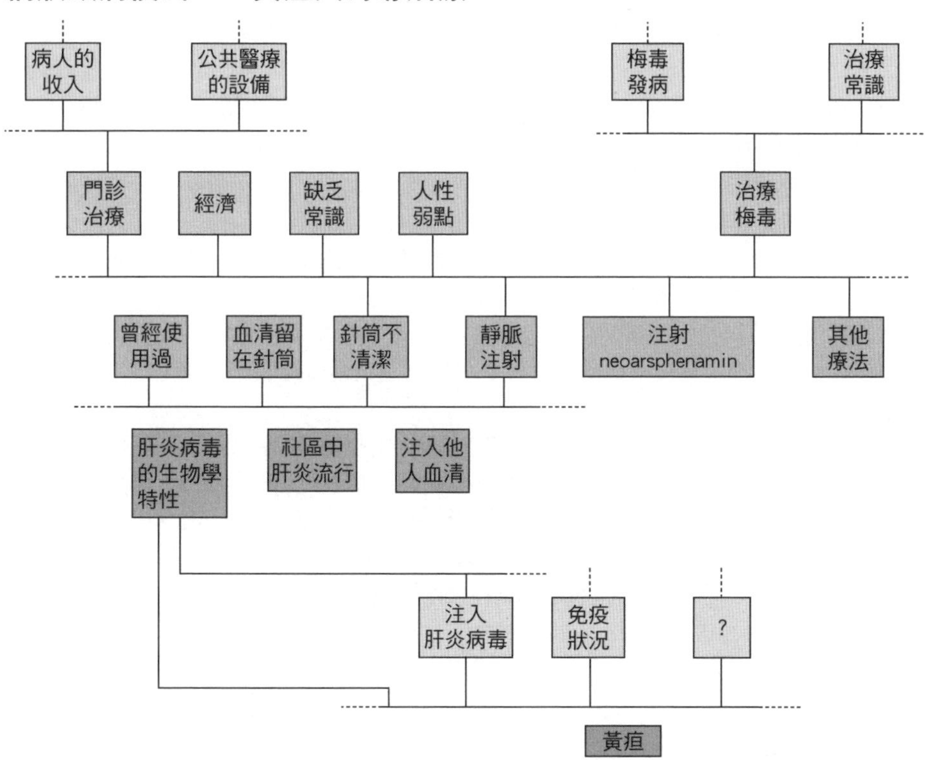

19-3 傳染病防制

我國關於傳染病防制的法制基礎，可溯及 1944 年所制定的《傳染病防制條例》，後經 1981 年後，臺灣地區面臨社會經濟變化所帶來的各項公共衛生的挑戰，如開放民眾出國觀光及大陸探親、外勞引進等環境改變及新興病原體的發現及變異等，《傳染病防制條例》所規定的法定傳染病項目亦由霍亂、桿菌性及阿米巴性痢疾、傷寒、副傷寒、流行性腦脊髓膜炎、白喉、猩紅熱、鼠疫、班疹傷寒、回歸熱、狂犬病、黃熱病等原先的 13 項，歷經 1990 年的《後天免疫缺乏症候群防制條例》公布之後，於 1999 年全文修正並更名為《傳染病防治法》。

(一) 流行病學條件及流行病學關聯

在疾病潛伏期之期間，符合以下幾項情況之一者，就可定義為具有流行病學關聯：1. 曾接觸經實驗室檢驗為確定病例之個案，且其傳染途徑可經由人傳染人。2. 曾接觸經實驗室檢驗證實為感染之動物，且其傳染途徑可經由動物傳染至人。3. 與確定病例暴露共同感染源。4. 食入經實驗室檢驗確認之受污染的食物、飲用水或其他經檢驗確認為來自感染動物之相關產品。5. 具有經檢驗確認為污染的環境或水源之接觸史者。6. 具有實驗室潛在暴露之實驗室工作人員。

通常視為和確定病例具有流行病學關聯者，係指所調查之整個傳染途徑鏈中，至少有一名需要經實驗室檢驗證實為確定病例，但如為糞口傳染或空氣傳染之爆發流行時，上述條件不一定要成立，即可將個案視為具有流行病學關聯。傳染的途徑可能經空氣、透過物質之直接或間接接觸、母子垂直感染、交通工具或飲食等方式傳播。

(二) 傳染疾病分類

個案依符合臨床條件、檢驗條件及流行病學等條件之程度，可分類為可能病例、極可能病例及確定病例，可能病例和極可能病例均屬疑似病例。

1. 可能病例：符合臨床條件，但未檢驗或未能符合檢驗條件，且與其他可能或確定病例無流行病學上之相關聯。

2. 極可能病例：符合臨床條件，雖未經實驗室檢驗證實，但符合流行病學條件；惟某些疾病，須經由實驗室檢驗證實，才可以判定為極可能病例，如：日本腦炎、漢他病毒症候群等。

3. 確定病例：絕大多數確定病例之判定需經實驗室檢驗確認，依疾病特性不同，確定病例之研判大致可分為：(1) 同時符合臨床條件及檢驗條件。(2) 僅符合檢驗條件，個案可能僅有實驗室檢驗報告，卻無臨床症狀資料，亦即帶原卻不顯感染之個案，如阿米巴性痢疾。(3) 同時符合臨床條件及流行病學條件，像是先天性德國麻疹症候群、流行性腮腺炎等。(4) 符合臨床條件，就像結核病等。

傳染病分類及防制措施

類別	建議傳染病名稱	報告時限	病人處置措施	屍體處置
第一類	天花、鼠疫、嚴重急性呼吸道症候群、狂犬病、炭疽病、H5N1 流感	24 小時	指定隔離治療機構施行隔離治療	24 小時之內入殮並火化
第二類	白喉、傷寒、登革熱、流行性腦脊髓膜炎、副傷寒、小兒麻痺症、桿菌性痢疾、阿米巴性痢疾、瘧疾、麻疹、急性病毒性 A 型肝炎、腸道出血性大腸桿菌感染症、漢他病毒症候群、霍亂、德國麻疹、多重抗藥性結核病、屈公病、西尼羅熱、流行性斑疹傷寒	24 小時	必要時要在指定隔離治療機構施行隔離治療	火化或報請地方主管核准後深埋
第三類	百日咳、破傷風、日本腦炎、結核病（除多重抗藥性結核病外）、先天性德國麻疹症候群、急性病毒性肝炎（除 A 型外）、流行性腮腺炎、退伍軍人病、侵襲性 b 型嗜血桿菌、感染症、梅毒、淋病、新生兒破傷風、腸病毒感染併發重症、人類免疫缺乏病毒感染（24 小時內通報）、漢生病（Hansen's disease）	1 週內	必要時要在指定隔離治療機構施行隔離治療	火化或報請地方主管核准後深埋

三段五級預防工作

<table>
<tr><th>促進健康</th><th>特殊保護</th><th>早期診斷和適當治療</th><th>限制殘障</th><th>復建</th></tr>
<tr>
<td>1.衛生教育
2.注重營養
3.注意個性發展
4.提供合適的工作娛樂和休息環境
5.婚姻座談和性教育
6.遺傳優生
7.定期體檢</td>
<td>1.實施預防注射
2.培養個人衛生
3.改進環境衛生
4.避免職業危害
5.預防意外事件
6.攝取特殊營養
7.消除致癌物質
8.預防過敏來源</td>
<td>1.找尋病例
2.篩選檢定
3.特殊體檢
目的：
(1)治療和預防疾病惡化
(2)避免疾病的蔓延
(3)避免併發和續發症
(4)縮短殘障期間</td>
<td>1.適當治療以遏止疾病的惡化並避免進一步的併發和續發疾病
2.提供限制殘障和避免死亡的設備</td>
<td>1.心理、生理和職能的復建
2.提供適宜的復建醫院、設備和就業機會
3.醫院的職能治療
4.療養院的長期照護</td>
</tr>
<tr><td colspan="2">第一段</td><td>第二段</td><td colspan="2">第三段</td></tr>
</table>

19-4 症候群偵測系統

自動症候群偵測系統的概念是藉由醫療資訊系統的便利，「自動蒐集」大量的醫療衛生以及傳染病相關的訊息，由是否超過「基準值」的概念以進行長期的監測，此系統的最大好處在於無需增加醫療人員的任何額外工作負擔，即可以蒐集到穩定的大量資料來進行監測分析工作，經由結合地理資訊系統的相關空間分析功能，快速察覺出病例聚集處，更可以提供作為較精準的「主動」偵測之參考，避免公共衛生資源的浪費。

症候群偵測系統的構想，主要是透過每日常規化蒐集各種異質且分散的健康相關資料，如門診病患來院資料、急診病患來院資料、緊急醫療救護專線資料、救護車派遣資料、藥品銷售紀錄資料、員工差勤出缺席系統等，再經由不同的異常偵測方法，去查覺偵測的資料是否有大量異常的現象，以便及早發現新興傳染病與生物恐怖攻擊。

在症候群偵測的異常偵測方法中可分為兩大類，分別為依病例數定義方法與樣本識別方法，其差別在於病例數定義的方法將流行病學特徵視為較重要的影響參數，如院區、氣候、季節等，若將其細分又可分為傳染病的偵測方法與慢性病的偵測方法。

傳染病異常偵測方法通常依照系統所收集的資料量來做選擇，其可分做長時間偵測方法與短時間偵測方法。長時間的偵測方法，資料量通常以 3 到 5 年為主，較常使用的方法有：歷史資料限制法、累積合統計法、線性對數模型、循環回追模型等。短時間的偵測方法是應用於資料收集量約 1 至 30 天為主的方法，其通常是長時間的偵測方法做修改，將其基準值的範圍縮短以應付於當收集資料不足時所需的偵測。

臺灣目前傳染病監視通報系統，最主要的是法定傳染病監視通報系統、定點醫師監視通報系統、學校傳染病監視通報系統等，均屬於必需透過人為判別後，再決定是否通報的被動方式，相較本系統以主動偵測方式，更具有相輔相成之效，如當假日學校放假，且無資料可通報時，或是農曆春節定點醫師並無看診時，即可由本症候群偵測系統的急診資料予以互補。

自動症候群偵測系統的優點有：1. 自動化資料蒐集毋須增加醫療人員的任何工作負擔；2. 快速提供防疫人員主動疫情調查的科學參考；3. 建立各項症候群或疾病的發生率基準值，以明瞭社區中傳染病發生情形，且除傳染病之外，此類型所蒐集的大量資料也可供其他公共衛生相關研究領域之利用，例如意外事故、慢性病及重大災害緊急救護等相關議題。

就國內而言，醫療院所的病歷電子化是一項有待努力推廣的工作，另外急診病患的主訴文字輸入也應該由衛生單位和醫療人員共同研擬「標準化」的內容，以獲取更佳品質的資料進行分析。

症候群偵測系統運作流程示意圖

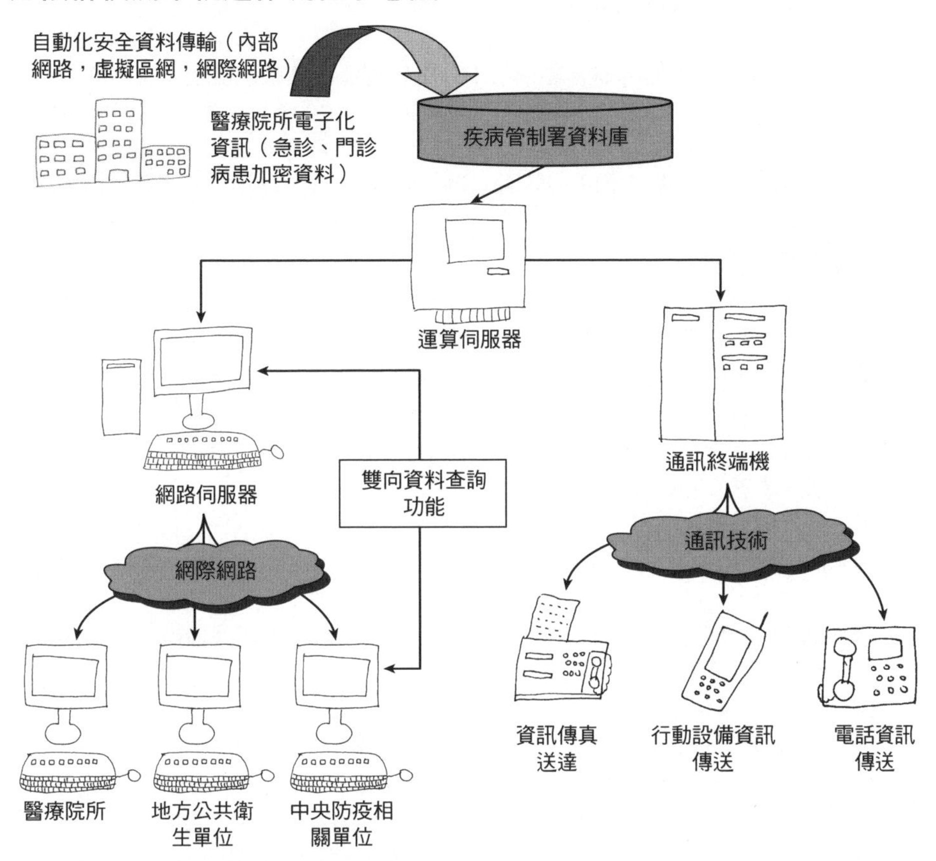

系統上線與疾病監視作業流程

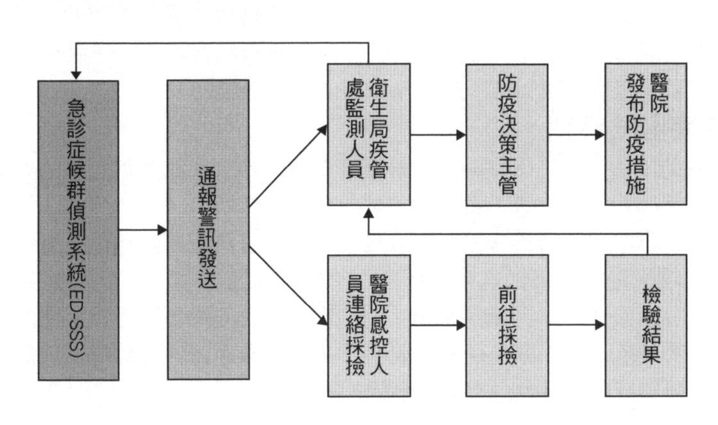

19-5 傳染病偵測

自 2009 年 4 月起，全球各地陸續爆發 H1N1 新型流感疫情，雖定義為「溫和」的大流行，但仍不斷有重症及死亡案例傳出。WHO 於 2010 年 8 月宣布解除全球 H1N1 新型流感大流行疫情，進入「後流感大流行時期」，並呼籲建議各國在後流感大流行時期，仍應持續疫情監測與通報、提供流感疫苗接種、儘早使用抗病毒藥劑治療高危險族群與重症患者。

(一) 傳染病監測

傳染病監測是影響疫情防制成效最重要的因素之一，而明確的疾病定義更與傳染病監測的落實及疫情研判的正確密不可分，透過傳染病通報之機制，衛生主管機關得以儘快掌握傳染病發生的相關資訊，及早研判疫情並投以適當的防疫人力及資源，以避免疫情的擴散，另一方面，透過傳染病通報所建立的疫情監測及資料分析等自動化應用系統，將更容易預測季節性傳染病發生變化的情形，提早對民眾進行相關的衛教宣導，以降低民眾感染的風險。

傳染病流行類型：

1. 共同來源流行：指同一致病因素的作用，而導致傳染病的爆發，如食物中毒、傷寒。

2. 連鎖流行：病原體以直接或間接的方式，在易感宿主之間傳播而引發疾病的流行，如肝炎、肺結核等。

傳染病的分類依照疾病的期間及發病的過程可區分為：

1. 急性傳染病：天花、霍亂、傷寒、腸病毒、登革熱、瘧疾等。

2. 慢性傳染病：肺結核、梅毒、癬、漢生病等。

國內傳染病通報系統：疾病管制署、法定傳染病通報系統、定點醫師通報系統、實驗室通報系統、全民通報專線、症候群監視通報系統、法定傳染病監測系統。

健康機構有權利藉由法律制定何種疾病為必須通報的法定傳染病，通常為感染性疾病，同時也根據法定傳染病的不同類別，規定法定傳染病通報的時間限制，例如：必須立刻通報、在 24 小時內、或是必須在一個星期內通報的法定傳染疾病，通報的單位則包括：執業醫師、實驗室人員或是機構（診所或醫院）。

(二) 疾病風險評估

所謂風險的概念，是指機率與疾病嚴重度有關。疾病風險評估有不同方式，英國衛生部及歐盟疾病管制中心都曾發展風險評估工具操作指引，風險評估工具為針對每一評估題項，經專家討論後依據答案之「是」或「否」決定風險路徑，並依評估流程最終停留之位置決定疾病最終之風險程度， 如「非常低風險」、「低風險」、「中度風險」、「高風險」、「非常高風險」。該風險評估之目的是指在影響人類健康的公共衛生事件發生的 24 至 48 小時內，對該疾病的風險進行快速評估，以預先知道可能的病原災害將造成的威脅及危害的嚴重性。

人類常見的傳染媒介及病原

傳染窩	傳染媒介	病原
血液	血液、針頭、其他污染設備	B、C 型肝炎病毒（hepatitis B、C virus） 人類免疫缺乏病毒（HIV） 金黃色葡萄球菌（*Staphylococcus aureues*） 表皮葡萄球菌（*S. epidermidis*）
組織	傷口引流液	金黃色葡萄球菌（*S. aureus*） 大腸桿菌（*E. coli*） 變形桿菌屬（*Proteus species*）
呼吸道	打噴嚏或咳嗽的病毒微粒	流感病毒（Influenza viruses） 克雷白氏菌屬（*Klebsiella species*） 沙門氏菌屬（*Salmonella species*）
腸胃道	嘔吐物、糞便、膽汁、唾液	A 型肝炎病毒（hcpatitis A virus） 志賀氏菌屬（*Shigellae species*） 沙門氏菌屬（*Salmonella species*）
泌尿道	尿液	大腸桿菌（*E. coli*） 綠濃桿菌（*Pseudomonas aeruginosa*）
生殖道	尿液、精液	淋病雙球菌（*Neisseria gonorrhoeae*） 梅毒螺旋體（*Treponema pallidum*） 第二型單純疱疹病毒（Herpes simplex virus type II） B 型肝炎病毒（Hcpatitis B virus）

+ 知識補充站

監視系統在歷史上的重要事件

時間	事件
1600年代晚期	Von Leibnitz 分析健康計畫中的個人死亡率。 Graunt 發表有關特殊疾病死亡率的報告。
1700年代	歐洲開始使用生命統計的數字以描述個人的健康狀態。
1840年至1850年	Chadwick發表有關個人的貧窮狀態與環境、疾病關係的研究。Shattuck在美國麻薩諸塞州調查新生兒與產婦死亡率、生活狀況與傳染病發生率之研究。
1839年至1879年	William Farr 發表有關英格蘭與威爾斯生命統計資料。
1800年代	晚期在美國及歐洲一些國家醫師被要求要對衛生機關報告特定的傳染病，例如：天花、 結核病、霍亂、鼠疫、黃熱病。
1925年	美國各州均參與罹病率的通報。
1935年	第一個國家級的健康調查在美國開始實行。

19-6 傳染鏈

傳染病的傳播，除病原體外，還有三個主要因素，即是傳染源、傳播途徑和宿主，組成的「傳染鏈」。

1. 病原體：病原體為可引致感染的微生物，如細菌、病毒、真菌（黴菌）及寄生蟲。病原體侵入宿主機體後能否致病，一方面取決於宿主的反應，另一方面取決於病原體特徵、數量及其侵入門戶等，其中病原體的特徵對病原體的致病性及其表現形式具有重要意義。

2. 傳染源：指任何病原體可賴以生存、寄居和繁殖的環境。包括人類（如病人、帶菌者和隱性感染病者）、禽畜、昆蟲和泥土。病原體通常必須倚靠傳染源作為基地，伺機感染人類。傳染期的流行病學意義在於它是決定傳染病病人隔離期限的重要依據。同時，傳染期的長短也可影響疾病的流行特徵。

3. 傳播途徑：指病原體由一處移動或被帶到另一處的傳播方式。指病原體從傳染源排出後，侵入新的易感宿主之前，在外環境中所經歷的全部過程。

傳染病的流行依賴於傳染源、傳播途徑和易感者三個環節的連接和延續，任何一個環節的變化都可能影響傳染病的流行和消長。這三個環節的連接往往受到自然因素和社會因素的影響和制約：

1. 自然因素：氣候、地理因素是影響傳染病流行過程最主要的自然因素，像是全球氣候暖化、「厄爾尼諾」現象等造成的溫度變化，帶來了新的降雨格局，造成大量水窪，為蚊蠅提供了理想的孳生場所。溫度的上升促使媒介昆蟲的繁殖生長，也促進了瘧疾、登革熱、乙型腦炎等流行。

媒介昆蟲和宿主動物特異的棲息習性也影響了相對應傳染病的流行，例如：野鼠鼠疫的傳染源旱獺，只棲息在高山、草原；而腎綜合症出血熱傳染源黑線姬鼠則棲息在潮濕、多草地區。

2. 社會因素：社會因素包括人類的一切活動，像是人們的衛生習慣、衛生條件、醫療衛生狀況、生活條件、居住環境、人口流動、風俗習慣、宗教信仰、社會動盪等。近年來新發、再發傳染病的流行，很大程度是受到社會因素的影響。社會因素對傳染病流行的三個環節都可能造成一定程度的影響。

（1）抗生素和殺蟲劑的濫用使病原體和傳播媒介耐藥性日益增強。

（2）城市化和人口爆炸使人類傳染病有增無減。

（3）戰爭、動亂、難民潮和饑荒促進了傳染病的傳播和擴散，如前蘇聯的解體和東歐的動盪局勢使這一地區上世紀 90 年代的白喉嚴重流行。

（4）全球旅遊業的急劇發展，航運速度不斷增快也有助於傳染病的全球性擴散。

（5）環境污染和環境破壞造成生態環境的惡化，森林砍伐改變了媒介昆蟲和動物宿主的棲息習性，種種現象均可能導致傳染病的蔓延和傳播。

防止傳染病擴散應控制四項因素以截斷其傳染鏈

傳染因素	控制方法
病原體	■消毒以殺掉病原體
傳染源	■及早察覺、隔離及治療患者 ■清除可供病原體繁殖的地方
傳播途徑	■保持良好個人、環境及食物衛生 ■針對不同的傳播途徑採取適當的感染控制措施
宿主（易受感染的人群）	■透過接種疫苗和健康的生活模式以增強個人抵抗力

傳播途徑及傳染病例子

傳播途徑	過程	傳染病例子
接觸傳播	經直接接觸患者的身體，像是玩團體遊戲時皮膚的觸碰；或經間接接觸沾有病原體的物件，如共用的毛巾和衣服。	急性結膜炎（紅眼症）、水痘、手足口病、頭蝨、帶狀皰疹感染、耐藥性金黃葡萄球菌感染、疥瘡
飛沫傳播	經吸入患者打噴嚏、咳嗽、吐痰或講話時所噴出的飛沫，或經觸摸沾有病原體的物件後，再觸摸口、鼻或眼睛時進入身體。	急性細支氣管炎、肺炎、季節性流感、嚴重急性呼吸系統綜合症
空氣傳播	病原體能在空氣中浮游一段時間，可經呼吸道進入人體。	水痘、痲疹、肺結核
食物或水源傳播	進食了受污染的水或食物，或是使用受污染的餐具。	桿菌性痢疾、霍亂、大腸桿菌感染、食物中毒、A 型肝炎、病毒性腸胃炎

＋ 知識補充站

常見傳染病病原體的傳染力、致病力和毒力

強度	傳染力（繼發感染數／暴露數）	致病力（發病數／感染數）	毒力（重症例數或病死亡數／總病例數）
高	天花、痲疹、水痘	天花、狂犬病、痲疹、普通感冒、水痘	狂犬病、天花、結核、痲風
中	風疹、腮腺炎、普通感冒	風疹、腮腺炎	脊髓灰質炎、痲疹
低	結核	脊髓灰質炎、結核	痲疹、水痘
極低	痲風	痲風	風疹、普通感冒

19-7 新興傳染病

新興傳染病顧名思義當然是指全新的傳染病。另一個名詞叫作「再浮現傳染病」，指的就是半新的傳染病。因為微生物必須得新，才能跳脫既有的管控模式而造成流行。所以在人類既有的管控制度之下，若能造成流行者絕大部分是新興或再浮現傳染病，但要認定是新興或再浮現傳染病之前，必須要先排除現行管控體制是運作正常而且無漏洞。

由於遺傳基因的變異大多會造成生物特性的重大改變，多數是以新興傳染病或是不成功的突變株來表現。再浮現傳染病大多沒牽涉到基因本體的重大變異，而是經由質體或噬菌體的介入，向外界取得了新的致病因子。

若欲細數近年來人類出現的新興傳染病，排名第一的就是愛滋病。愛滋病由於無法根治，病例數不斷攀升，目前已被世界衛生組織認定為未來人類的四大病之一，也是唯一入榜的傳染性疾病，堪稱最成功的新興傳染病。

1973 年至今，國際上發現 30 多種新興傳染病。近年來在臺灣發生的新興傳染病包括 O157 型大腸桿菌感染症、類鼻疽、炭疽病、萊姆病、及鉤端螺旋體病、抗藥性結核病、漢他病毒肺症候群、抗萬古黴素的金黃色葡萄球菌、HIV/AIDS、SARS、新型流感等。

SARS 病毒由於並非來自於常見動物，因此要變成經常造訪人間的傳染病並不容易；但由於其儲藏窩尚未找到，SARS 仍有機會捲土重來。

綜觀人類近 20 至 30 年的新興傳染病多是來自於氣候變遷及病原菌之跨族系傳播，這兩者其實都與人類恣意破壞環境息息相關。

任何傳染病防制的法則均是三部曲：先將病人診斷出來、隔離治療、並找出接觸者進行有效管理。然而碰到新興傳染病，整個防制三部曲第一步就觸礁了，因為沒有辦法有效的診斷，所以新興傳染病的防制必須有別於傳統傳染病的防制法則，其中最重要的就是診斷，也就是說雖然此病為第一次造訪人間，但還是要能有效的嗅出新興傳染病的出現。

新興傳染病通常是人畜共通的疾病，而且動物由於缺乏完整的醫療體系，通常死亡率高於人類，因此很多新興傳染病在出現人類疫情之前，會先出現異常動物死亡的現象。

在發生新興傳染病的流行時，我國仍面臨缺乏防疫統一指揮與管理、基層公共衛生系統功能萎縮、中央與地方分工權責不清、公共衛生人力不足的問題。因此，設立國家防疫基金、加強基層公共衛生人員防疫專業技能、落實衛生署與衛生局主管人員的防疫專業歷練、彈性進用感染科醫師與高科技專業人才、加強中央與地方人才交流，都是未來努力的重要方向。

臺灣地區感染性疾病研究 SWOT 分析

優勢	機會
●生物醫學研究的基礎架構已建立 ●有受過優質訓練的科學人才 ●臺灣有優良的防疫體系，深受國際肯定。	●臺灣地區地狹人稠，易有疫情，臨床病人資料及檢體足夠研究。 ●臺灣有優良的醫療體系及人才，在某些研究領域亦有國際級專家。
劣勢	**威脅**
●人才分散於各研究機構 ●無常設機構從事新興感染症研究 ●沒有良好的實驗動物模式及設備 ●於臨床研究方面，各大醫院缺乏整合。	●新興感染症為各國研究重點，競爭激烈。 ●亞洲許多國家在科學研究上，進步神速，臺灣過去在生醫方面的研究優勢不在。

H1N1 新型流感大流行的經驗

圍堵	減災	疫苗接種
2009.4～2009.6	2009.6～2010.3	2009.11～2010.9
・發布旅遊警示 ・重點航班登機檢疫 ・入境有症狀旅客後送採檢，檢驗陰性方能離開 ・疑似個案處置 －24小時內通報 －強制隔離治療 －接觸者預防性投藥	・監視疫情趨勢 ・強調個人衛生及生病在家 ・停課規範由「全校」改為「班級」 ・提升藥物普及性，引導輕症病患就近診治	・初期依優先順序（防疫人員第一優先） ・後期鼓勵機關及社區揪團接種

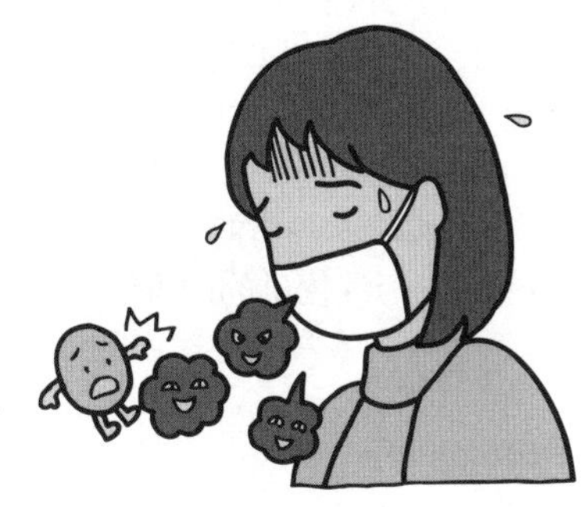

20-1 大量傷患之處理

對於大量傷患或災難的現場，救災救護醫療人員一到達現場，應立即蒐集現場相關的資料，傳送回救災救護指揮中心及系統，以促進緊急動員的決策。

現場評估應包含下列三方面：

1. **描述現場**：迅速且扼要檢視災難現場，將整個情況回報指揮中心。
2. **現場安全**：判定現場可能存在的危害因素。
3. **病患情況**：提供所有傷患大致的評估並回報訊息，包括需要醫療照護的人數、大致傷情的種類及嚴重度、將後送到特殊醫療院所的病患數目。

災難發生後，可能影響的醫療照護體系相關問題包括下列層面：

1. **災民或傷患之照護**：因災難而產生之傷病患大致可分為四類：（1）死亡或送達醫院時已死亡者。（2）生命危急，需要立即給予醫療照護者。（3）無生命之虞，但是需要住院之醫療照護者。（4）不需至醫院接受醫療，或僅需要門診或急診處理，不需要住院之醫療照護者。

不同的災難規模或類型，產生的傷病患類別與分布比例亦有所不同，對於第一類傷患緊急救護系統所能提供的協助有限，根據文獻大約只有 20% 至 25% 的災難後迅速死亡病患，可因有效率的現場及到院前救護而存活，而第二類傷患的預後，則仰賴到院前緊急救護與醫院為基礎的緊急治療。而上述兩類病患其時間因素十分重要，以地震為例，搶救生命的黃金時間大約是在前 6 個小時內，醫療照護系統對於災難應變的目標即是有效地運作以降低病患的死亡率。

此外，第三類與第四類的患者雖無生命的危險，但是可能占了傷患的大多數，以地震為例，大約 70% 至 90% 的傷患屬於此兩類傷者，這些傷患也占了運用醫療照護體系的大多數，若無法妥善處理，可能造成醫療照護體系的瓦解。因此，理想的災難應變模式，應以區域為考量基礎，統合該地區醫療照護系統的資源，同時兼顧此四類傷患的照護。

2. **到院前救護系統的運作**：到院前救護已被視為現代醫療照護體系中重要的一環，在災難發生後，同樣扮演重要的角色，一方面須避免延遲傷患接受醫療的黃金時間，另一方面也要避免造成醫院作業的耗竭或瓦解，所考慮的因素包括：（1）傷患的嚴重程度評估（檢傷分類）。（2）醫院的照護能力。（3）傷患的人數。（4）可提供照護的醫院數。（5）可提供照護醫院與災區的距離。（6）運送傷患至醫院所需的時間。

3. **醫院**：醫院所提供的緊急醫療照護在災難應變中，仍然是影響傷患預後的重要因素，但是同時必須考慮到醫院的照護能力，尤其需要考慮到下列兩項因素：（1）醫院的脆弱度：醫院本身可能受到災難的波及而影響其照護能力。（2）醫療照護能力：醫院在災難時，所能提供的照護能力，可能比平時狀況所能提供的醫療照護能力為高，如開刀人數、住院人數、急診人數等，都必須視各醫院個別之狀況而定。

醫院在災難後的受損情形可分為三類

第一類	完全受損之醫院，無法提供任何醫療照護，必須把住院病患全數疏散撤離至其他醫療機構。
第二類	醫院為暫時受損，在很短時間內即可恢復運作提供醫療照護。
第三類	醫院起初可提供醫療照護，但是在一段時間後因資源的耗竭而使照護能力下降，或完全無法提供醫療照護。

到院前救護系統的運作在災難應變中要考慮的因素

救護的能力	災難的傷患中有多少人（或比例）需要到院前照護，而該地區的緊急救護系統可提供多少即時且適當的到院前救護
運送傷患的系統網路	災難發生地區可提供多少救護車與運送能力，可能的影響因子包括交通狀況與循環時間等
病患的分配	如何將傷患分配送至適當的醫院接受即時的治療

英國處理大量傷患事件要求具備四項能力的結合

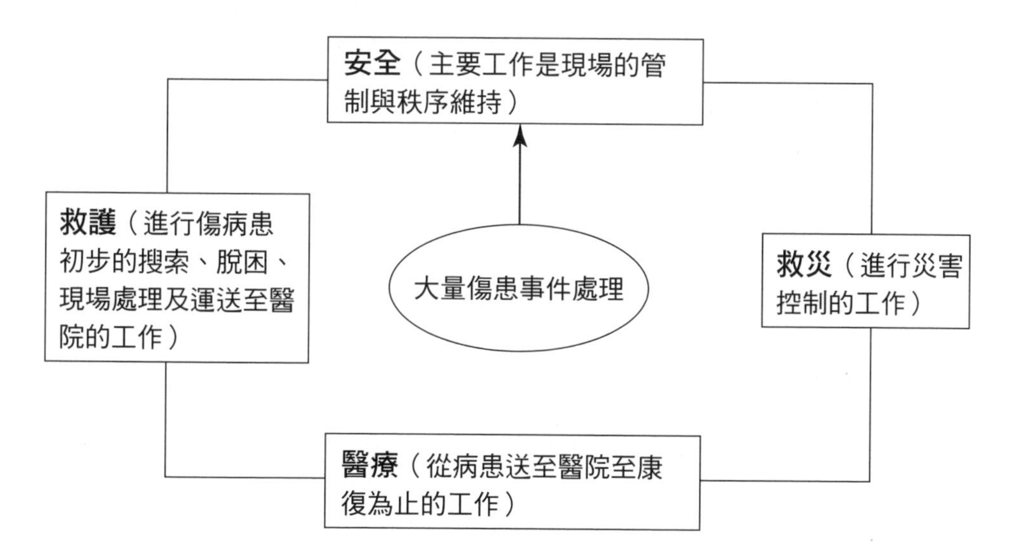

20-2 災難醫療應變

當今世界由於自然災害、突發工安意外、交通事故及公共衛生疾病失控、恐怖攻擊等災難事件頻頻發生，雖然災難型態各有不同，但歷史記載的災難也不計其數，因為牽涉到人員傷亡的重大課題，因此醫學界為了可以將災難造成的人命損失降到最低，將災難管理的觀念與醫學結合，發展出災難醫學，企圖以科學的研究精神，來加強災害搶救生命的效率，其中就涉及緊急救護醫療與災難救援醫學兩項範疇，甚至可以發展出國際災難醫學的範圍。

(一) 災難醫療

現代的災難醫療，其定義比過去廣泛許多，必須要考慮災區民眾及整個社會在各個災難時期的醫療需求。所以現代災難醫療的定義：研究及協同運用各種不同的醫療專科，如急診醫學、小兒科、流行病學、營養學、公共衛生學、社會醫學、社區醫學及國際醫療援助等，協同其他災難應變的各種專業與科系，來預防疫情、緊急處置及建設恢復因災難所產生的各種健康問題，重建社會的結構以滿足各種需求。

(二) 災難救援醫學

災難救援醫學（DRM）是研究災難發生時以科學的方式與方法、有組織地進行救援的一門醫療科學。災難救援醫學涉及災害救援時的各個階段，是災難救援的重要組成部分。災害發生後，必須及時組織各層級的救援力量，利用搜救、通訊、醫療設備，在災害現場為受災民眾提供及時有效的醫療救助，進行立即必要的醫療處理以挽救生命或減輕傷殘，並可在醫療監護下運用各種交通手段，儘快將患者運送至醫療區或醫院接受進一步救治。

災難救援醫學的任務包括：

1. 搶先進行災害現場傷患的救治，包括在災害現場搜索且營救倖存者、完成建立救護站、進行檢傷分類、分級救治與後送。
2. 執行災難醫學為災區群眾提供緊急醫療救助。
3. 執行災難醫學從事衛生防疫工作包括檢驗水質安全、災後傳染病的預防與處理。
4. 災後配合災難醫學從事災民心理障礙的處理。
5. 參與災後緊急醫療系統重建和災害醫療培訓工作。

在災害發生時，災難衝擊時期並不一定產生緊急醫療上的災難事件而已，緊急醫療系統的應變方案也只是災難應變系統重要的一部分，因此緊急醫療系統的大量傷患事件應變方案，與各級政府或是組織所應設計的災難應變兩者並不會相等，也可以說醫療系統災難應變計畫是處理因緊急醫療系統超過負荷之外或是醫療系統無法正常運作的特殊情況。醫療系統災難應變除了大量傷患的處理，還應包括其他相關醫療的領域，像是緊急醫療需求的評估、協調與指揮系統建立、以及公共衛生、環境醫學、預防醫學的處置等，而為健全災害救援任務的完整，災難救援醫學也是重要的一環，包括利用搜救、通訊、醫療設備已增加災民生命存活的機會。

災難發生的五種時期

1	災難前期	指的是兩次災難之間，對人們生命財產沒有威脅的時期。
2	警戒期	某些災難可以預測的，當有災難將要來臨的預警時期。
3	衝擊期	當災難開始發生對人們產生直接或間接造成生命財產的損失。
4	緊急應變期	人們在災難之後，開始進行各種措施：搜救、緊急醫療、通訊及交通的恢復，藉以減少人命財產的損失。
5	重建恢復期	災難發生後的社會或政府，使用各種措施及方法企圖恢復災難衝擊前的狀態。

政府面臨的主要危機風險

自然人文社會環境變遷

自然環境異常	科學進步快速	社會問題複雜	全球化
·風災 ·水災 ·旱災 ·海嘯 ·地震	·基因食品 ·電磁波 ·網路駭客 ·金融詐騙	·工業污染 ·黑心商品 ·毒品氾濫 ·農藥殘留	·傳染病 ·恐怖活動 ·國際政經變化

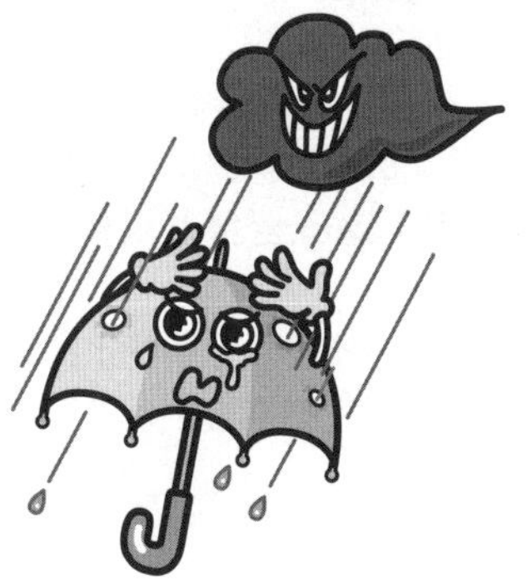

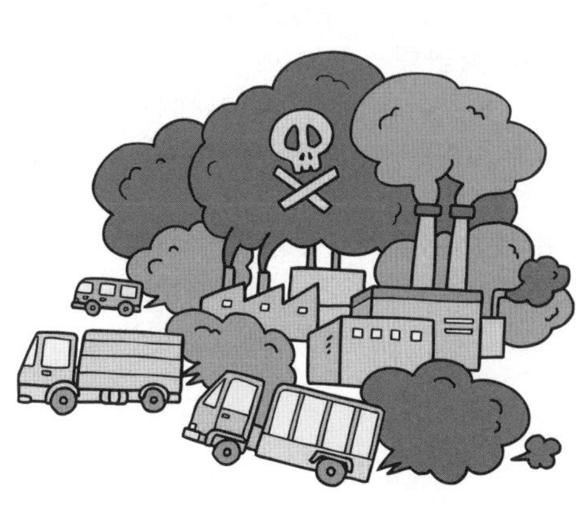

20-3 災難的公衛應變

大部分所有災難之立即性危害與公共衛生沒有重大關連，除了疫災及生物恐怖攻擊例外，但是潛在性危害則多和公共衛生有關聯 ，潛在性健康危害大多可以預防或減緩，立即性健康危害雖是引發恐懼的主因，但是潛在性的健康危害才是折磨人的夢魘。災難並非總是需要食物、礦泉水、收容所和基本健康照護，但是都必須預防發生傳染病的發生。

目前我國的災害應變管理體系是依照災害類型和權管單位做區分，《災害防救法》所列之 16 種災害分屬 5 機關、《核子事故緊急應變法》所定義由原能會主管之核子事故、依《傳染病防制法》授權由衛生署主管之「生物病原災害」、未明確定義主管機關之各類「恐怖攻擊」，以及國防部《全民防衛動員準備法》和內政部《民防法》共管之戰爭與危機動員等。各類災害在跨部會聯合應變，中央與地方權責劃分，各項減災、整備、應變之分工方式、應變啟動程序、人物力動員方法等，皆依其法規規範與業務計畫內容而有所差異。

要提升各級應變單位之能力，除了藉由強化各級單位對於災害管理的重視，以使相關業務能獲得適當之經費與人力挹注，另外也要透過改善作業流程，落實教育訓練，提高相關監測與情資蒐集系統之效能等手段，藉此強化災害管理之能力，也強化面對複合式災害與新興災害之聯合應變能力，對於發展全災害應變實有迫切的需求。

災難心理衛生介入原則

1. **促進安全感**：促進安全感可減輕創傷壓力反應的生理層面，並且能改善妨礙復原的認知歷程，如世界是全然危險的信念，以及對未來風險的悲慘化及災難化的態度。

2. **促進平靜穩定**：促進平靜穩定可減輕可能蔓延至不同場合的創傷焦慮，並能減輕強烈的激動反應、麻木等情緒波動。這些反應會干擾睡眠、飲食、決策及生活事務表現，若反應持續，進一步易導致恐慌、解離、創傷後壓力症候群（PTSD）、憂鬱、焦慮與各種生理問題。

3. **提升自我與集體效能感**：提升自我與集體效能感，以改善個人管理困擾事件能力的信念，此目標主要透過對想法、情緒與行為的自我管理達成。

4. **促進聯繫**：創傷後的社會支持已證實是對創傷後壓力症候群極重要的風險復原因子。促進社會聯繫，有助於個人獲取災難應變資訊，並且提供情緒瞭解接納，讓實際問題獲得解決，也分享創傷經驗、正常化反應與經驗、因應互相教導等支持層面之機會。

5. **灌輸希望**：灌輸希望是災後介入的關鍵要素，因為災後顯現正向結果者，通常是維持樂觀且具有正向期待，並擁有可預期生活與自我的信心，以及有其他希望信念的人。

2011 年前 5 大天災損失事件

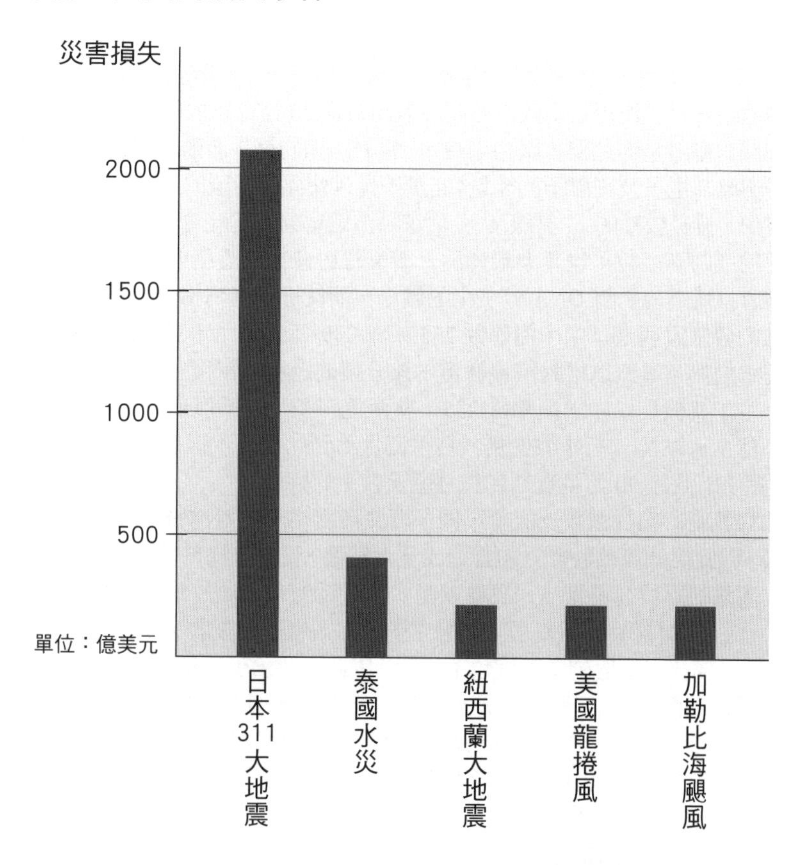

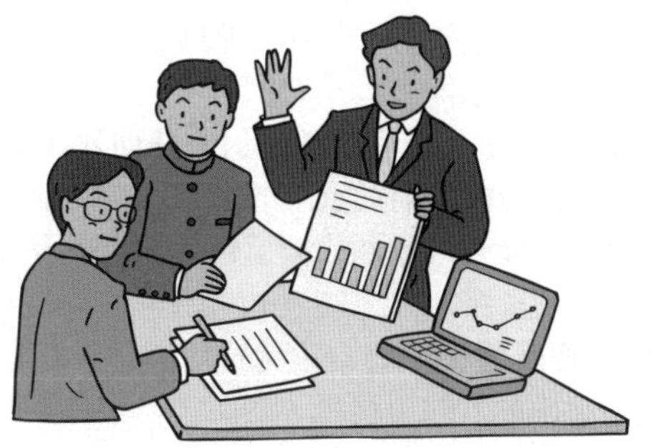

+ 知識補充站

救援介入所需的時間，一般國內約2個小時以內，鄰近國家救援約24小時，國際援助則是3至7天。

20-4 輻射防護

2011 年日本 311 大地震所引發的海嘯，造成福島第一核電廠發生嚴重事故，大量輻射物質釋放到外界，使得日本政府強制疏散距電廠 20 公里以內的居民。

許多人聞「輻射」而色變，嚴格來說，「輻射」指的是「游離輻射」，是一種強度足以使原子游離為電子及正離子的能量;能量不足以使原子游離的，則為「非游離輻射」。在電磁波中，波長較短的 χ 射線及 γ 射線為游離輻射，其餘皆為非游離輻射。另外，以超高速前進的高能粒子也是游離輻射。游離輻射會對人體造成傷害，主要是因為其能量有機會打斷遺傳物質 DNA 分子中的鍵結，而使細胞受到損傷。

核電廠的發電原理是以中子撞擊鈾 235 或鈽 239 等放射性元素，造成核分裂並放出熱能，將水加熱為蒸汽以推動汽機發電。核分裂的過程非常複雜且多元，福島第一核電廠的一、二號機是以中子撞擊鈾 235，會產生許多半衰期僅幾分鐘甚至分秒不到的「短命核種」，以及一些非常少量、幾乎測量不到的核種；但是也會產生如碘 131、銫 134、銫 137 及鍶 90 等半衰期較長且產量較大的核種。

不同核種放出的輻射種類及能量不同，即使活度相同，對物質造成的破壞程度也可能不一樣。因此要計算輻射會對物質造成多大破壞，得看該物質會吸收多少輻射能量，這種吸收劑量的單位為葛雷，一葛雷就是一公斤物質會吸收一焦耳能量。然而輻射有 α、β、γ、χ 射線、高能質子、高能中子等，人體組織吸收不同輻射所受到的傷害不一樣，不同部位對輻射的敏感度也不相同，因此人體承受的輻射劑量以「有效劑量」來表示，單位為西弗。若是 β、γ、χ 射線照射到全身，人體各組織的吸收劑量平均之後，一西弗大約為一葛雷（其他種類輻射造成的有效劑量需經過換算）。

個人防護目的是防止放射性物質通過呼吸道、消化道、皮膚（包括傷口）進入體內。放射性工作場所應按其工作性質與級別配備相應的個人防護用品，如口罩、工作服、手套、帽子、工作鞋、圍裙、套袖，甚至氣衣和頭盔。工作人員必須正確使用防護用品。嚴禁在放射性工作室飲水、吸菸、進食、存放食物和用嘴吸放射性移液器具。

輻射防護基本三原則：

1. 實踐的正當化：產生游離輻射的任何實踐要經過論證，確認該項實踐是值得進行的，其所致的游離輻射危害同社會和個人從中獲得的利益相比是可以接受的。如果擬議中的實踐不能帶來超過代價（包括健康損害代價和防護費用的代價）的淨利益，就不應採用該項實踐。

2. 輻射防護最優化：應當避免一切不必要的照射，以輻射防護最優化為原則，用最小的代價獲得最大的淨利益，從而使一切必要的照射保持在可以合理達到的最低水平。

3. 個人劑量的限制：在實施上述兩項原則時，要同時保證個人的劑量當量不超過規定的限值。

輻射線的特性

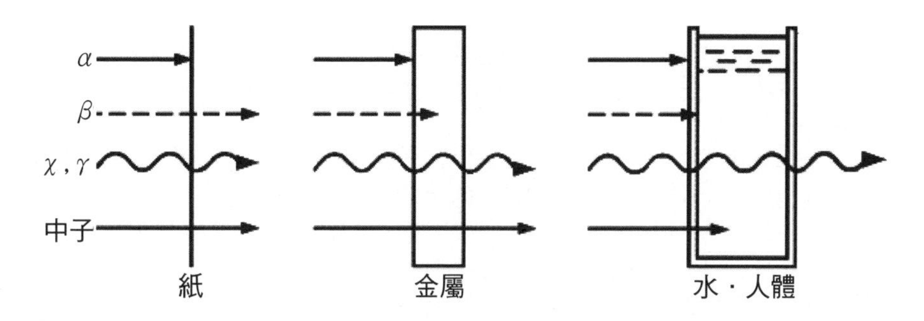

輻射核種與特徵

輻射性核種	物理半衰期	生物半衰期	有效半衰期	影響之器官
鈽 239	24,400 年 24,400 年	200 年 500 天	198 年 500 天	骨骼 肺部
鍶 90	28 年 28 年	50 年 49 年	18 年 18 年	骨骼 全身
銫 137	30 年	70 天	70 天	全身
碘 131	8 天	138 天	7.6 天	甲狀腺
鈷 60	5.3 年	9.5 天	9.5 天	全身
釔 90	64 小時 64 小時	38 年 49 年	64 小時 64 小時	全身 骨骼

＋ 知識補充站

輻射劑量單位表

單　位	說　　明
貝克・居里	輻射強度，1居里＝370億貝克（3.7×10^{10}）
葛雷・雷得	吸收劑量，物質吸收的輻射能量，1葛雷＝100雷得 雷得×射質因素＝侖目
西弗・侖目	對生物體影響的輻射等效劑量，1西弗＝100侖目

20-5 天災之公共衛生與社區應變

醫療救援隊的人員必須了解常見各種災難所面臨之不同疾病或傷害特性是非常重要的，因為這有助於標準化人力、救助設備的整備與職能訓練 。

(一)風災

颱風暴雨襲擊時可能發生土石流或地層滑動以及房屋倒塌，將人員掩埋於泥漿砂石土體裡，使傷患不能呼吸而發生不同程度的窒息。人體被掩埋時，可因吸入泥漿而引起咽喉呼吸道的梗塞，出現呼吸急促，呼吸困難，頸靜脈怒張，繼而出現發紺，陷入昏迷狀態，最後引起循環與呼吸衰竭，心跳呼吸停止而死亡。

土埋窒息傷患的搶救處理原則是：首先從掩埋泥土和砂石或倒塌建築物中把傷患搶救出來。由於呼吸道梗塞和窒息的傷患，病情危急，需迅速移至安全地區就地搶救生命為首要目的。

傷患被掩埋在泥漿砂石中，口鼻會被異物堵塞，發生窒息，因此傷患挖出後應立即清除口、鼻異物，保持呼吸道通暢。解除傷患上呼吸道梗塞可作氣管插管術，這是搶救窒息者的有效方法。颱風災害發生後，若由於發生建築物倒塌而產生大量擠壓傷的傷患，其肌肉部位受擠壓後極易產生擠壓症候群（壓迫症候群、腔室症候群），嚴重威脅傷患的生命安全。

(二)水災

水災對人的直接傷害：1. 溺水死亡。溺水致死主要原因是人被風暴或洪水捲入深水中，水阻塞了呼吸道，造成溺水窒息死亡。2. 體溫迅速下降，導致低體溫致死。3. 各類創傷，若發生擠壓傷的傷患，常伴有複合性損傷且傷情複雜。4. 水災後傳染病對人的傷害。

(三)土石流

土石流對人員傷害以擠壓性外傷、骨折、掩埋造成呼吸道阻塞性窒息死亡及精神上創傷為主要特徵。醫療救援隊人員急救的要求，首先以呼吸道阻塞的急救為第一重點，此外是各種外傷的急救。

(四)地震

地震災害致傷致病的特點是傷亡分布很廣，受傷類型與傷勢也很複雜。災區自救能力受損或癱瘓，外界營救人員也很難及時進入，加重了人員傷亡。除人員嚴重傷害外，地震還可能引發多種繼發災害如火災、核生化學災害，可產生相應的燒傷、凍傷、化學傷害等各種傷類。

地震發生後傷患搜尋及挖掘困難，救治也相對困難。傷亡者絕大多數是在建築物倒塌或毀壞當時受到砸擊而傷亡。

地震傷病患的轉運，一般使用消防單位或醫院救護車，但由於傷病患數量龐大，傷情類複雜，時間迫切，轉送任務極其繁重。合理選用轉送工具，轉送工具內的配置也很重要，主要取決於病患可供轉送的條件。

地震傷患除了傷勢嚴重，如果災區醫療癱瘓，外科處理能力困難，重大外傷病患經常會得不到及時的醫療處理，若是加上沒有交通工具或道路遭到破壞，就更是不能及時轉送傷患了。

常見地震傷害類型分析

地震傷害主要類型	地震衍生其他傷害類型
1.一般外傷、擦傷、撕裂傷。 2.機械性損傷（四肢骨折、截斷、脊柱骨折、截癱）併閉合或開放性傷口。 3.內臟器官外露、破裂、出血、梗塞、壞死。 4.埋壓或堵塞呼吸道而窒息。	1.饑餓脫水：環境惡劣，長時間斷水斷食，瀕於死亡。 2.燒傷：可使電器、爐火、瓦斯外洩或其他易燃品發生事故而釀成火災。 3.凍傷：寒流加上避震或野營，若下雪防寒條件差，可發生低體溫或凍傷。 4.精神疾病：災後精神障礙的創傷後壓力症候群（PTSD）。 5.一般大眾化疾病：胃腸病、呼吸道疾病為多。 6.多種續發傳染病。 7.慢性病的失控或惡化：心血管疾病。心臟疾病的發病率和死亡率增高。 8.地震傷最常見的併發症是休克和壓迫症候群、腔室症候群，發生休克的主要原因是大量失血、脫水、疼痛和感染。

洪災的一般現場救護及災後易發生的傳染病

洪災的一般現場救護	
第一階段救護組織	主要依靠當地自救互救。主要的任務是尋找受困和受傷人員。能立即對危重傷患及時進行就地搶救並予轉運。
第二階段救護組織	由衛生機構以及各醫療機構派出的醫療小分隊組成。可對傷患作進一步救護。主要任務是在完成救護站建制後，接受災難現場轉來的危急重傷病患繼續進行搶救，可完成一些小型急救手術；做進一步處理後，並再進行檢傷分類、後送，或留治。
第三階段救護組織	由區域緊急醫療救護系統醫院或指定專責醫院等組成。主要任務是，分工負責現場轉送來的所有傷患。對於短時間內發生的大批傷患，展開院內外大量傷患救治作業有時必須透過政府衛生機關的災難醫療整合系統繼續後送。
洪水災害過後易發生的傳染病	
呼吸道傳染病	大雨後氣溫驟降災民受風吹雨淋，抵抗力下降，極易爆發呼吸道感染、流行性感冒及呼吸系統傳染病的流行。
消化道傳染病	水災極易引起水源污染，飲用水來不及消毒，易爆發引起消化道傳染病的流行。常見的有急性胃腸炎，細菌性胃腸炎，甚至可發生痢疾、傷寒和副傷寒、霍亂疾病的流行。
病媒蚊蟲傳染病	洪災過後，積水使蚊蟲大量孳生繁殖，傳播疾病。如登革熱、流行性腦炎、瘧疾等均可在災後爆發流行。
動物傳染性疾病	鉤端螺旋體、布氏桿菌病在洪水災時也會流行。
其他疾病	食物中毒、流行性出血熱、急性出血性結膜炎、毒蛇咬傷、皮膚炎等。

21-1 公共衛生監測

所謂的「公共衛生監測」就是連續有系統收集疾病或其他衛生事件的資料，經過分析、解釋後及時將資訊回饋給所有應該知道的人（如決策者、衛生部門工作者和公眾等），並且運用監測資訊的過程。第 21 屆世界衛生大會將監測的概念擴大到包括傳染病在內的所有衛生事件。

公共衛生監測有三個要素：1. 連續且系統性收集疾病或其他衛生事件資料，發現其分布特徵和發展趨勢；2. 對原始監測資料進行整理、分析、解釋，將其轉化成有價值的信息；3. 及時將資訊回饋給所有應該知道的人，利用這些資訊來制訂或調整防制策略和措施。這三個要素缺一不可。

公共衛生監測的目的：1. 確定主要的公共衛生問題，掌握其分布和趨勢；2. 查明原因，採取干預措施；3. 評價干預措施效果；4. 預測疾病流行；5. 制訂公共衛生策略和措施。

傳染病監測的內容則是包括：1. 人口學資料；2. 傳染病發病和死亡及其分布；3. 病原體型別、毒力、抗藥性變異情況；4. 人群免疫水準的測定；5. 動物宿主和媒介昆蟲種群分布及病原體攜帶狀況；6. 傳播動力學及其影響因素的調查；7. 防制措施效果的評價；8. 疫情預測；9. 專題調查（如爆發調查、漏報調查等）。

非傳染病監測的內容則包括：1. 人口學資料；2. 非傳染病發病和死亡及其分布；3. 人群生活方式和行為危險因素監測；4. 地理、環境和社會人文（包括經濟）因素的監測；5. 飲食、營養因素的調查；6. 基因型及遺傳背景因素的監測；7. 高危人群的確定；8. 預防和干預措施效果的評價。

疾病監測的概念如下：

1. **被動監測**：下級監測單位元按照常規上報監測資料，而上級監測單位被動接受。
2. **主動監測**：上級監測單位元專門組織調查或者要求下級監測單位嚴格按照規定收集資料。
3. **常規報告**：由法定報告人上報傳染病病例。
4. **哨點監測**：對能夠反映總人群中某種疾病流行狀況的有代表性特定人群（哨點人群）進行監測，以瞭解疾病的流行趨勢。
5. **病例為基礎的監測**：是指監測目標疾病的發病和死亡情況，並且收集每一例病例的信息。
6. **事件為基礎的監測**：是指收集與疾病有關的事件資訊，以事件為單位報告，對疾病進行監測。
7. **人群為基礎的監測**：以人群為現場進行監測。
8. **醫院為基礎的監測**：以醫院為現場進行監測。
9. **實驗室為基礎的監測**：主要是採取實驗室檢測手段對病原體或其他致病原因開展監測。

突發公共衛生事件是指突然發生或者可能造成社會公眾健康有嚴重損害的重大傳染病疫情、群體性不明原因的疾病、重大食物中毒和職業中毒，以及其他嚴重影響公眾健康的事件。

公共衛生監測的種類

疾病監測	傳染病監測
	非傳染病監測
與健康相關問題的監測	行為危險因素監測、出生缺陷監測、環境監測、藥物不良反應監測、營養和食品安全監測、突發公共衛生事件監測和計劃生育監測

疾病防制策略和措施與公共衛生監測的關係

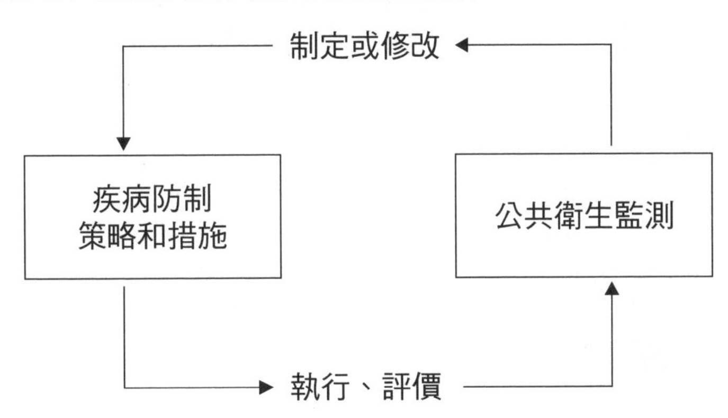

公共衛生監測的程序、基本過程與評價

公共衛生監測的程序	☐建立監測組織和監測系統 ☐公共衛生監測的基本過程 ☐公共衛生監測系統的評價
公共衛生監測的基本過程	☐資料收集 ☐資料分析：核實、分析和解釋 ☐資訊回饋：縱向和橫向回饋 ☐監測資料的利用
公共衛生監測系統的評價	☐敏感性（sensitivity） ☐及時性（timeliness） ☐代表性（representativeness） ☐陽性預測值（positive predictive value） ☐簡便性（simplicity） ☐靈活性（flexibility） ☐可接受性（acceptability）

21-2 流行病學緒論

(一)流行病學定義

流行病學(epidemilogy)的英文來源於希臘字EPI(在……之中、之上)和DEMO(人群);直譯為研究在人群中發生(事情)的學問(學科,OLOGY)。

流行病學是研究人群中疾病與健康狀況的分布及其影響因素,也是研究防制疾病及促進健康策略和措施的科學。

流行病學作為醫學的分支學科,這個事情首先是指人群中的疾病問題。由於不同時期影響疾病和健康的因素也不同,人們在不同的歷史時期所面臨的疾病和健康問題也不同,因此不同時期流行病學的概念或定義隨著社會的發展而變化,具有明顯的時代特徵。

1. 流行病學的研究物件是人群。
2. 流行病學關注的事件包括疾病與健康狀況。
3. 流行病學主要研究內容是:(1)某(些)事件在人群中是怎樣分布的,即揭示現象;(2)什麼因素導致某(些)事件在人群中呈現如此分布,即找出原因;(3)用什麼策略和措施可以改變這種分布,即提供措施;(4)評價策略和措施的效果,即評價效果。
4. 流行病學研究和實踐的目的是防制疾病、促進健康。

(二)流行病學基本原理

1. 分布論即疾病或健康狀況在人群中的分布不是隨機的,描述疾病與健康狀況的分布主要有幾個方面:(1)是人群特徵:如男性、女性,不同年齡,不同民族,不同職業等;(2)是時間特徵:如不同季節,不同年份等;(3)是地區特徵:如沿海與內陸,山區與平原等。分布論是流行病學最基本的理論。
2. 病因論就是指所有能引起某疾病發生概率增高的因素都可稱為是該病的病因或危險因素。按病因的自然社會屬性大致可分為:(1)自然因素:可以是生物的、物理的、化學的等因素,如空氣、水、土壤等;(2)社會因素:如交通運輸、人員流動、醫療衛生條件、醫療制度等;(3)飲食行為因素:如吸菸、飲酒、高脂飲食等;(4)機體因素:如機體易感狀態、營養狀況、心理因素等。
3. 健康—疾病連續帶的理論即機體由健康到疾病是一個連續的過程,在這個過程中受多種因素的影響,有一系列相互聯繫、相互依賴的機體疾病或健康標誌發生。
4. 預防控制理論根據疾病發生、發展和健康狀況的變化規律,疾病預防控制可以採取三級預防理論:第一級預防是病因預防,即防止疾病的發生;第二級預防是早發現、早診斷、早治療(慢性非傳染病的三早)或早發現、早診斷、早報告、早隔離、早治療(傳染病的五早);第三級預防是合理治療疾病並防止傷殘、延長生命。
5. 數理模型即人群中疾病與健康狀況的發生、發展及分布變化,受到環境、社會和機體多種因素的影響,它們之間具有一定的函數關係,可以用數學模型來描述疾病或健康狀況分布的變化規律。在一定的條件下,可以預測它們未來的變化趨勢。

流行病學的黑箱理論

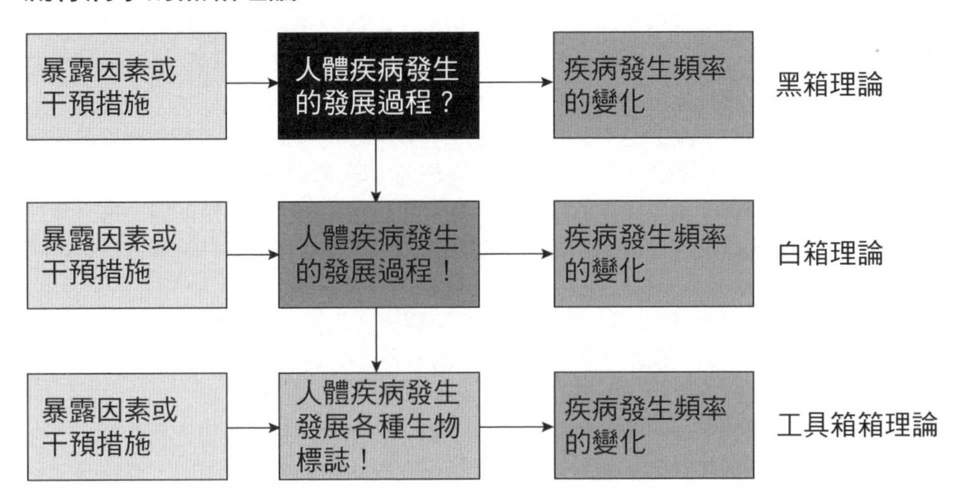

健康—疾病連續帶示意圖

模式I

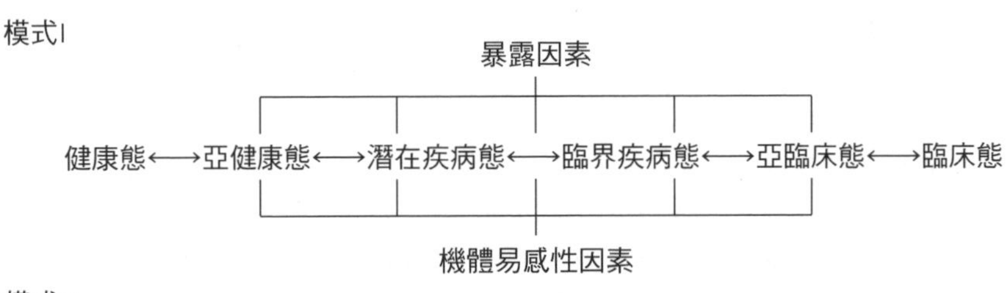

模式II

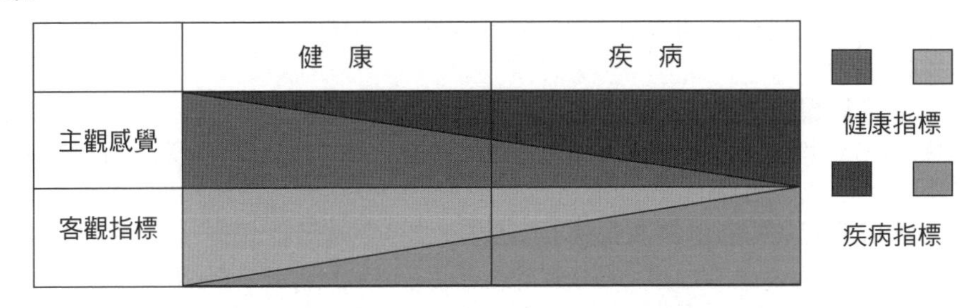

21-3 流行病學研究方法

幾千年來，人類一直面臨著疾病為什麼會發生、如何預防等因果判斷問題。在沒有任何生物學實驗技術的年代，通過對多個物件的觀察獲得簡單的經驗性結論成為當時解答上述問題唯一可行的方法。這就是流行病學研究方法的雛形。

20 世紀中期開始，為適應多病因論的需求，在統計學的幫助下，流行病學群體研究方法又有了突飛猛進的發展。混雜因數、效應修飾因數的處理技術不斷完善，解決了在多個病因存在條件下生物現象的或然性問題及巧合現象，因果判斷的能力進一步加強。如今，流行病學的群體研究方法已被醫學各領域廣泛應用，成為醫學各學科不可或缺的研究方法。

1. **觀察法：**就流行病學而言，觀察法就是不對研究物件施加任何實驗措施，觀察人群在自然狀態下疾病、健康狀況及有關因素的分布特徵。根據選擇的研究物件不同，觀察法又有描述流行病學和分析流行病學之分。

2. **實驗法：**觀察是指對自然現象的「袖手旁觀」，而實驗是指對研究物件有所「介入」並且前瞻性地觀察介入手段的效應。因為研究物件和研究目的不同，實驗研究又有現場實驗和臨床試驗之分。

在醫學研究中，流行病學研究方法主要用於瞭解事件的分布特徵、判斷兩個及兩個以上事件之間是否有關聯及關聯性質和關聯程度。

流行病學研究設計的基本內容：

1. **查閱有關文獻提出研究目的：**研究的設計者需要根據掌握的資訊提出此次研究將說明的科學問題（研究目的）是什麼。這是研究設計的首要前提。後來的所有設計思路都應圍繞著這一前提而展開。

2. **根據研究目的確定研究內容：**確定研究內容時應注意：研究者應對所研究的科學問題及其相關知識有深刻的理解，這是確定研究內容的前提，否則將不可能用最適宜的研究內容論證出無懈可擊的研究結論。要重視環境與人類疾病的關係、重視多病因論，要在多病因論的基礎上確定研究內容。研究內容的多少要適當。過多、過細，超出了研究的需要是不可取的；但研究內容過少、過粗，無法說明研究目的的話將會毀掉整個研究。

3. **結合具體條件選擇研究方法：**經過認真思考，設計者要在綜合分析了右側的問題後，在幾類流行病學研究方法中選擇既能實現研究目的且力所能及的研究方法用於本次研究。

4. **根據研究內容設計調查表格：**調查表分為自評表及他評表，前者由被調查者根據要求自己填寫，後者向調查物件提問或採集某些資料後由調查者填寫。調查者進行詢問時，一般使用「標準化」調查，即：對所有調查對象應用同樣的方式提出同樣的問題。應盡量避免使用專業術語和使人反感的詞句，問題不能帶暗示；問句的措詞要求明確、易懂，且一個問題不可出現多種理解或不知如何回答的情況。

流行病學研究方法的分類

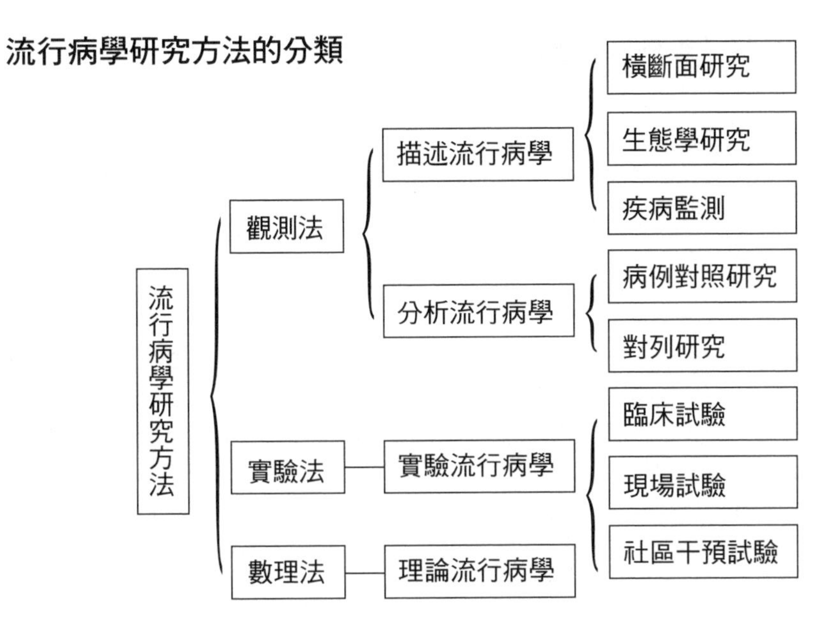

流行病學分支

按原理和方法	描述流行病學、分析流行病學、實驗流行病學、理論流行病學、分子流行病學等
按疾病與健康問題	傳染病流行病學、心血管病流行病學、腫瘤流行病學、出生缺陷流行病學、生殖流行病學、傷害流行病學
按影響因素	環境流行病學、職業流行病學、營養流行病學、遺傳流行病學、基因組流行病學、行為流行病學、社會流行病學、藥物流行病學、代謝流行病學等
按關注人群	老年流行病學、婦幼流行病學、軍隊流行病學等
按應用領域	公共衛生流行病學、臨床流行病學、管理流行病學等

+ 知識補充站

描述流行病學資料舉例

特定族群	人、動物、植物
健康事件	死亡、疾病、殘廢、傷害等
健康狀態	血脂、血壓、血糖、尿酸、近視等
疫情規模	人數、侵襲率、新增病例、累積病例等
分布狀況	人（症狀及採檢）、時（傳染途徑）、地
決定因素	危險或保護因素（分析流行病學）
控制健康問題	通報、診療、採檢、消毒、隔離或疏散、預防投藥、監測、追蹤、教育宣導等

21-4 資料的型態及測量尺度

我們所蒐集到的資料，可以分成兩大類：質量型資料及數量型資料。大學生物統計學成績的資料調查，假設所調查的資料包括了此學生的成績、性別（M or F）、是否喜歡生物統計課（Y or N）、授課教師（教師名稱）、所屬學院（農、工、管理）、每週研讀時數、智商、家庭人數等資料。

質量型資料是指依據資料的屬性或類別來區分的資料型態，又稱為類別資料。上例中的性別、是否喜歡生統課、教師、學院，這些項目的資料型態皆為性質型。而數量型資料是指依據數字尺度所衡量出的資料。例如在上例中，成績、時數、智商、家庭人數，這些項目的資料型態皆為數量型。

一般數量型資料可再分為間斷型資料和連續型資料。間斷型資料是可計數的，最小計數單位間存有間隙，如人數、車輛數、花朵數等。在上例中，家庭人數就是屬於間斷型資料，只有 1、2、3、4……這樣的值，不可能有 1.5 人、3.2 人這種人數，所以每個數值間是有間隙的。連續型資料是指可測量的（measurable）數值，一般而言，凡屬度量衡單位之資料，如長度、重量、時間等皆屬之。在上例中，成績、時數、智商等資料皆可視為連續型資料。

(一) 測量尺度

一個變項的屬性必須具有兩個性質：周延性與互斥性。如變項「族群」的屬性，應包括「福佬人」、「客家人」、「外省人」、「原住民」、「其他」。

資料的性質決定於測量所使用的尺度（scale），也決定資料分析的層次（level）。測量尺度可分成四類：名義變項、順序變項、等距變項、比率變項。

等距尺度的重要特性，是其單位只有相對的零點，而沒有絕對的零點。只有數學的意義，而沒有實徵的意義。在社會科學的研究中，許多變項與特定的人口特徵，測量尺度不但具有單位，而且單位的使用有一公認的標準與意涵，無關主觀判斷，無須以人為方式調整，而有一定的絕對零點，因此比率變項在社會科學研究中被廣泛使用。

四種測量尺度的高低順序：等比→等距→順序→名目。可以將較高等級的測量尺度轉換為較低等級的尺度；但不可以將較低等級的測量尺度轉換為較高等級的尺度。

低層次的資料（名義變項）統計方法，也適用較高層次的資料（等距或比率），因為高層次的資料，均具有較低層次資料的數學特性，但是高層次的資料若以較低層次的統計方法來分析時，資料並未充分運用，造成資源浪費與精度不足。

例：身高

以公分來測量＞比率尺度

轉換成高、中、低三組＞順序尺度或名義尺度

若一開始即請受測者依一定標準勾選組別，則僅為類別變項

例：您的月收入

三萬元以下□ 三至四萬元□ 五至九萬元□ 十萬元以上□

您的月收入是 ______ 萬 ______ 千元

測量尺度分類

名義變項	針對受試者的某一現象或特質，評估其所屬類型，並賦予一特特的數值。	如：性別（男、女） 婚姻狀況（已婚、未婚、離婚、喪偶） 學校（國立、私立）
順序變項	針對受試者的某一現象或特質，測量其內容，評估其所屬類型，並賦予一特定的數值，除了具有分類的意義外，各名義類別間存在特定的大小順序關係。	如：大學教授的層級（教授、副教授、助理教授、講師）、教育程度（研究所、大學、高中職、國中、國小及以下）、大學年級（一、二、三、四）、社經地位（高、中、低）。
等距變項	針對受試者的某一現象或特質，依特定的標準化單位，測定程度上的特性。 等距尺度所測量到的數值，除了具有分類、順序的意義外，數值大小反應兩個受試者的差距或相對距離。 等距變項之數值具有分類、順序和差距的意義。	例：溫度、以考試決定的學業成績、以智力測驗得到的智商。
比率變項	當測量尺度使用了標準化的單位，同時又具有一個絕對的零點時，稱為比率尺度。	如：身高（公分）、體重（公斤）、工作所得（元）、年齡（歲）、畢業年數（年）。

不同測量的層次

測量層次	＝或不等	＜或＞	＋或－	× 或 ÷
名義測量	✓			
順序測量	✓	✓		
等距測量	✓	✓	✓	
比率測量	✓	✓	✓	✓

統計資料的型態

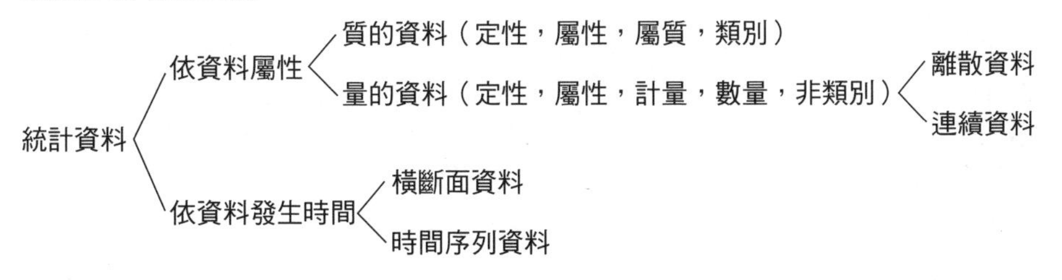

21-5 生物統計學

統計學是學習如何蒐集、整理、陳述、分析與解釋資料的方法。在大量的資訊中，我們往往無法完整逐一收集所有數據，因此常需要借助於少量資料（樣本）來推論原有的目標群體（族群）而能在少量極有限且不確定的情況下，能藉由此種科學方法而作成正確的決策。在這過程中，因為牽涉到以少量代表全面性兩者之關係，因此正確性的解釋就涵蓋了可能性（機率）層面，也就是說，在分析及解釋中，必須了解下結論時必定隱含了不正確性的機會，但也同時提供了普遍性且正確性的機會。

生物統計學，屬於應用統計學的一支，主要提供訓練的對象是從事生物科學研究（動植物及微生物等）與學習。統計資料是指自然現象或社會現象的群體，在一特定時間及空間，依據群體內個體的特性（性質或數量），由點計或度量所獲得的資料。

族群資料或稱母體資料，是指調查者所欲研究的全部對象的特性資料所成的集合。樣本資料是指調查者由所欲研究的對象中抽選出部分對象，這些部分對象的特性資料所成的集合。樣本的取得是要經由抽樣的過程，而抽樣是指由所欲研究之全部對象的所有個體中，隨機抽取一部分個體為樣本而進行調查。

隨機抽樣要符合以下幾點條件：

1. 族群中的任一個體皆有被抽出的可能。
2. 任一組樣本被抽出的機率皆為已知的（或是可加以計算）。
3. 各個樣本被抽出的過程是獨立的。

常用的隨機抽樣方法有：簡單隨機抽樣、分層抽樣法、群聚抽樣法、系統抽樣法、分段抽樣法。

(一) 敘述統計

利用統計量針對資料本身特性的描述，就是敘述統計。敘述統計包含了集中趨勢及分散度。

集中趨勢是指在同一群體中，各個體的某種特性有共同的趨勢存在，表示此種共同趨勢的量數即為集中量數。常用的集中量數有平均數、眾數、位置量數（含中位數、四分位數、十分位數、百分位數）等。

分散度則是測量群體中各個體之差異或離中程度的量數，常用的分散度量數有全距、四分位距、變異數、標準差變異係數等。此外，我們也可以用圖表的方式來描述資料特性的情形，常用的統計圖表，包括頻度分布表，及各種統計圖形。

(二) 機率

機率是衡量某一事件可能發生的程度（機會大小），並針對此一不確定事件發生之可能性賦予一量化的數值。在生物科學活動中觀察可產生各種可能結果的過程，稱為試驗；而若各種可能結果的出現（或發生）具有不確定性，則此一過程便稱為隨機試驗。隨機試驗之各種可能結果的集合，稱為樣本空間；而樣本空間內的每一元素，稱為樣本點。

統計學的範圍

數理統計學	統計數學公式及原理從事統計學方法及理論之研究
工業統計學	從事工業上改進產品品質，生產技術及統計方法之研究
生物統計學	從事研究生命現象，各種生物（含動、植物等）之變化現象的方法
社會統計學	從事社會學研究，以了解人類社會各種變化現象的方法
教育統計學	從事教育學中，各種教材、教法及教學原理之變化與開發的方法
醫學統計學	專門從事醫藥、疾病、公共衛生及傳染病防制等變化現象的方法
經濟統計學	商業上從事經濟成長，分析與預測等統計的方法

族群資料與樣本資料

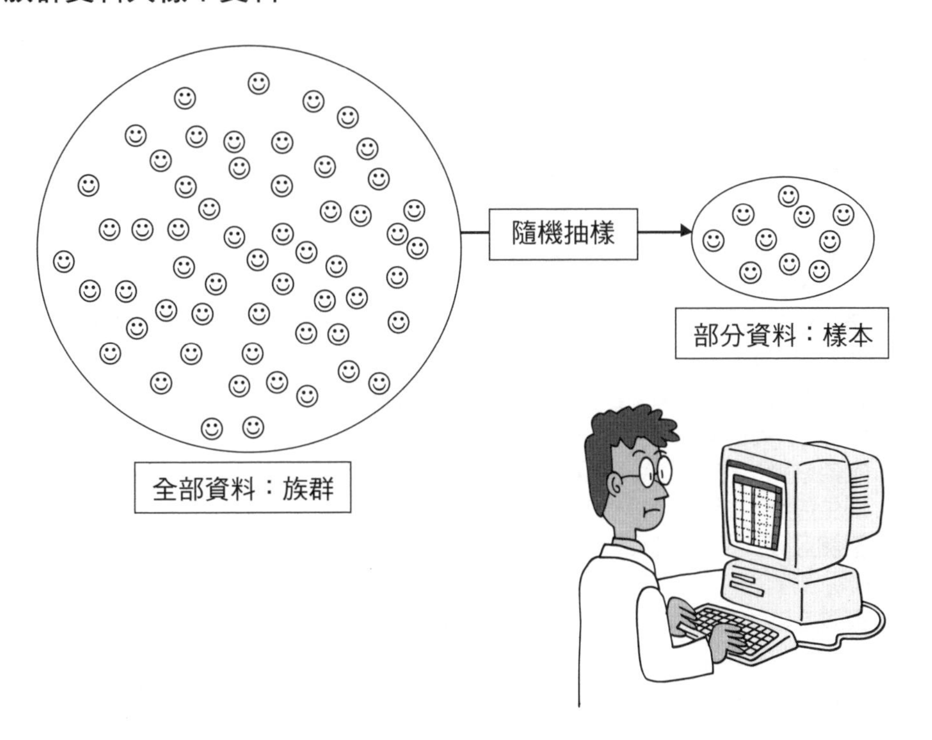

21-6 癌症流行病學

癌症發生人數持續上升，每 6 分 02 秒即有 1 人罹癌，隨著高齡化、生活型態改變、肥胖人口增加，及癌症篩檢的推廣，國人癌症發生人數持續上升，已成為威脅國人健康的頭號殺手。國人常見癌症依序（以發生人數排序）為大腸癌、肝癌、肺癌、乳癌、口腔癌（含口咽下咽）、攝護腺癌、胃癌、皮膚癌、子宮頸癌、子宮體癌。 近 10 年常見癌症之年齡標準化發生率除子宮頸癌、肝癌、胃癌、膀胱癌下降外，其餘都增加。

人十大死因，惡性腫瘤連續 30 年蟬聯首位，約每 12 分 21 秒有 1 人死於癌症。「女性乳房癌」、「結腸、直腸和肛門癌」、「前列腺（攝護腺）癌」都有上升趨勢。

統計資料顯示，平均每天有 117 件因惡性腫瘤死亡，2011 年的癌症死亡總人數共 4 萬 2,559 人，平均每 12 分 21 秒就有 1 人死於癌症，標準化死亡率較 99 年增加 0.6%；其中「氣管、支氣管和肺癌」排名第 1，其次是「肝和肝內膽管癌」與「結腸、直腸和肛門癌」。

癌症即是惡性腫瘤，為一種疾病。它是由控制細胞生長增殖機制的失常而引起。癌細胞除了生長失控外，還會局部侵入週遭正常組織（浸潤），甚至經由體內循環系統或淋巴系統轉移到身體其餘部份（遠端轉移）。引起基因突變的物質被稱為致癌物質，又以其造成基因損傷的方式可分為化學性致癌物與物理性致癌物，例如接觸放射物質，或是一些環境因子，如香菸、輻射、酒精，還有一些病毒可將本身的基因插入細胞的基因裡中，激活致癌基因。

癌症登記內容：

1. **分期**：以病理分期為主，無病理分期則以臨床分期為依據。
2. **治療**：資料表內所列治療，僅為非轉移病人的最初主要治療，其復發後之治療亦未列入。
3. **追蹤狀況及存活率**：存活率以 Kaplan-Meier 的方法計算；死亡包含所有死亡原因；復發包含局部復發及遠端轉移。
4. **癌症登記系統**：癌症登記系統內的病人以診斷日為存活率計算的時間起點，追蹤以醫院病歷為主。
5. **通報方式**：以各醫院癌症登記工作小組人員執行。

癌症登記系統追蹤方式：

1. **定期追蹤**：每一癌案間隔 12 個月以上未回院複診或連繫者。
2. **終生追蹤**：歷年已登記之惡性腫瘤個案追查服務至死亡為止。
3. **諮詢服務**：提供個別癌患及家屬回院就診指導、衛生教育以及營養、心理與社會等問題之轉介。
4. **追蹤方法**：包括醫院門診電腦系統（OPDPCS）及再住院癌案複核、追蹤信、電話訪問、戶政機構協查、健保局協查、榮民輔導會協查、醫院間院際協查、衛生署統計室協查、依據第二通訊處或親友處寄發第二封追蹤信、其他可行之途徑。

癌症的自然史與三段五級預防

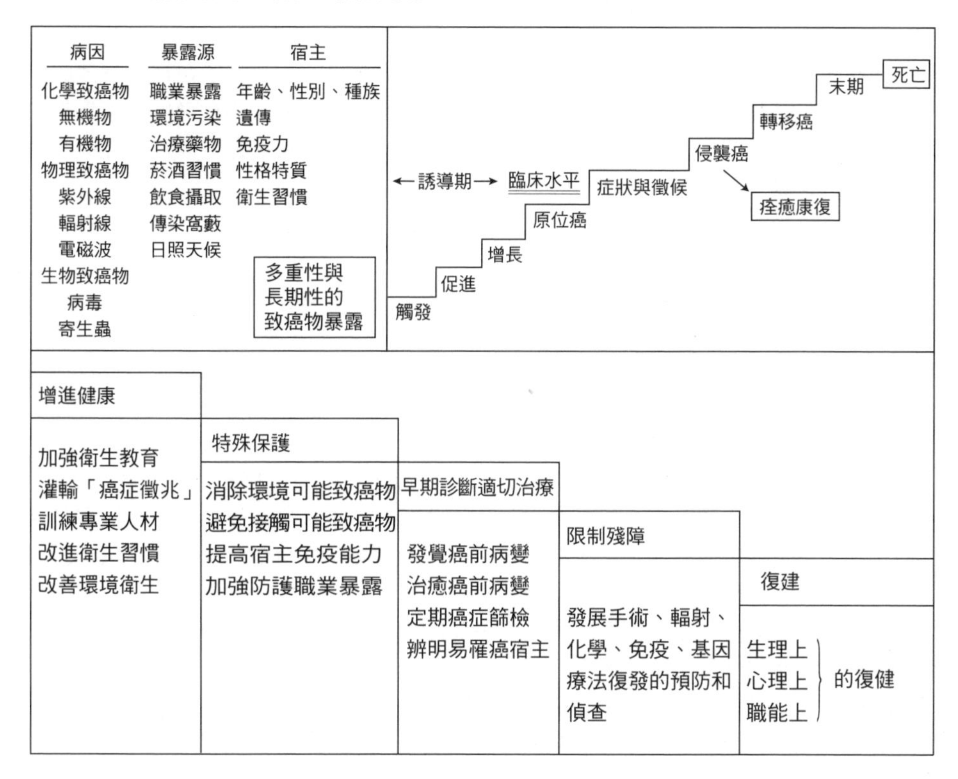

全身性治療對癌症的影響

化學治療	使用抗腫瘤藥物干擾 DNA 合成及有絲分裂以抑制癌細胞生長的機轉，達到抗腫瘤效果。
荷爾蒙治療	改變荷爾蒙的平衡協調以達到抗腫瘤效果。包括給予荷爾蒙藥物、具荷爾蒙機轉的藥物、抗荷爾蒙藥物及類固醇藥物。
免疫治療	改變免疫系統或改變宿主對腫瘤細胞的反應，以達到抗腫瘤效果。
內分泌治療	使用放射線或手術方式抑制個案體內荷爾蒙的活性，進而改變／影響癌細胞生長之長期控制，最後達到抗腫瘤效果。
骨髓或幹細胞移植	藉以保護個案免於因為接受高劑量之化學治療或放射治療所產生骨髓抑制或骨髓受損作用的治療方式。

21-7 社會流行病學

「社會流行病學」(social epidemiology)是流行病學的一支，它主要在探討健康狀況之社會分布與社會決定因素，亦即社會、文化、世俗與區域因素對健康與疾病影響的學問。與其他流行病學分支學科一樣，它關注的是社會環境顯露、廣泛生理與心理衛生結果的關聯，而非致力於特殊疾病的探究。

社會流行病學所關注的焦點已經超出了醫學領域，擴展到包括健康、醫療、疾病和治安等領域在內更廣闊的範圍。

社會流行病學研究領域範圍廣泛這一特點反映了現代社會人們對健康、醫療、疾病和治安的認識：在健康方面，人們已經不再僅僅滿足於沒有疾病、受傷和痛苦的狀態，而是追求生理、心理和社會層面都感受到幸福的完好狀態；在疾病方面，對於現代人來說，除了疾病對於個人和群體健康的消極作用，疾病與諸多社會因素的關聯和對社會治安的影響也日益顯現。

社會流行病學研究有兩個目標：一是揭示並強調文化、社會結構和制度力量對健康、治療和疾病的重要影響；二是從社會、政治和法律的角度來理解流行病學，挑戰其治療性和技術性規則，檢驗與階級、種族、性別、年齡、疾病特徵以及地理區域相關的保健公平性問題，研究有關衛生保健的適當目的和目標。社會因素對於個體、群體乃至整個社會的健康發揮著重要的作用。社會條件和社會環境可以導致人類的疾病和失能，也可以促進和維護人類的健康。

社會流行病學是研究社會因素和疾病分布在總人口中相互影響方式的學科，這個學科調查的是同一人口中不同社會群體的疾病、損傷以及一般健康狀況。雖然起源於對傳染疾病的研究，她的研究領域在今天還包括對非流行病和損傷的研究。對於社會流行病學者來說，首先要找出疾病發生以及處於盛行和消亡階段的背景、時間和地點。作為一種分析方法，社會流行病學提供基本比率和變量來解釋疾病發生的人口社會環境和相關的因素。

面對 SARS 風暴的疾病危機，社會流行病學領域中的幾個重要概念，可提供我們進一步思考。

1. 人口群觀點：個人的疾病風險不能孤立於人口群的疾病風險來考慮，而是要關注到他所屬的人口群。

2. 行為的社會脈絡：貧窮者、低教育程度者與社會孤立者更可能從事許多風險行為，也較不可能進行增進健康的活動。

3. 多層次脈絡分析：如果我們只分析個人層次風險因素的個別影響，文化、政策或環境對於健康的影響依然會變得模糊不清，而且屬於推理性論述。藉由環境或社區層次的風險顯露評估，可以讓我們瞭解健康的社會決定因素。

4. 發展與生命歷程觀點：在此觀點下，緊張經驗是研究重點，而焦點則擺在個人在某種情境或作為某地位團體成員所面對的緊張經驗。

社會流行病學所關注的研究議題

社會環境與健康及疾病的關係	主要見於對社會流行病學和社會緊張的研究。社會流行病學是對特定人口中疾病和病患的起因和分布類型及其發展趨勢的研究，所要回答的是諸如「為什麼城市人口中刑案的犯罪率高於農村人口」之類的問題。
健康和病態行為	主要見於對健康行為和患病及殘疾體驗的探討。對健康行為的研究，目的是促進警務人員的健康狀況向更加積極的方向發展。

社會流行病學在臺灣的批判

小區域的人口健康不平等	臺灣鄉鎮地區別之社經地位，受到區域發展政策之影響，差異相當巨大。以教育程度而言，15 歲以上受過高中以上教育者，最高比例鄉鎮達 65.2%，最低僅 5.3%，差異達 10 倍。由於地方經濟發展不公，落後地區青壯人口外流嚴重，剩下老弱人口貧窮疾病問題更為嚴重。 這種老弱人口（扶養比表示），最高鄉鎮達 79%，最低僅 28%，因此地方性福利需求正好與地方資源成正比。
少數民族和人口健康	影響「原住民」的政策，主要來自山地區的農林和觀光政策及大環境的政經文化。例如山區環境的濫伐，破壞其原生態環境和生產，迫其流入「市場經濟」生產體系的最底層（現今連此也被「外勞政策」威脅）。 雛妓、檳榔西施、販毒等色情行業，亦成為原住民女性的少數生存選擇。除了在政經物質環境受到剝奪外，更在尊嚴和認同的「精神層次」受創。
性別和健康的不平等	臺灣性別健康不平等的議題，在新指標的建構上，呈現出嚴重的性別上的社會環境問題：其中包括了過高的剖腹生產，為國際標準的 5 至 8 倍，已達到世界最高紀錄。 家庭暴力的嚴重性，更從派出所報案臺企圖自殺的頻繁問題反映出來，性別健康的新流行病學取向。

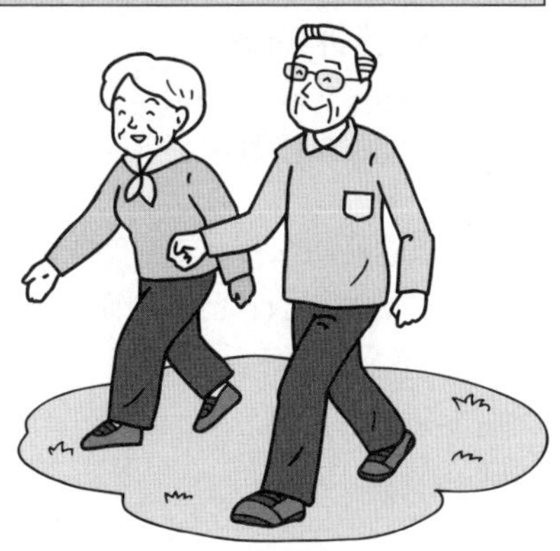

21-8 實證醫學

(一) 實證醫學

實證醫學（evidence-based medicine，EBM），亦稱為證據醫學或循證醫學，其含義為「有目的、正確地運用現有最好的科學依據來指導每位病人的治療」。以流行病學和統計學的方法，從龐大的醫學資料庫中嚴格評讀、綜合分析並找出值得信賴的部分，並將所能獲得的最佳文獻證據，應用於臨床工作中，使病人得到最佳的照顧。

實證醫學的發展，最早是記載於中國。在清乾隆年間，就有「考證」古代醫書的做法。1972 年英國臨床流行病學者 Archie Cochrane 提出實證醫學的概念。認為所有醫療行為都應有嚴謹研究及證實為有效的根據，才能將醫療資源做最有效的運用。

實證醫學的最初目標為通過基礎醫學研究和以病人為中心的隨機化雙盲臨床試驗，找到更敏感、更準確的疾病診斷方法，更有效、更安全的治療手段，以及更方便、更價廉的疾病防制辦法。運用臨床醫師積累的臨床經驗，迅速地對就診病人的健康狀況做出綜合評價，提出可能的診斷以及擬採用的治療方案。針對每位病人就醫的選擇，對疾病的擔心程度以及對治療手段期望的不同，而採取不同的治療措施。

而 90 年代迅速的發展，是因為平時日常醫療作用中，需要大量有關疾病診斷、治療、癒後判斷和預防方面的可靠訊息；舊的醫學理論知識的不斷更新；臨床工作繁忙，醫護人員沒有更多的時間漫無邊際地去搜尋和歸納所需的訊息。除此之外，部分專家提出了有效查尋和評價科學依據的原則；出版實證醫學期刊，發表大量有效且具有可供臨床立即使用價值的研究報告；逐步架構可供快速檢索的網路訊息系統；找到和運用行之有效的方法。由於上述種種因素的研究進展，更加推動了實證醫學在醫療行為模式上的重要地位。

實證醫學的步驟：1. 將需要的資訊轉換為一個可以回答的問題。2. 為這個問題搜尋最佳證據作為解答。3. 嚴格評讀搜尋到的證據之正確性、影響性及適用性。4. 整合文獻證據與個人的臨床經驗及病患特性、價值觀與情況。5. 針對上述四點評估效益和效率，以便下次改善引用設計嚴謹、能直接解答臨床問題的文獻結果於實際患者的治療，並評估其療效，以改進醫療品質及資源運用。

(二) 系統性回顧

系統性回顧（systematic review）是一種整理醫學文獻的研究報告，運用明確的方法進行完整的文獻搜尋和個別研究的嚴格評讀，再運用適當的統計學技巧結合這些有效的研究。

系統性回顧通常包含了五個活動，分別為「形成一個回顧的問題」、「找出研究的證據」、「選擇適當的研究」、「評估研究的品質」、「萃取出當中的資料以及統整做出結論」。

實證醫學的級別

可靠性分級	證據來源	評價
Level I	對嚴格設計和實施的多項較大樣本量的前瞻性 RCT 的綜合分析結果（如 meta 分析），或得到明確結論的大樣本 RCT。	可靠性最高，可作為金標準
Level II	對嚴格設計和實施的前瞻性 RCT（但樣本量較少）的綜合分析結果。	有較高的可靠性，建議採用
Level III	設計良好的前瞻性研究，如非隨機的、單組對照的、前後佇列、時間序列或配對病例對照系列。	有一定的可靠性，可以採用
Level IV	設計良好的研究（非前瞻性、非隨機性），如比較和相關描述和病例研究。	可靠性較差，可供參考
Level V	個案報道和臨床總結（非前瞻性、非隨機、無對照）。	可靠性最差，僅供參考

+ 知識補充站

實證醫學主要的四個資料庫

ACP Journal Club	包括「ACP Journal Club」（American College of Physicians， 美國內科醫師學會出版）與「Evidence-Based Medicine」（ACP 與 British Medical Journal Group合作出版）兩種出版品，每月至少過濾50種以上之核心期刊，搜尋最佳之原始與評論性文章，結構化整理摘要出其中重要實證所得。
DARE	Database of Abstracts of Reviews of Effectiveness 收錄評論性文章的全文型資料庫，由 National Health Services' Centre for Reviews and Dissemination（NHS CRD）組織出版， 此一組織針對部份經過評估、挑選有學術價值的醫學期刊中選出系統性評論的文章，並將之集合而成。
CDSR	Cochrane Database of Systematic Reviews 為「Cochrane 合作研究機構」（ Cochrane Collaboration）所出版， 其為一個人與機構共同組成之國際性網路組織，有系統的研究上百種期刊文獻，專門從事有系統的評論儲備、維護和傳遞影響醫療保健相關之業務主題性評論。
CCTR	Cochrane Central Register of Controlled Trials 超過 300,000筆有關健康保健的控制實驗樣品參考型書目資料，內容包括 RCT〈Randomized Controlled Trials〉及 CCT 〈 Clinical Controlled Trials 〉。由 Cochrane groups 及其單位組織將 Medline 及 EMBASE 檢索出來的隨機樣品文獻登記集中而成。

參考資料

公共衛生學，王榮德等，陳拱北預防醫學基金會，2011。
公共衛生學，邱清華等，華杏出版股份有限公司，2011。
健康促進，Naidoo，台灣愛思唯爾有限公司，2010。
衛生行政學（含概要），王致勝，考用出版股份有限公司，2011。
論公共衛生議題在國際法之發展與趨勢，張孫福等，經社法制論叢，2004。
論國際衛生條例之發展與潛在爭議，牛惠之，國立臺灣大學法學論叢，2009。
氣候變遷調適策略，蕭代基，台灣經濟論衡，2012。
醫療保健照護遞送體系，呂宗學，成功大學公衛研究所。
國內外推動職業安全衛生管理系統驗證實務之探討，黃國寶，工業安全科技，2008。
臺灣職業安全衛生管理系統之發展，傅還然，工業安全科技，2008。
健康指標與生命統計，葉錦瑩，臺北醫學大學醫學系公共衛生學科。
系統性回顧與實證醫學應用，陳杰峰，醫療爭議審議報導，2010。
奈米粉體產業之作業環境及人員健康管理，闕妙如等，工業安全科技，2006。
奈米微粒之健康危害，王櫻芳等，工業安全科技，2007。
社區健康促進之資源應用與實例，李怡娟，www.ptcf.org.tw/ptcf2/healthcity/epaper/hce4/401.pdf
噪音防制概論，ebooks.lib.ntu.edu.tw/1_file/moeaidb/012563/Tno001.pdf 。
醫院評鑑暨教學醫院評鑑新變革，黃雅娟，中國醫訊，2011。
環境、健康與健康城市之發展，林金定，第三屆中西風水比較學術研討會，2008。
從職業醫學觀點看過勞問題，莊弘毅，高雄醫學大學附設醫院職業暨環境醫學科。
職場健康促進：國際與台灣經驗之比較，范國棟等，台灣衛誌，2008。
職業衛生與健康促進，趙坤郁，工業安全科技，2006。
社區健康促進，洪德仁，學校體育，2006。
健康職場概論，陳叡瑜，台北醫學大學公共衛生學系。
事故傷害外因註碼：國際疾病分類第九版與第十版之比較，呂宗學等，台灣衛誌，2006。
狂牛病的警訊，周晉澄，Taiwan Watch，2010。
HACCP 發展現況，廖俊清，食品工業，2006。
工業廢棄物資源化發展現況與展望，劉蘭萍等，綠基會通訊，2008。
台灣醫院營運分析，陳珹箖等，嘉南藥理科技大學醫務管理系，2005。
基層醫療保健品質評估指標，詹其峰等，家醫研究，2003。
由不安全行為談職業災害之防止，洪培元，工業安全衛生月刊，2006。
老年人之周全性評估，張家銘等，台灣醫學，2003。
災難管理的幾個基本概念，石富元，臺大醫院急診醫學部。
社會行銷的理論與實務，林東泰，社會教育學刊，1996。
社會流行病學及其應用，陳清肇等，警察通識與專業學術研討會論文集。
流行病學概論（二版），陳品玲，華杏出版股份有限公司，2010。

國家圖書館出版品預行編目資料

圖解公共衛生學／顧祐瑞著. ——五版. ——
臺北市：五南圖書出版股份有限公司，
2024.09
面；　公分
ISBN 978-626-393-557-0（平裝）

1.CST: 公共衛生學

412　　113010259

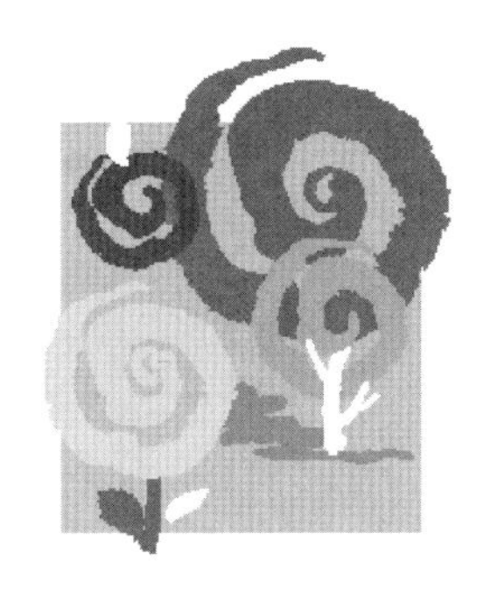

5P37

圖解公共衛生學

作　　者— 顧祐瑞（423.2）
企劃主編— 王俐文
責任編輯— 金明芬
封面設計— 姚孝慈
插　　畫— 常玉蘭
出 版 者— 五南圖書出版股份有限公司
發 行 人— 楊榮川
總 經 理— 楊士清
總 編 輯— 楊秀麗
地　　址：106臺北市大安區和平東路二段339號4樓
電　　話：(02)2705-5066　傳　　真：(02)2706-6100
網　　址：https://www.wunan.com.tw
電子郵件：wunan@wunan.com.tw
劃撥帳號：01068953
戶　　名：五南圖書出版股份有限公司
法律顧問：林勝安律師
出版日期：2014年 1 月初版一刷
2014年11月二版一刷
2016年 2 月三版一刷（共二刷）
2021年 7 月四版一刷（共四刷）
2024年 9 月五版一刷
定　　價：新臺幣420元

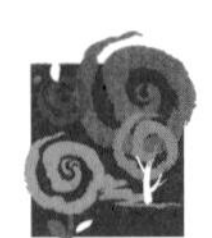
五南
WU-NAN

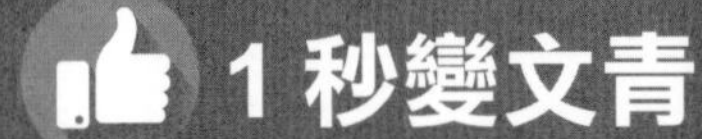
五南讀書趣 Wunan Books